マンガで学ぶ
生命倫理

わたしたちに
課せられた
「いのち」の宿題

児玉 聡　マンガ なつたか

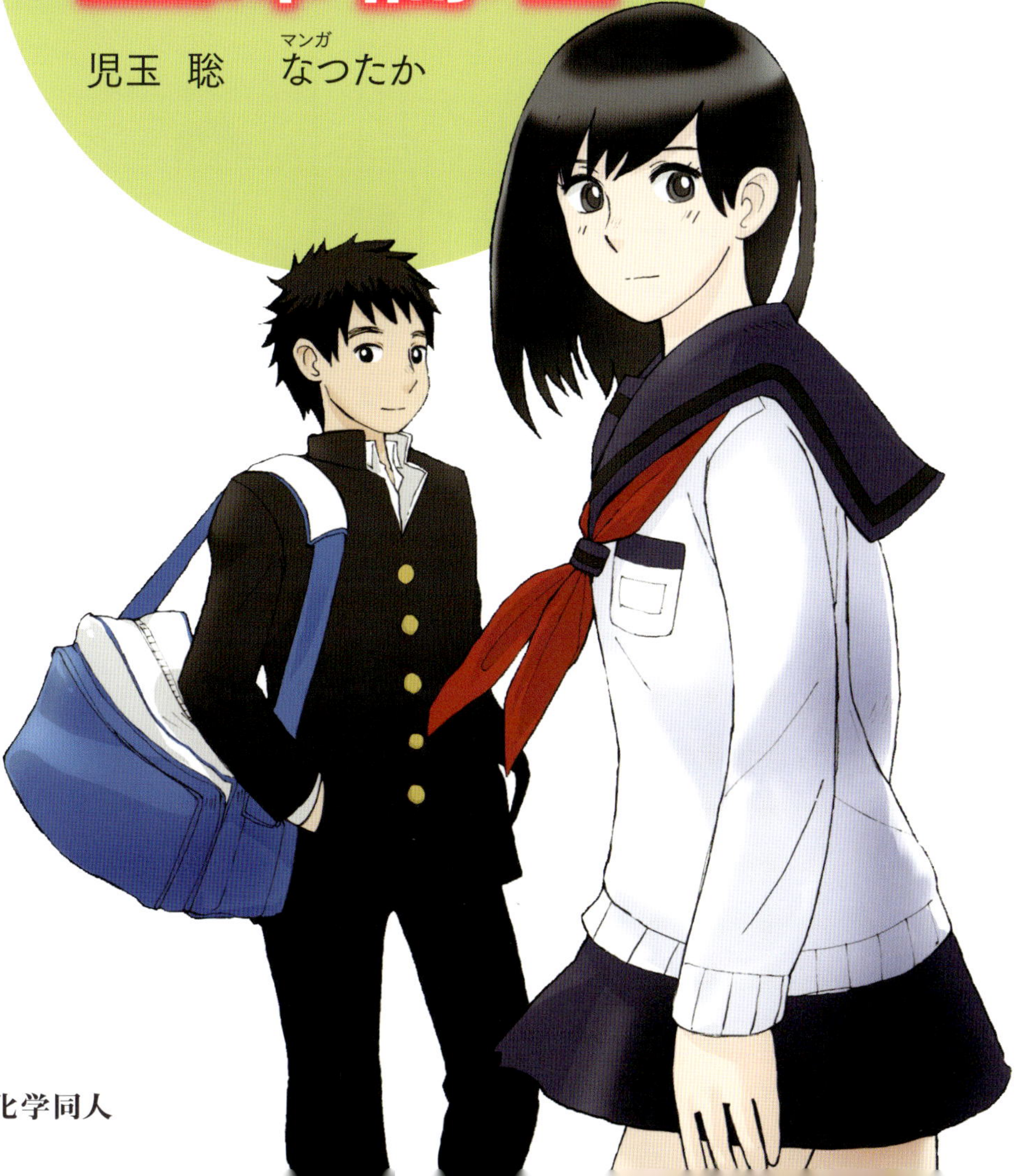

化学同人

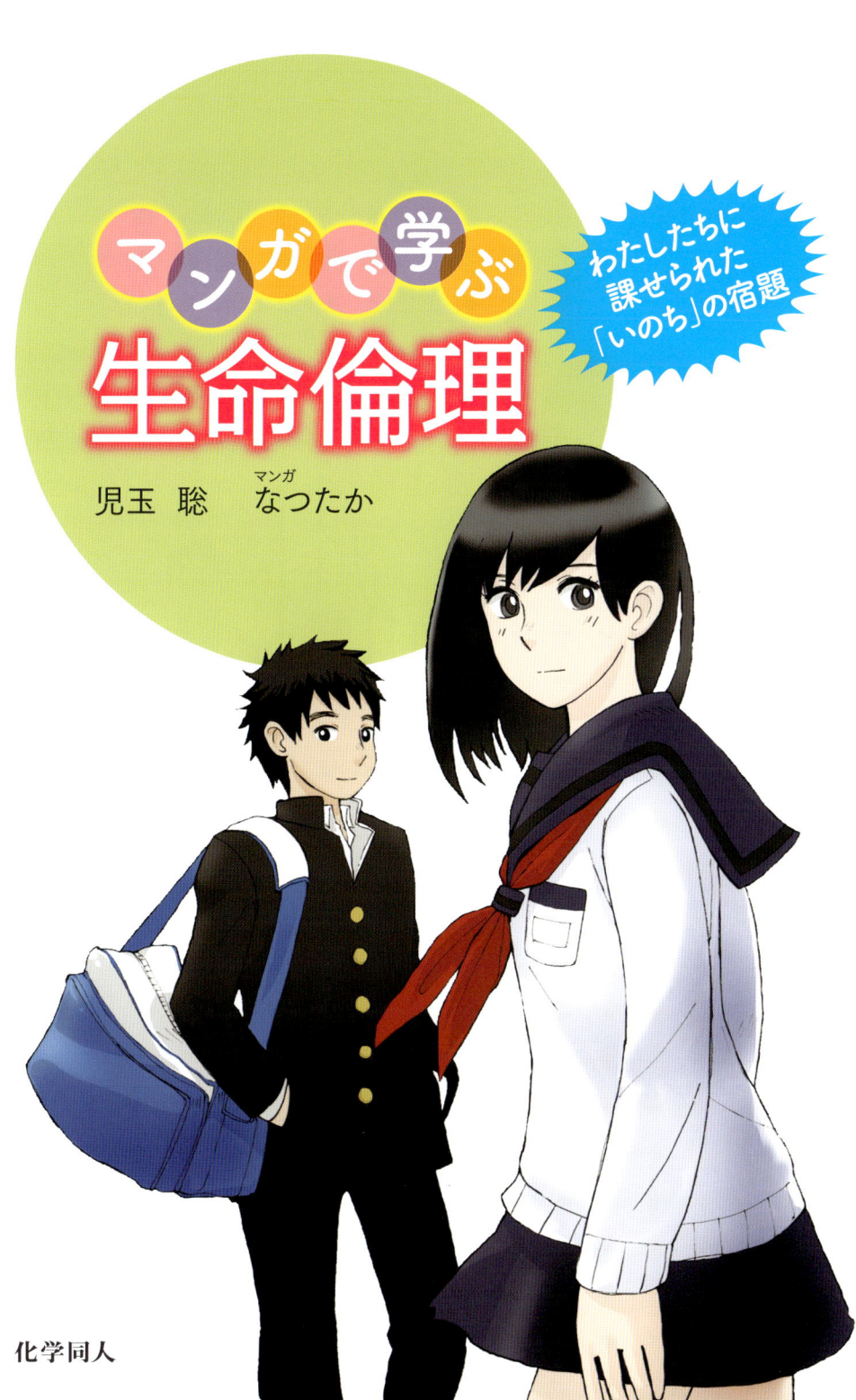

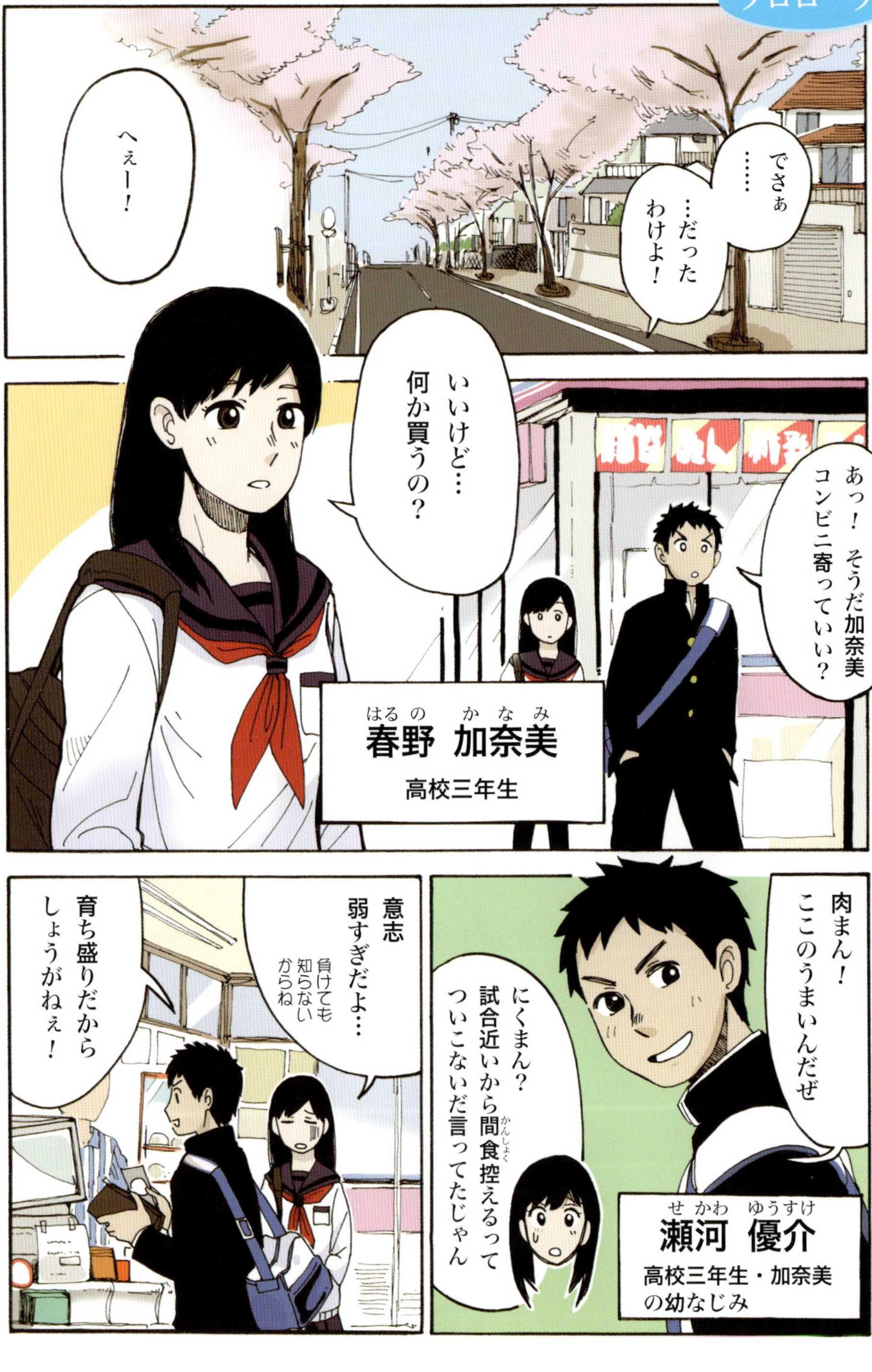
でさぁ……
…だったわけよ！
へぇー！
あっ！ そうだ加奈美コンビニ寄っていい？
いいけど…何か買うの？
春野《はるの》 加奈美《かなみ》
高校三年生
肉まん！ここのうまいんだぜ
にくまん？試合近いから間食《かんしょく》控えるってついこないだ言ってたじゃん
瀬河《せかわ》 優介《ゆうすけ》
高校三年生・加奈美の幼なじみ
意志弱すぎだよ…
負けても知らないからね
育ち盛りだからしょうがねぇ！

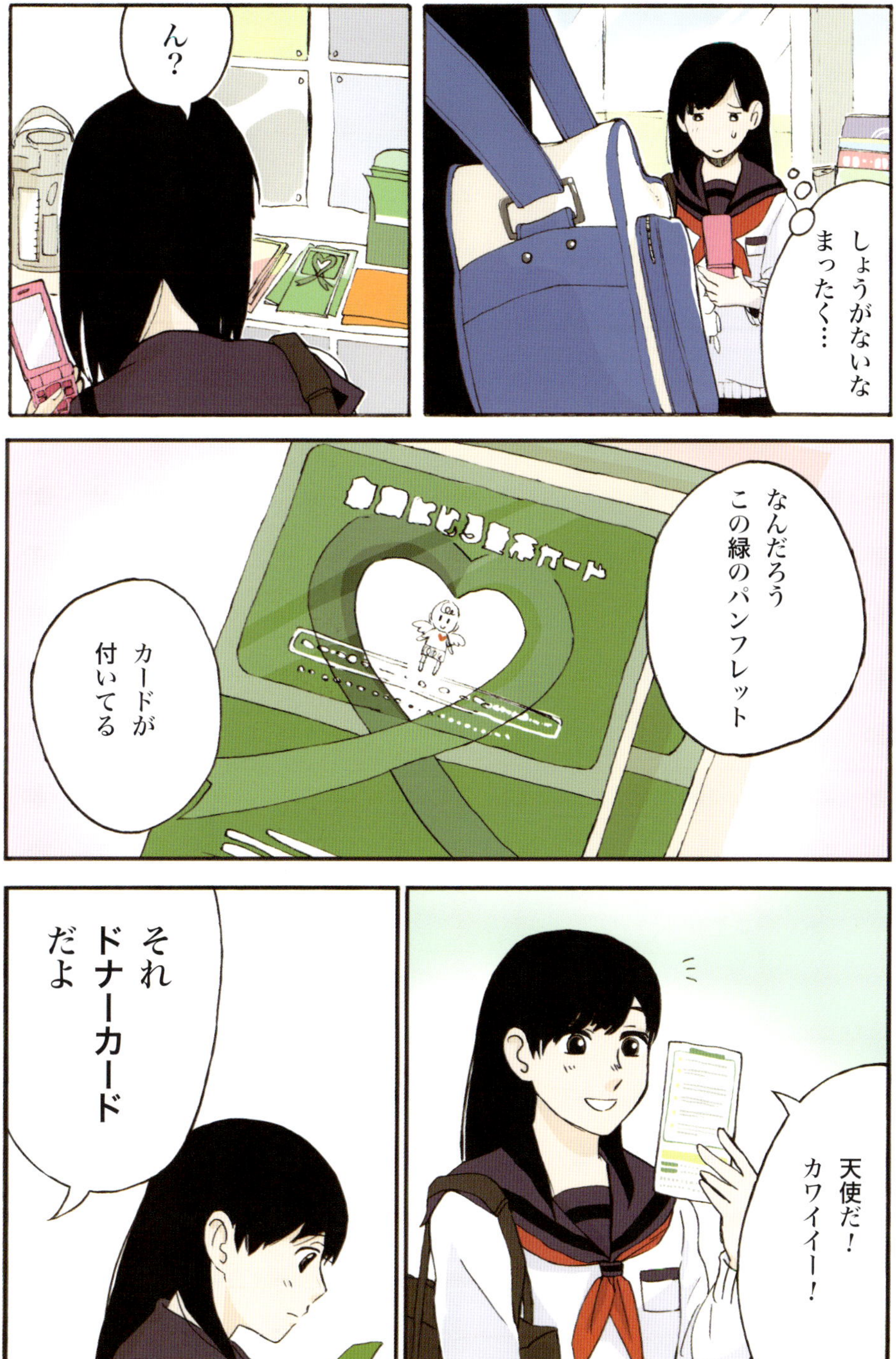
しょうがないな まったく…
ん？
なんだろう この緑のパンフレット
カードが付いてる
天使だ！ カワイイー！
それ ドナーカード だよ

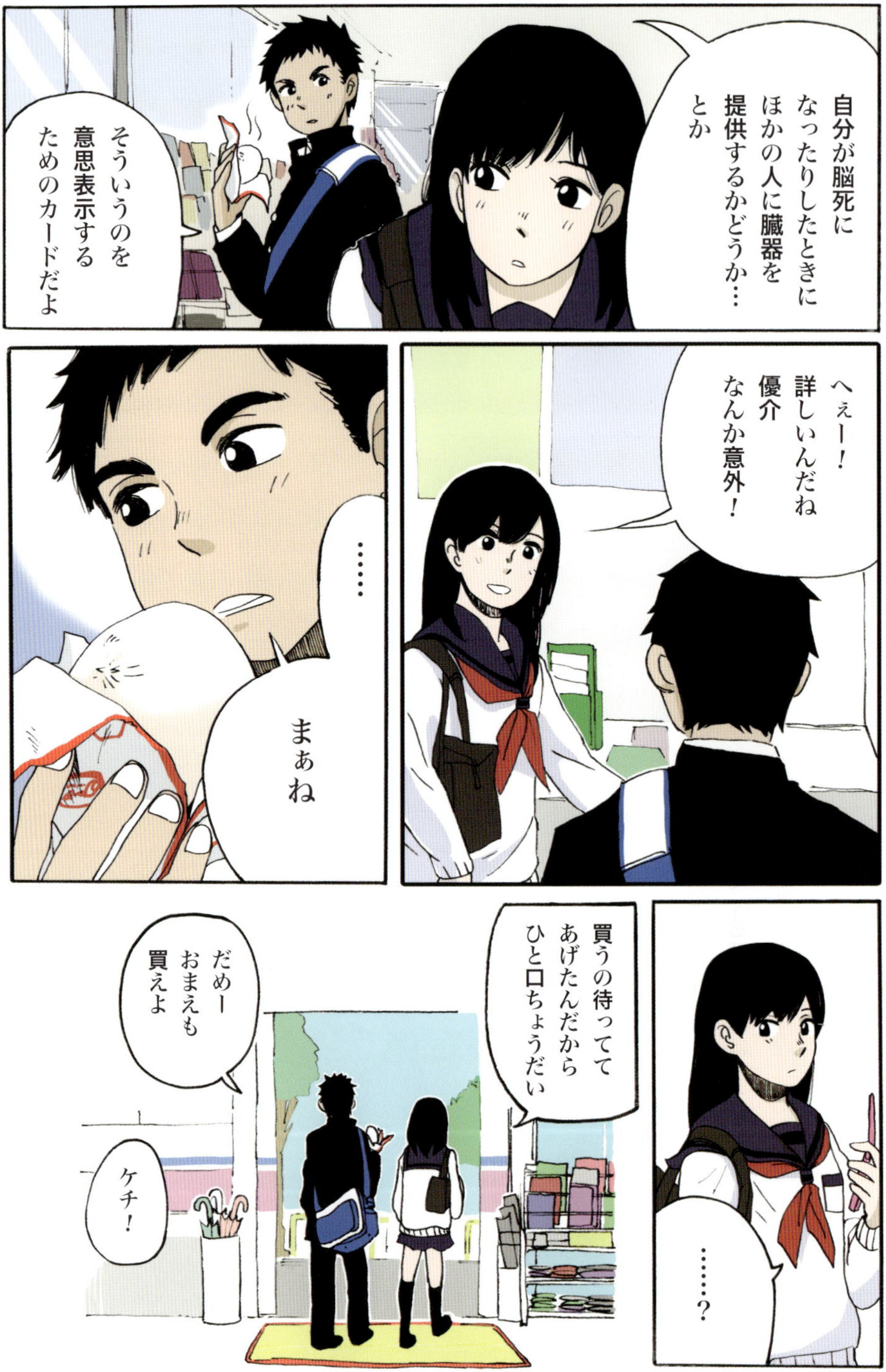
自分が脳死になったりしたときにほかの人に臓器を提供するかどうか…とか
そういうのを意思表示するためのカードだよ
へぇー！詳しいんだね優介なんか意外！
……
まぁね
買うの待っててあげたんだからひと口ちょうだい
……？
だめーおまえも買えよ
ケチ！

はじめに

冒頭のマンガのなかで、「ドナーカード」「脳死」といった言葉が出てきました。みなさんはこうした言葉や、「臓器移植」や「代理出産」、「インフォームド・コンセント」といった言葉を聞いたことがあるでしょうか。

医療や医学研究の長足の進歩にともない、さまざまな倫理的問題が生じています。たとえば、脳死臓器移植を認めるべきか。本人が望んでいれば安楽死は許されるか。男女の産み分けは許されるか。クローン人間の作製は禁じるべきか。こうした問題は今日、「生命倫理」の問題として知られています。

この本はそのような生命倫理について考えるための入門書です。全10章からなっており、少し読んでいただければわかるとおり、それぞれの章で取り扱うテーマはマンガのなかで紹介されています。各章のマンガの後には解説があります。解説では、現在どのような社会的問題が生じており、それに対してどのような倫理的議論がなされているかを中心に、簡潔な説明がなされています。

マンガは、高校生の加奈美を主人公として、彼女の家族や友人に起きることが一つの物語として描かれています。話の続きが気になる人は、先にマンガだけ読んで、あとでゆっくり解説を読んでいただいてもかまいません。マンガと解説をひととおり読んだら、生命倫理の全体像がわかるようになっているはずです。

ただし、本書はさまざまな生命倫理の問題について、「正しい答え」を提供するものではありません。解説ではみなさんが自分で考えるために必要な事柄が述べられていますが、「この問題についてはこうするべきだ」という答えは書かれていません。マンガに出てくる登場人物はどうすればいいのか、自分だったらどうするかなど、ぜひ自分で考えたり、友人や家族と議論してみてください。

そして、本書を読んで生命倫理をもっと勉強してみたいと思った方は、巻末のブックガイドを参照してみてください。

もくじ

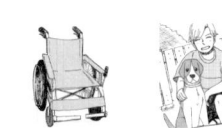

生殖医療 1

姉の三人目の子ども

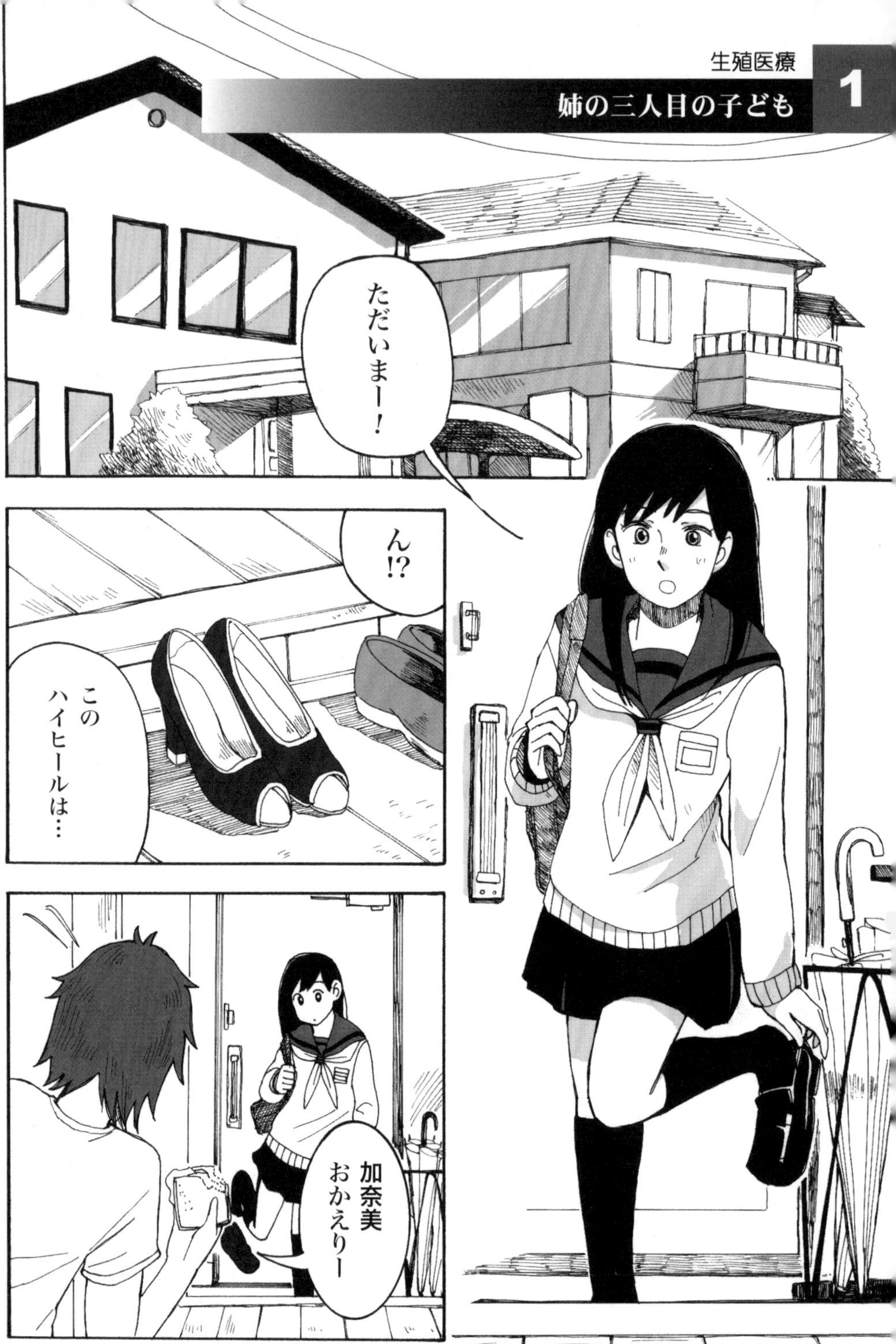
ただいまー!
ん!?
このハイヒールは…
加奈美おかえりー

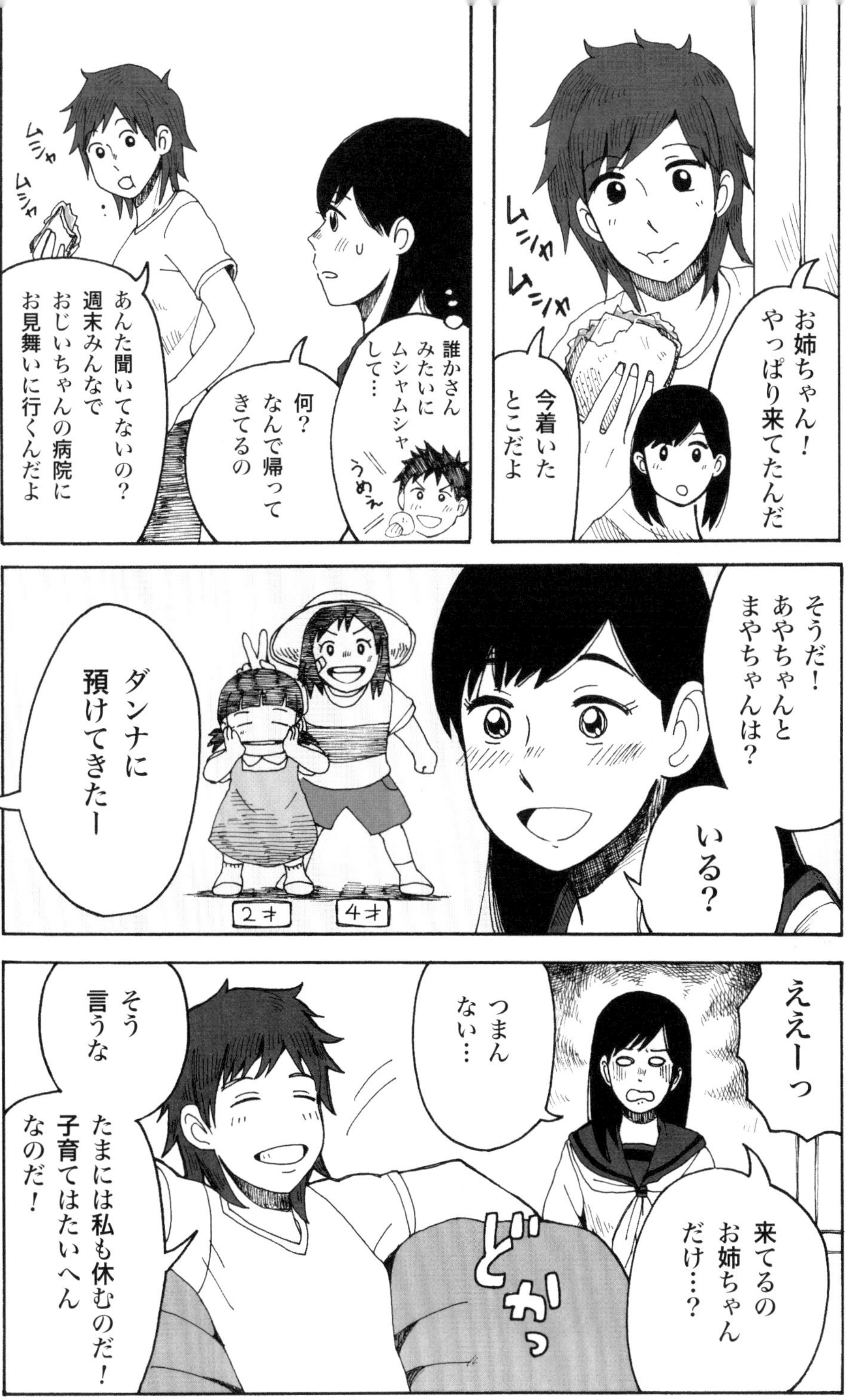
お姉ちゃん！やっぱり来てたんだ
ムシャ ムシャ
今着いたとこだよ
誰かさんみたいにムシャムシャして…
うめぇ
何？なんで帰ってきてるの
ムシャ ムシャ
あんた聞いてないの？週末みんなでおじいちゃんの病院にお見舞いに行くんだよ
そうだ！あやちゃんとまやちゃんは？
いる？
ダンナに預けてきたー
4才
2才
えええーっ
来てるのお姉ちゃんだけ…？
つまんない…
どかっ
そう言うな
たまには私も休むのだ！子育てはたいへんなのだ！

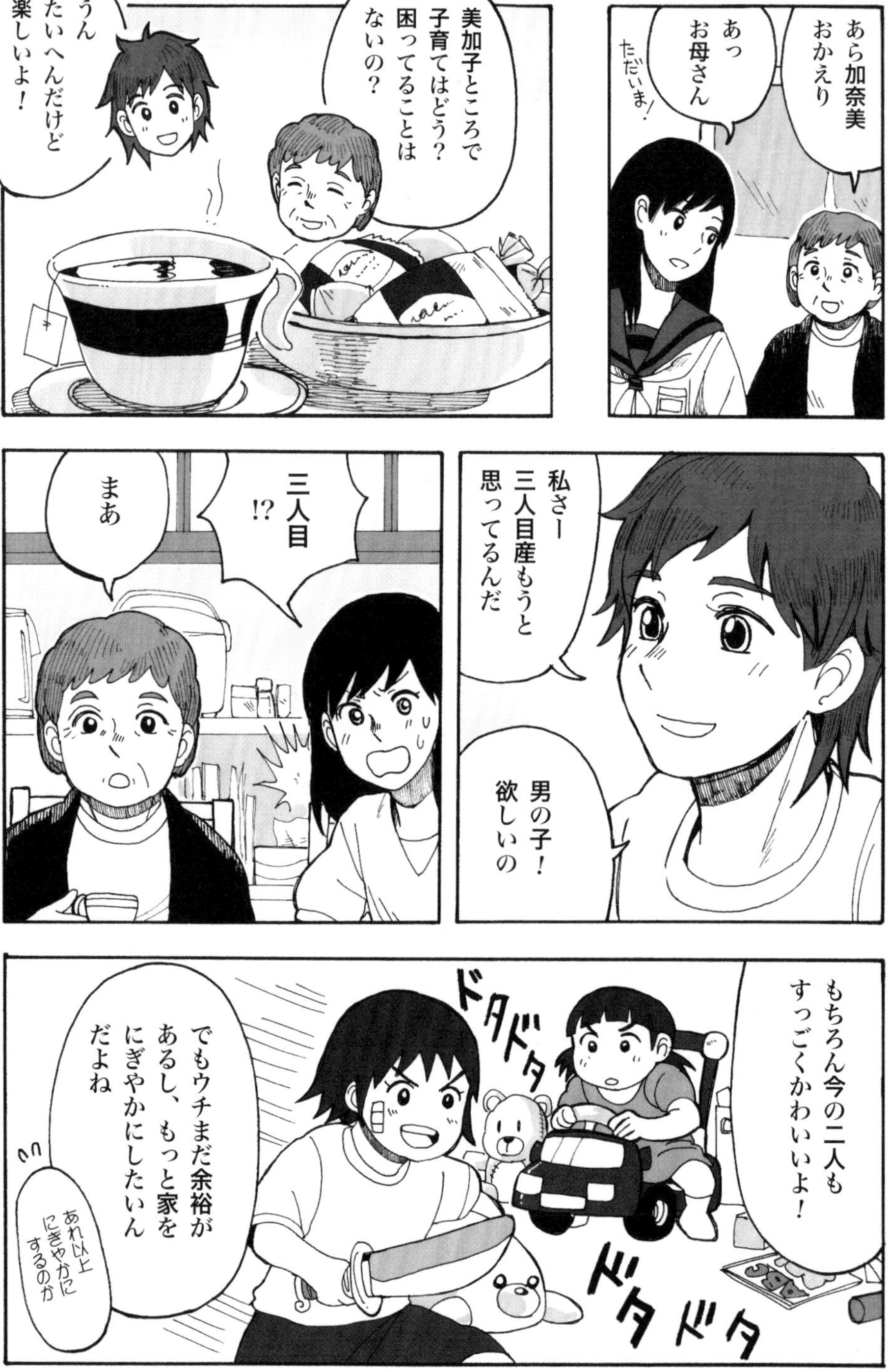
あら加奈美
おかえり
あっ
お母さん
ただいま！
美加子ところで
子育てはどう？
困ってることは
ないの？
うん
たいへんだけど
楽しいよ！
私さー
三人目産もうと
思ってるんだ
男の子！
欲しいの
三人目
!?
まあ
もちろん今の二人も
すっごくかわいいよ！
ドタドタ
ドタドタ
でもウチまだ余裕が
あるし、もっと家を
にぎやかにしたいん
だよね
あれ以上
にぎやかに
するのが

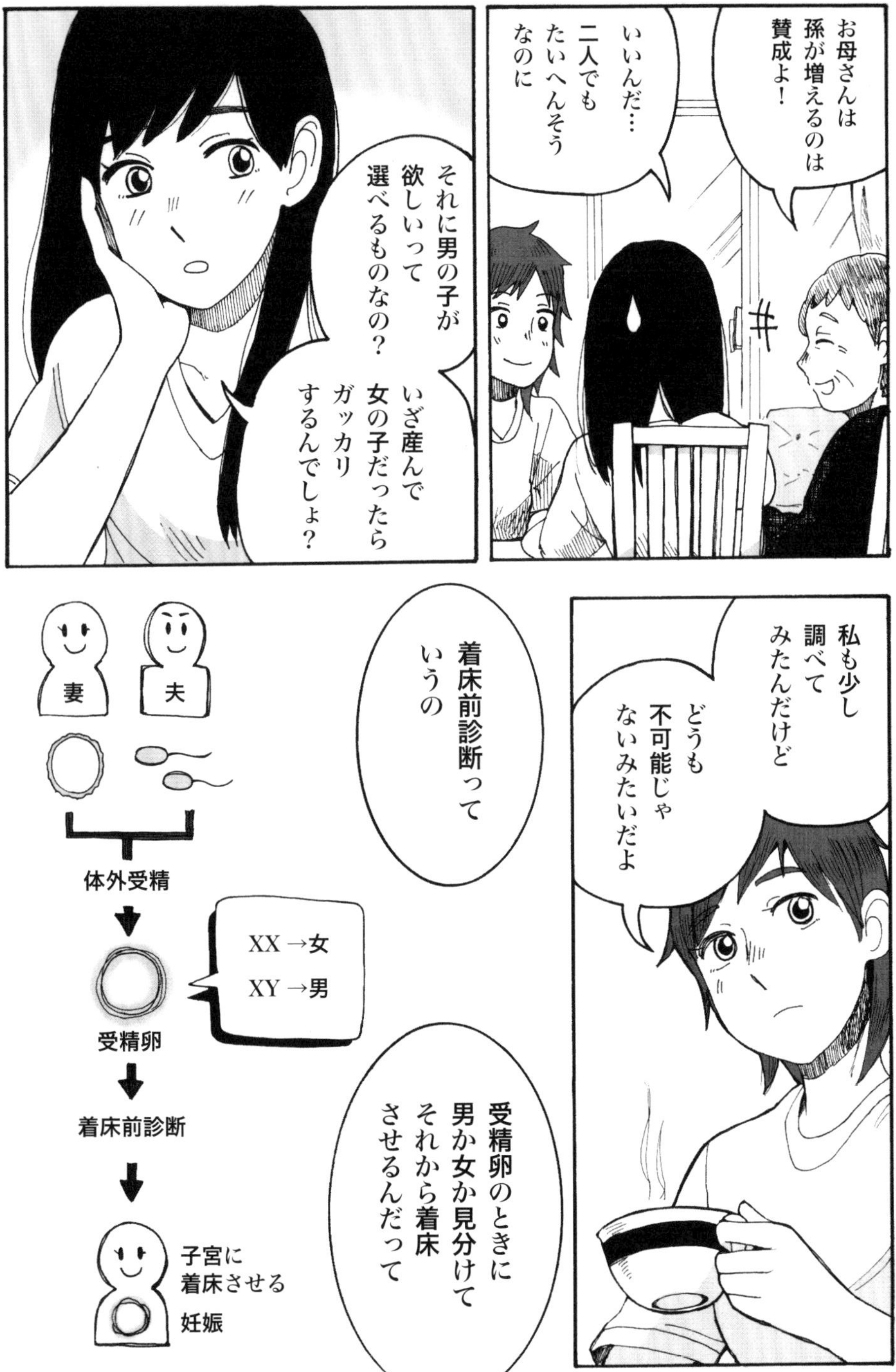

お母さんは孫が増えるのは賛成よ！
いいんだ…二人でもたいへんそうなのに
それに男の子が欲しいって選べるものなの？
いざ産んで女の子だったらガッカリするんでしょ？
私も少し調べてみたんだけど
どうも不可能じゃないみたいだよ
受精卵のときに男か女か見分けてそれから着床させるんだって
着床前診断っていうの
妻
夫
体外受精
XX →女
XY →男
受精卵
着床前診断
子宮に着床させる
妊娠

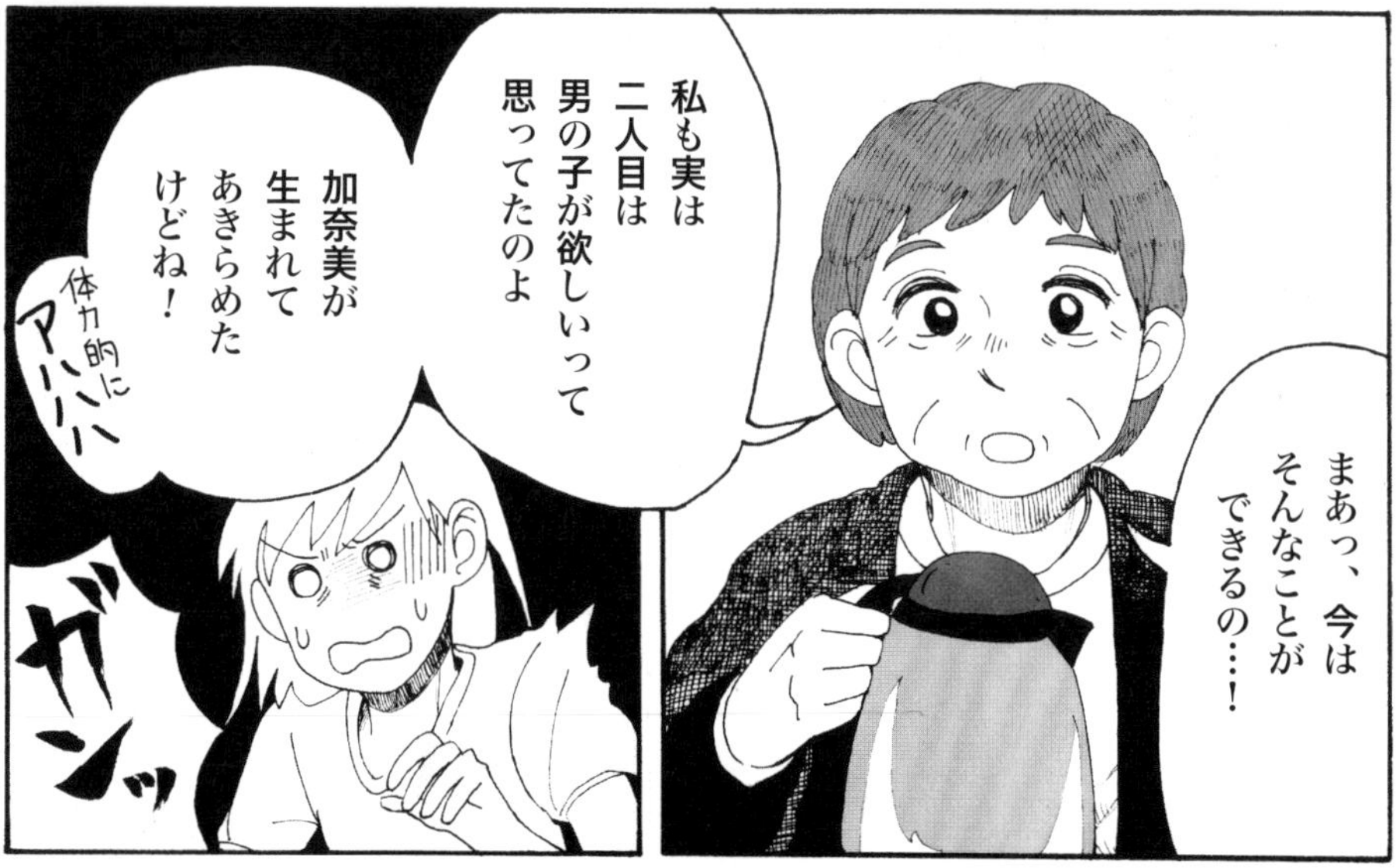
まあっ、今は
そんなことが
できるの…！
私も実は
二人目は
男の子が欲しいって
思ってたのよ
加奈美が
生まれて
あきらめた
けどね！
体力的に
アハハハ
ガンッ

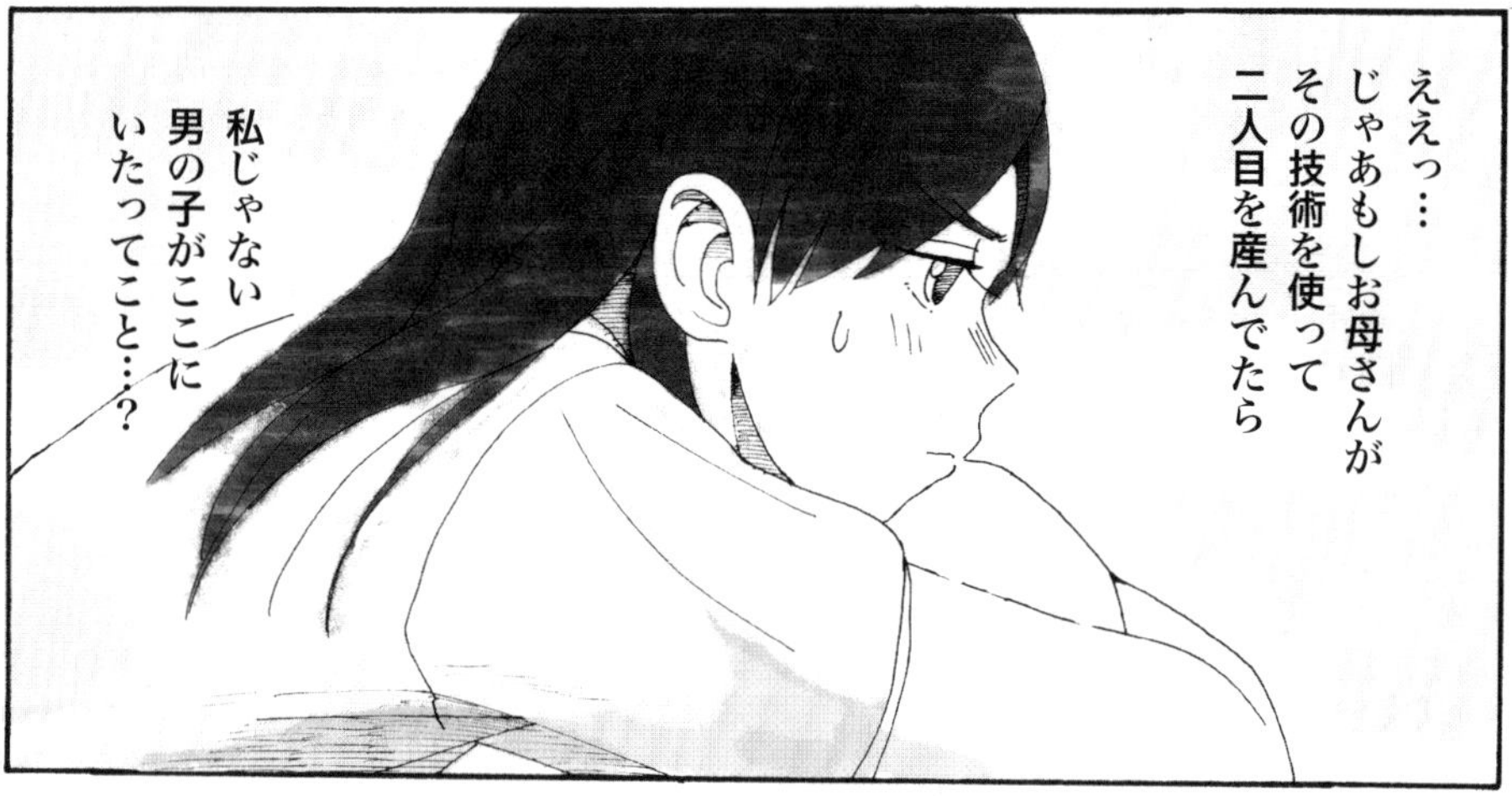
ええっ…
じゃあもしお母さんが
その技術を使って
二人目を産んでたら
私じゃない
男の子がここに
いたってこと…？

そんなのって
あり……？

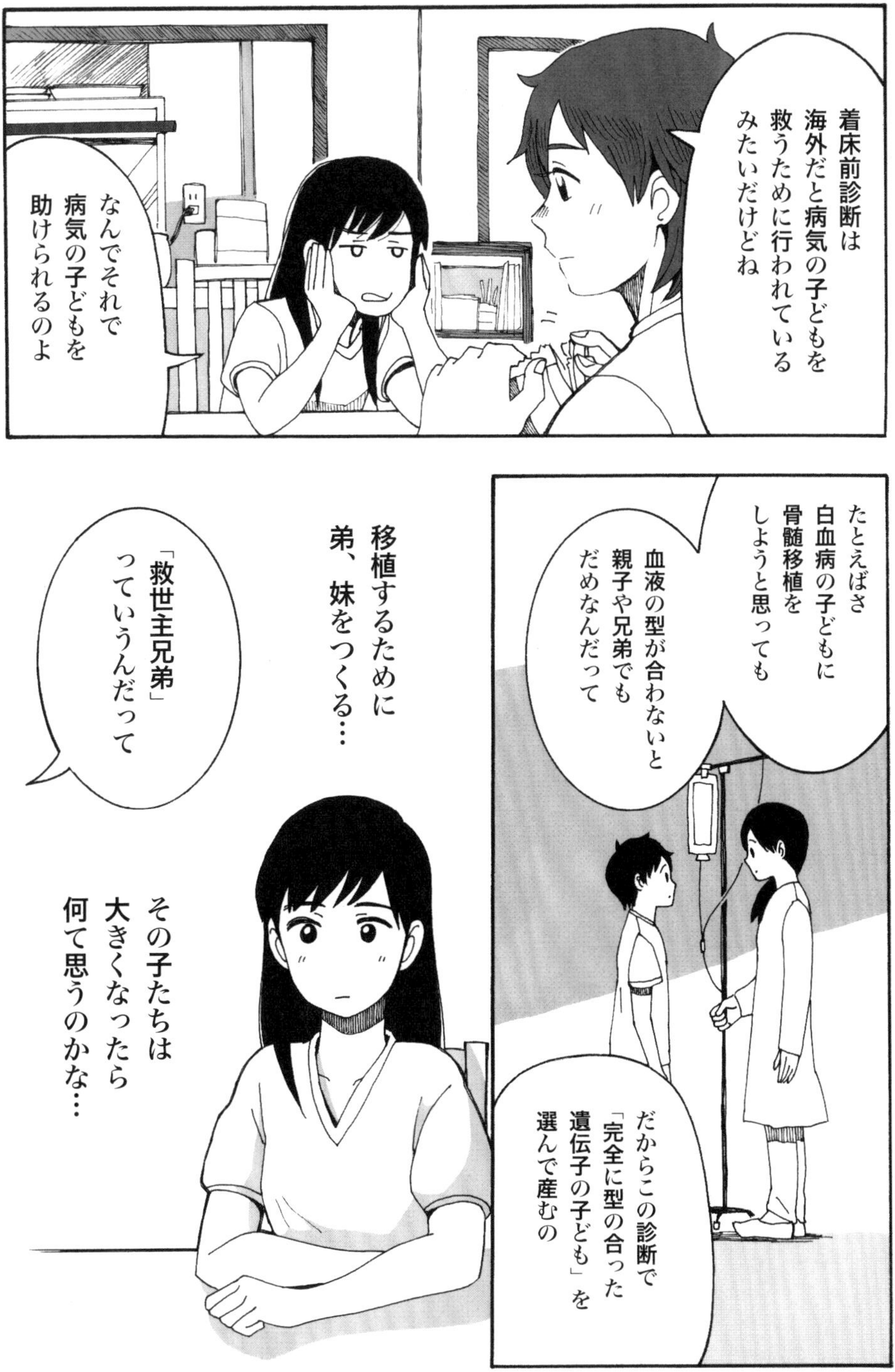
着床前診断は
海外だと病気の子どもを
救うために行われている
みたいだけどね
なんでそれで
病気の子どもを
助けられるのよ
たとえばさ
白血病の子どもに
骨髄移植を
しようと思っても
血液の型が合わないと
親子や兄弟でも
だめなんだって
だからこの診断で
「完全に型の合った
遺伝子の子ども」を
選んで産むの
移植するために
弟、妹をつくる…
「救世主兄弟」
っていうんだって
その子たちは
大きくなったら
何て思うのかな…

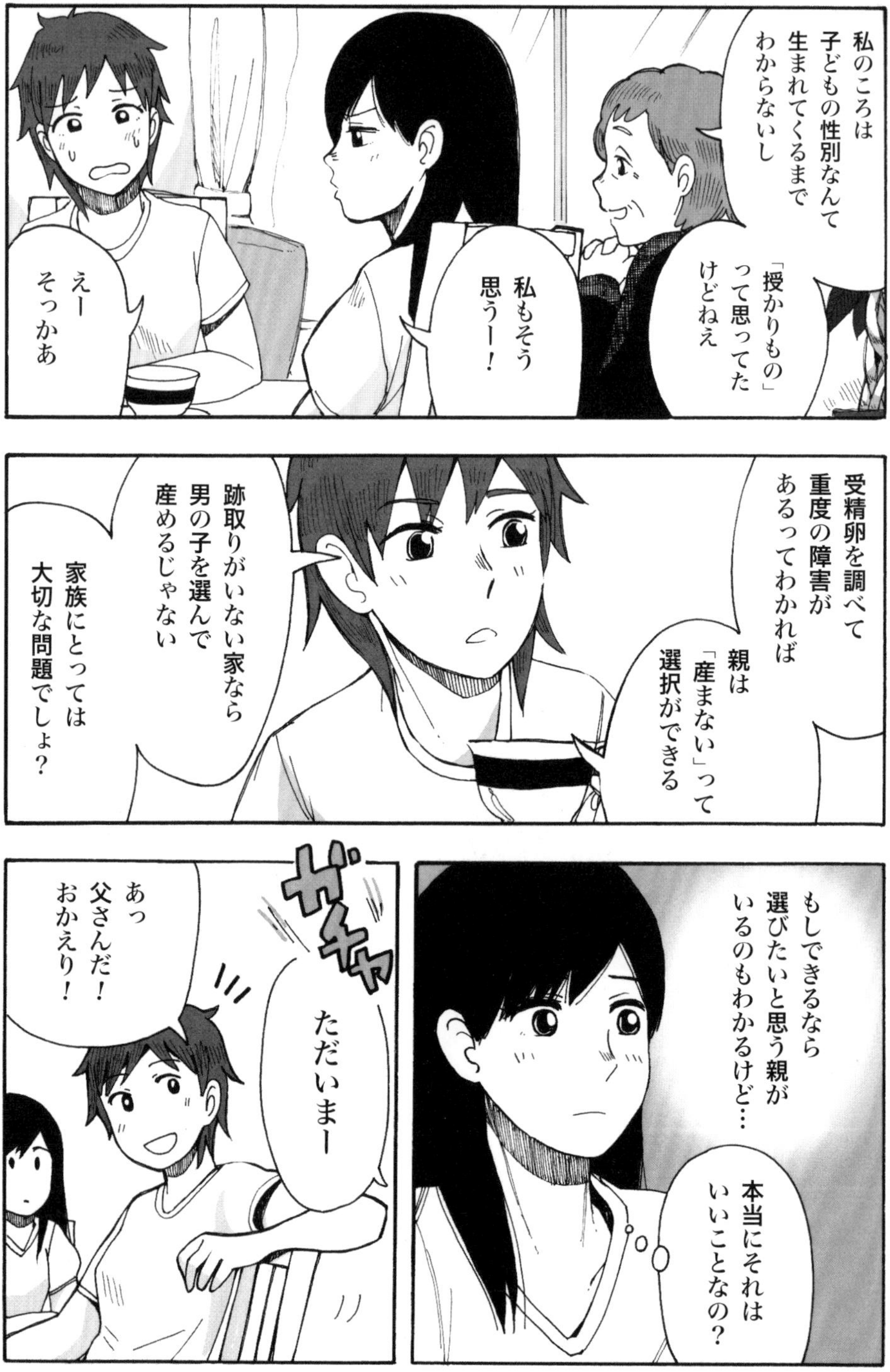
私のころは子どもの性別なんて生まれてくるまでわからないし
「授かりもの」って思ってたけどねえ
私もそう思うー！
えーそっかあ
受精卵を調べて重度の障害があるってわかれば
親は「産まない」って選択ができる
跡取りがいない家なら男の子を選んで産めるじゃない
家族にとっては大切な問題でしょ？
もしできるなら選びたいと思う親がいるのもわかるけど…
本当にそれはいいことなの？
ガチャ
ただいまー
あっ父さんだ！おかえり！

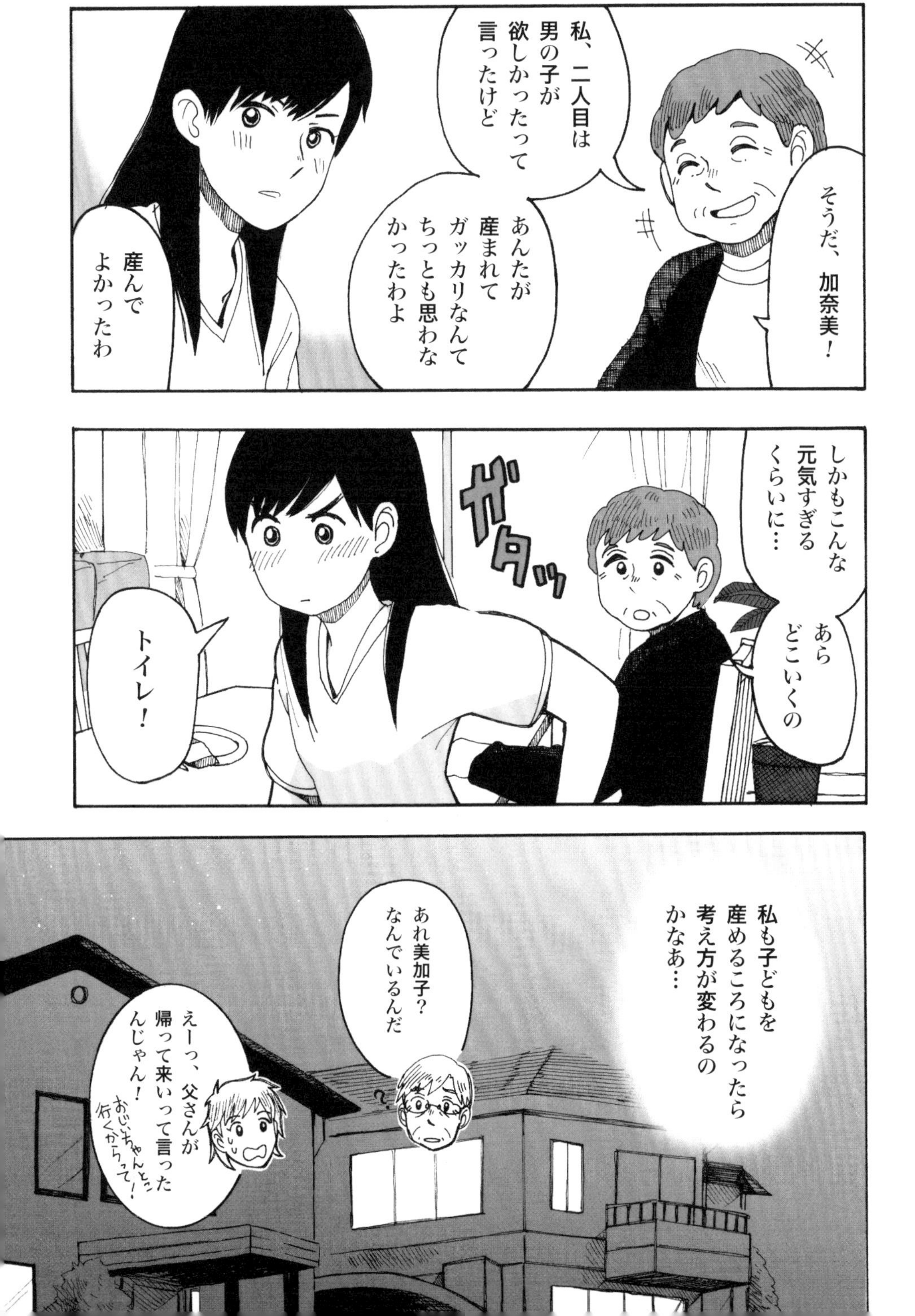
そうだ、加奈美！
私、二人目は男の子が欲しかったって言ったけど
あんたがガッカリなんてちっとも思わなかったわよ
産んでよかったわ
しかもこんな元気すぎるくらいに…
ガタッ
あらどこいくの
トイレ！
私も子どもを産めるころになったら考え方が変わるのかなあ…
あれ美加子？なんでいるんだ
えーっ、父さんが帰って来いって言ったんじゃん！
おじいちゃんとこ行くからって！

Lecture

生殖補助医療はどこまで使ってよいのか？

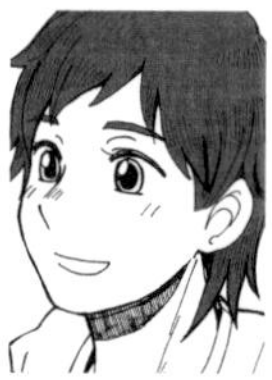

生まれてくる子の性別を選べるとしたら、あなたはどうしますか。男の子か女の子のどちらかを選びますか。それとも、自分では選ばず自然に任せることにしますか——。**男女の産み分け**は、昔から食事や生活習慣などを工夫することで試みられてきました。しかし、その多くは必ずしも科学的なものではなく、男の子が生まれるか女の子が生まれるかは、運に任せるしかなかったといえます。しかし今日では、医療技術の進歩により、ほぼ確実に男女の産み分けができる方法が出てきました。マンガでは姉妹の意見が違っているようですが、みなさんはどちらの意見により共感するでしょうか。

● 生殖補助医療とは

まず、**生殖補助医療**について説明しましょう。生殖補助医療は、英語では**ART**〔1〕とよばれ、人工授精や体外受精など、妊娠と出産にかかわる医療技術を指す言葉です〔2〕。

生殖補助医療は、何らかの理由で自然に妊娠し出産することが困難なカップルを助けたり、胎児に異常があることを早期に発見したりするために生み出された技術です。

たとえば、**人工授精**は、精子の数が少ない場合や精子の運動能が低い場合などに、取り出した精液を女性の子宮内に注入することで妊娠することを助ける技術です。また、**体外受精**は、精子の数が極端に少ない場合や卵管の異常により排卵が自然に行われない場合などに、取り出した精子と卵子を試験管内で受精させ、できた受精卵（胚）を子宮

---

〔1〕Assisted Reproductive Technology の略語。**生殖補助技術**、**生殖技術**ともよばれる。

〔2〕日本学術会議の定義は「不妊症の診断、治療において実施される人工授精、体外受精・胚移植、顕微授精、凍結胚、卵管鏡下卵管形成などの、専門的であり、かつ特殊な医療技術の総称」である。 http://www.scj.go.jp/ja/info/kohyo/pdf/kohyo-20-t56-1.pdf（２０２２年12月28日最終アクセス）

に着床させます[3]。体外受精は1978年に世界初の成功例が出て以来、これまでに世界で推計800万人以上の子どもが誕生しています。日本産科婦人科学会によると、国内では年間約6万人が生まれているそうです。今日ではこのように生殖補助医療が進歩するにつれて、これまで不妊に悩んでいたカップルが子どもをもうけることが可能になってきた半面、以下で見るように、さまざまな倫理的問題が生み出されています。

●男女の産み分け

男女の産み分けは、胎児の形態を調べる方法と、受精卵（胚）の遺伝子を調べる方法と、二つの方法に大別できます。

出生前診断は妊娠中の女性に対して行われる検査です。代表的な検査に、胎児の発育状態を調べる超音波検査（胎児エコー検査）があります。今日では、エコー検査で用いられる機器が優秀なため、比較的早い時期に胎児の形態から性別がわかるようになっています。アジアの一部の国々では、胎児エコーを用いて男女を見分け、女児の場合は中絶を行うという慣行が問題視されています（中絶については3章を参照）。

出生前診断とよく似た言葉に**着床前診断**があります。出生前診断が妊娠中の女性に対して行われる検査であるのに対して、着床前診断は子宮に着床する前の受精卵に対して行われるという違いがあります。体外受精を行うとき、遺伝的な疾患の有無や染色体数の異常などを調べるために、子宮に着床させる前に受精卵の細胞の一部を取り出して遺伝子検査を行うことがあります[4]。これが**着床前遺伝子診断**、すなわち**PGD**[5]です。たとえば、遺伝子診断により、デュシェンヌ型筋ジストロフィー、パーキンソン病、ハンチントン病などの遺伝性疾患や、染色体異常によって生じるダウン症などの有無を確認で

---

〔3〕体外受精は、英語では**IVF**（in-vitro fertilization）とよばれ、かつては「試験管ベビー」として知られていた。最初に生まれたのは1978年のルイーズ・ブラウンで、これを行った英国のロバート・エドワーズ教授は2010年にノーベル生理学・医学賞を受賞した。

〔4〕なお、出生前診断においても、羊水や胎盤の一部を採取して遺伝子検査が行われる場合がある（羊水穿刺《ようすいせんし》や絨毛検《じゅうもうけん》査《さ》）。ただ、従来の検査は高確率で胎児の異常がわかる一方、流産や胎児に傷をつけるなどのリスクがあった。最近、妊婦の血液に含まれる胎児のDNA断片を用いる遺伝子検査が開発されたが、この検査は母体からの採血のみで精度の高い結果を得ることができるとされる。

〔5〕Preimplantational Genetic Diagnosis の略語。

きます。

遺伝病のなかには、血友病やデュシェンヌ型筋ジストロフィーのように、男性のみ発病する疾患があります。そのため、遺伝子検査の一環として性別も調べることになります。ところが、この検査を用いれば、遺伝病の有無とは無関係に男女産み分けを行うこともできるのです[6]。

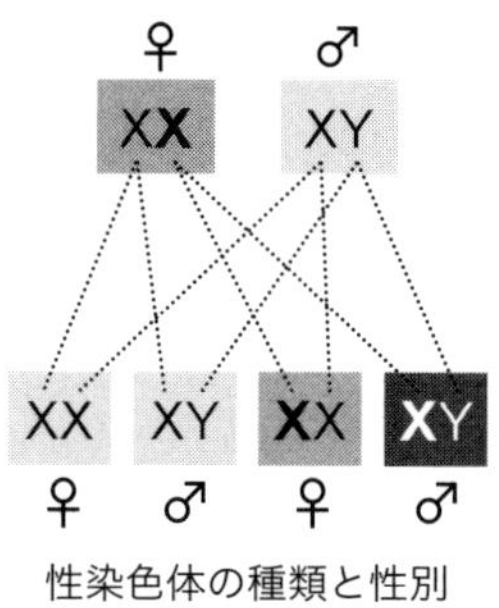

性染色体の種類と性別

●男女の産み分けの是非

男女の産み分けについて、マンガのなかで姉の美加子が言うように、子どもの性別を選ぶことを両親の自由として認めてもよいのではないか、という意見があります。とくに、美加子のように、一人目も二人目も女の子で、三人目には男の子が欲しいような場合、これまでは運に任せるしかありませんでしたが、技術の進歩によって可能になったのであれば、産み分けを選択してもよいのではないか、というわけです。実際、米国のいくつかの州では、男女産み分けを行うことのできるクリニックが存在します。その際、「家族のバランスをとる」(family balancing) という名目が使われているようです。

男女産み分けに対する批判の一つに、生まれてくる男女の数のバランスが崩れるというものがあります。伝統的に跡継ぎとして男児の出産が重視されてきたアジアの一部の国々では、生まれてくる女児の数が男児に比べてかなり少なくなっています。この背景には、法律で禁止されているにもかかわらず、前述の胎児エコーを用いた選択的な人工妊娠中絶が頻繁に行われていることが指摘されています[7]。

また、いったん性別などの子どもの性質を選びだすと、次は目の色、知性など、次々

---

〔6〕日本産科婦人科学会は、重篤な遺伝子疾患をもった子を出産する可能性があるカップルや、遺伝的問題から流産をくり返す習慣流産の場合に限り、着床前診断を行うことを認めており、男女産み分け目的での着床前診断の使用は認めていない。また、男女産み分け目的での人工妊娠中絶は、法律によって禁止されている。

〔7〕0歳から6歳までの男女比は通常男児1000人に対して女児950人ぐらいだが、たとえば2001年のインドの国勢調査では、男児1000人に対して女児927人と女児が少なくなっている。首都のデリーでは女児868人というように、地域によってはさらに男女比に差が出ている。「India's bad sex ratio worsens」http://www.bioedge.org/index.php/bioethics/bioethics_article/9471/(2011年5月4日最終アクセス)

と子どもの性質を選ぶようになってしまうという批判もあります（**デザイナーベビー**）。優れた性質の子どもをデザインして生むことが当たり前の社会になった場合、子どもは授かりものではなく「つくるもの」として考えられるようになり、無条件の愛情を注ぐ対象とはみなされなくなるかもしれないとか、**優生思想**[8]が高まって障がい者や他の社会的弱者に対する差別が強くなるかもしれないといったことが懸念されています。

●生殖補助医療にともなうさまざまな倫理的問題

生殖補助医療には、ほかにも多くの倫理的問題が指摘されています。たとえば、体外受精や人工授精の技術を利用して別の女性に妊娠・出産してもらう**代理出産**、第三者の精子を用いた**非配偶者間人工授精（AID）**[9]などは、親子関係や子どもへの告知のありかたなどについて大きな問題を投げかけています。

たとえば、男性あるいは女性の同性愛カップルが代理出産やAIDを用いて子どもをもうけることも技術的には可能です。その場合、こうした出産を社会的に認めるか、そして認める場合には法律的な親が誰なのかを決める必要が出てきます。また、AIDで生まれた子どものなかには、大きくなってから親にその事実を知らされて大きなショックを受けたり、遺伝上の親を探し出そうとしたりする人もいます。さらに、精子・卵子の売買、商業的な代理出産、（マンガに出てきた）救世主兄弟[10]などに対しては、「人をモノ扱いしている」との批判もあります。

生殖補助医療については、日本では法的な整備が十分でなく、今後も活発な議論を行う必要があります。その際には、カップルの生殖の自由や権利を尊重するとともに、子どもの福祉についても十分に配慮することが求められると言えるでしょう。

---

〔8〕遺伝的に劣った性質をもつ人々を強制断種や産児制限などの手段で人為的に淘汰し、遺伝的に優秀な人類をつくろうとする考え方。進化論で知られるチャールズ・ダーウィンのいとこであるフランシス・ゴルトンが1883年に「優生学」を提唱して始まり、19世紀末から20世紀前半を中心に世界的に流行した。

〔9〕Artificial Insemination by Donor の略語。

〔10〕「救世主兄弟」（savior siblings）とは、骨髄移植や臓器移植を必要とする家族のために、体外受精と着床前診断の技術を用いてつくられる、血液型や白血球の型（HLA型）の一致する子どもを指す。

映画・小説から

優生学的発想が生み出すディストピア（ユートピアの反対の社会）を描いた古典的小説に、オルダス・ハクスリーの『すばらしい新世界』があり、映画ではイーサン・ホーク主演の『ガタカ(GATACA)』がある。「救世主兄弟」をテーマとした映画に、キャメロン・ディアス主演の『私の中のあなた』がある。

2 祖父のお見舞い

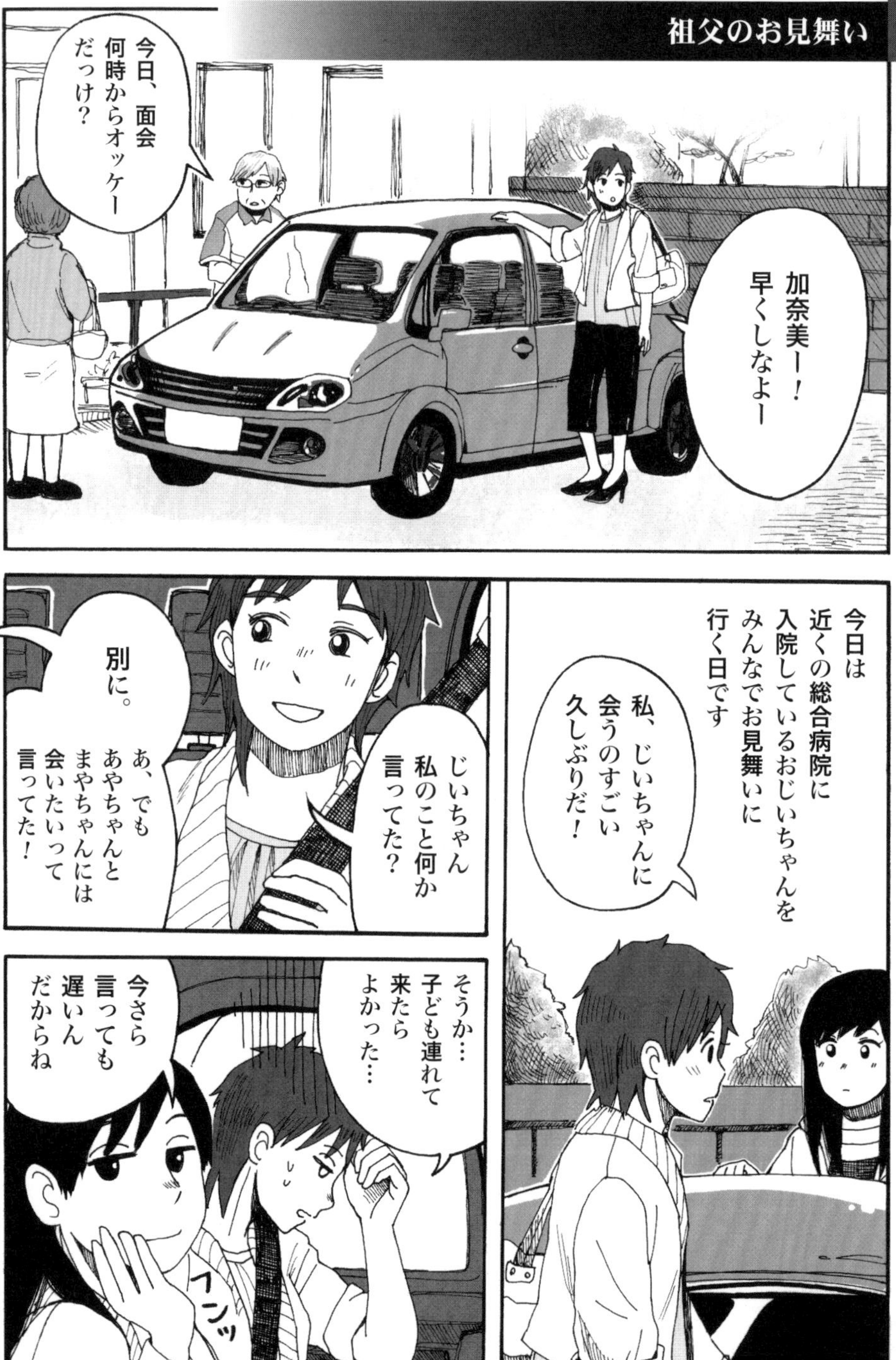
加奈美ー！早くしなよー
今日、面会何時からオッケーだっけ？
今日は近くの総合病院に入院しているおじいちゃんをみんなでお見舞いに行く日です
私、じいちゃんに会うのすごい久しぶりだ！
じいちゃん私のこと何か言ってた？
別に。
あ、でもあやちゃんとまやちゃんには会いたいって言ってた！
そうか…子ども連れて来たらよかった…
今さら言っても遅いんだからね
フンッ

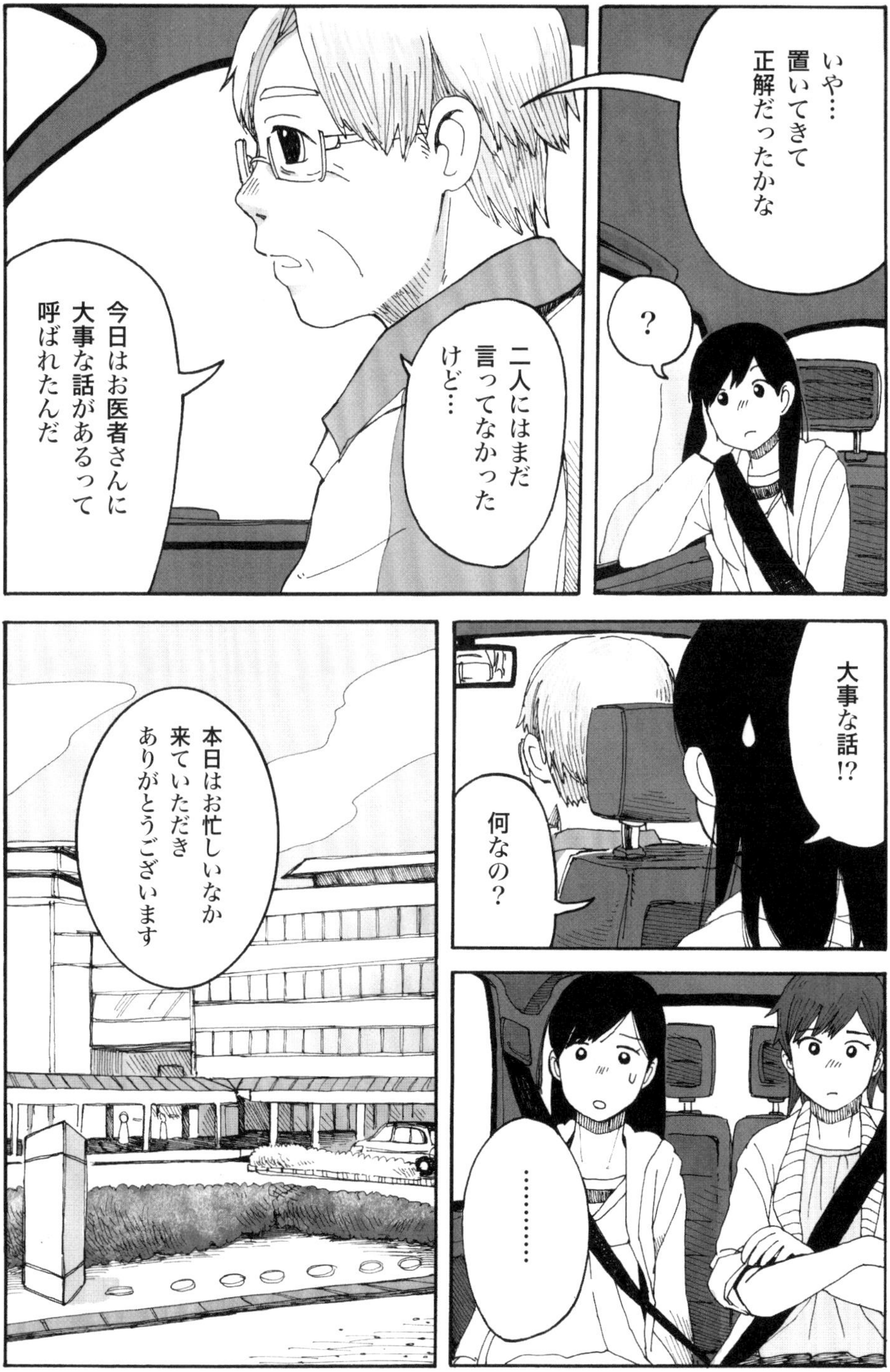
いや…
置いてきて
正解だったかな
？
二人にはまだ
言ってなかった
けど…
今日はお医者さんに
大事な話があるって
呼ばれたんだ
大事な話!?
何なの？
本日はお忙しいなか
来ていただき
ありがとうございます
………

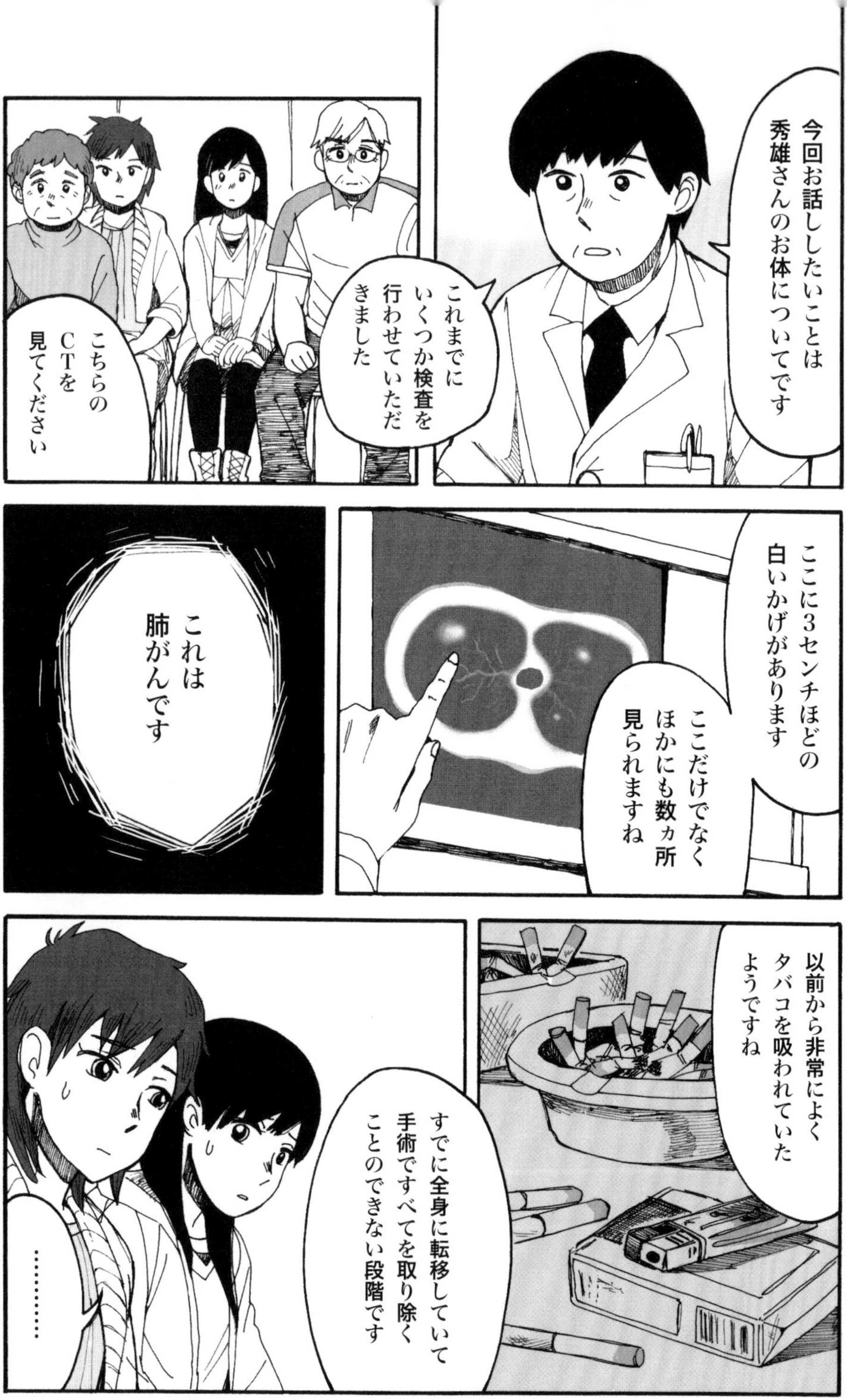

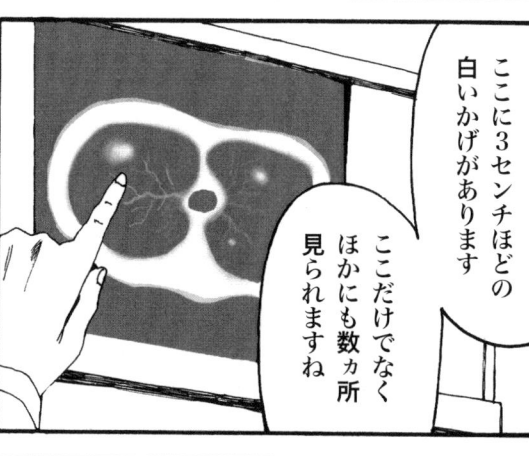

今回お話ししたいことは秀雄さんのお体についてです
これまでにいくつか検査を行わせていただきました
こちらのCTを見てください
ここに3センチほどの白いかげがあります
ここだけでなくほかにも数ヵ所見られますね
これは肺がんです
以前から非常によくタバコを吸われていたようですね
すでに全身に転移していて手術ですべてを取り除くことのできない段階です
…………

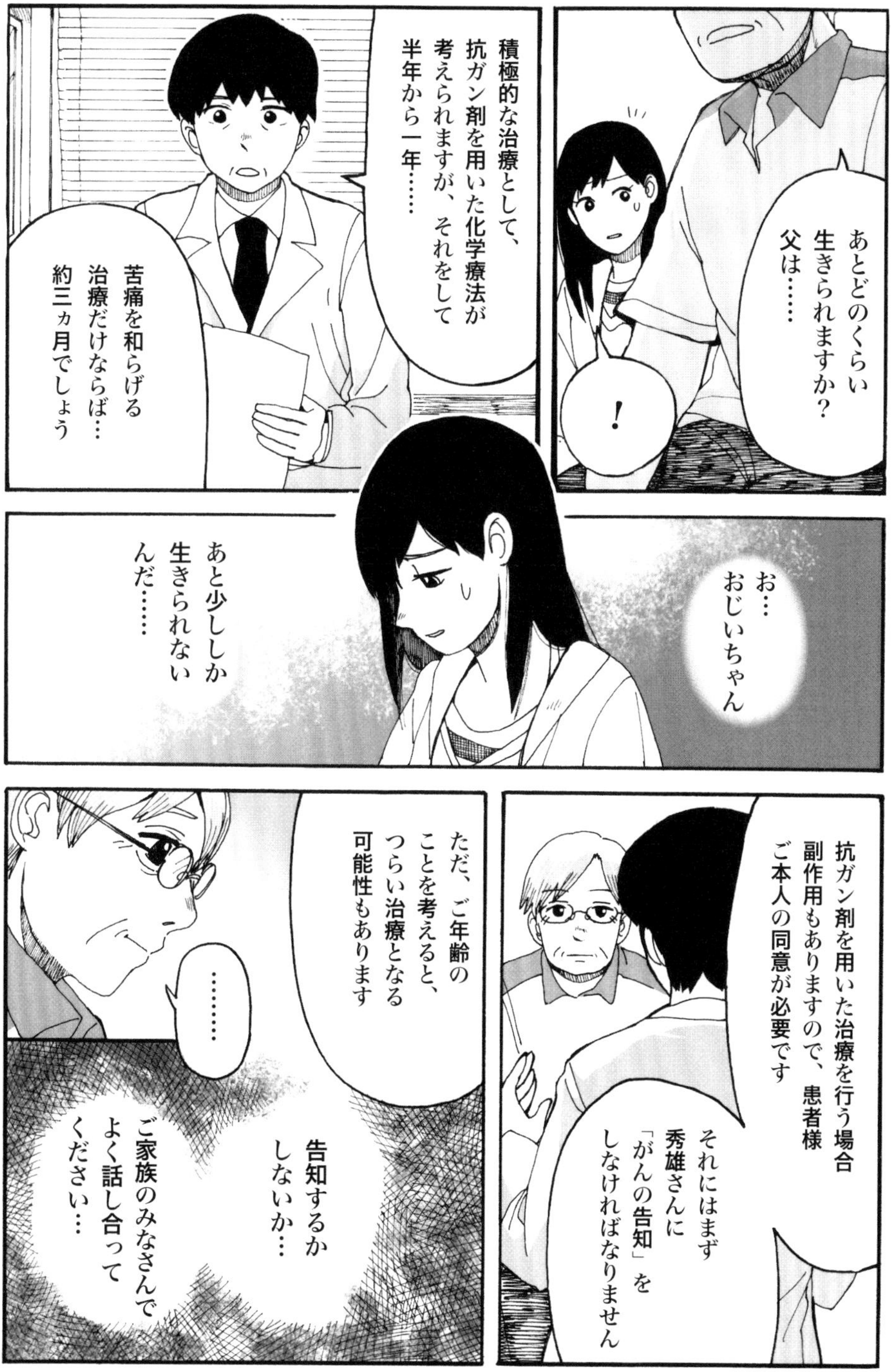
あとどのくらい生きられますか？父は……
!
積極的な治療として、抗ガン剤を用いた化学療法が考えられますが、それをして半年から一年……
苦痛を和らげる治療だけならば…約三ヵ月でしょう
お…おじいちゃん
あと少ししか生きられないんだ……
抗ガン剤を用いた治療を行う場合副作用もありますので、患者様ご本人の同意が必要です
それにはまず秀雄さんに「がんの告知」をしなければなりません
ただ、ご年齢のことを考えると、つらい治療となる可能性もあります
………
告知するかしないか…
ご家族のみなさんでよく話し合ってください…

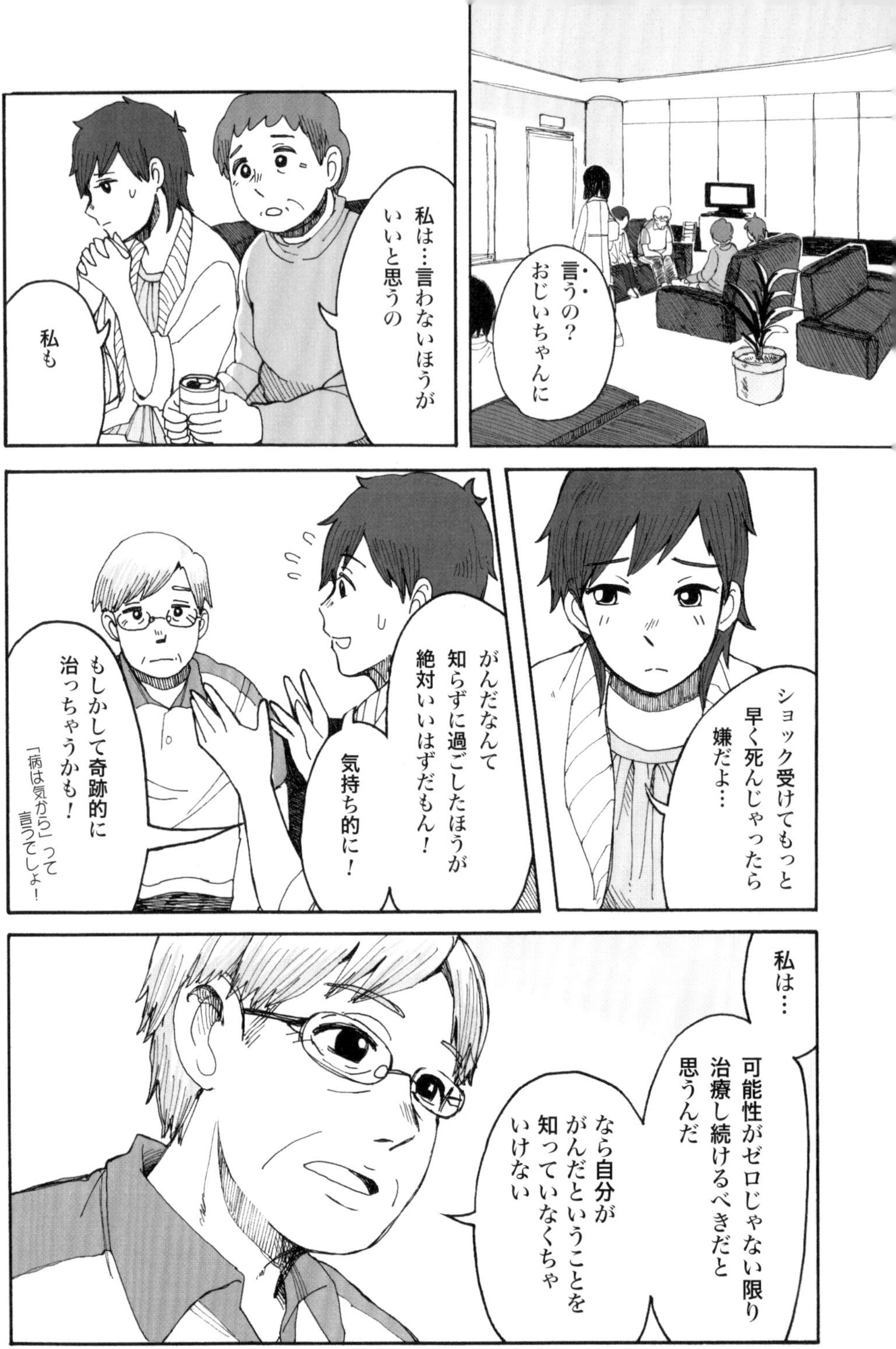

言うの？
おじいちゃんに
私は…言わないほうがいいと思うの
私も
ショック受けてもっと早く死んじゃったら嫌だよ…
がんだなんて知らずに過ごしたほうが絶対いいはずだもん！
気持ち的に！
もしかして奇跡的に治っちゃうかも！
「病は気から」って言うでしょ！
私は…
可能性がゼロじゃない限り治療し続けるべきだと思うんだ
なら自分ががんだということを知っていなくちゃいけない

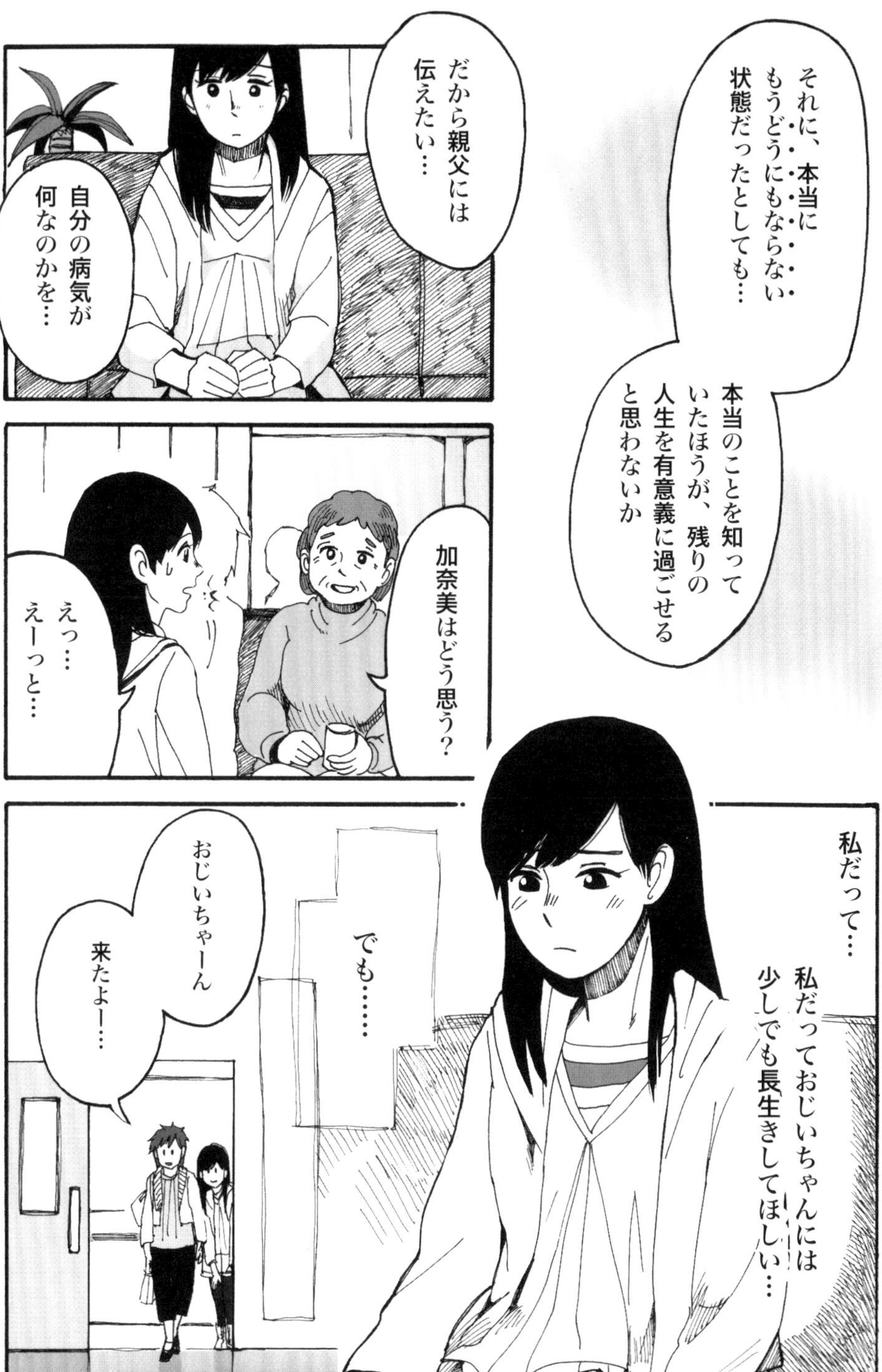
それに、本当にもうどうにもならない状態だったとしても…
だから親父には伝えたい…
自分の病気が何なのかを…
本当のことを知っていたほうが、残りの人生を有意義に過ごせると思わないか
加奈美はどう思う？
えっ… えーっと…
私だって…
私だっておじいちゃんには少しでも長生きしてほしい…
でも……
おじいちゃーん 来たよー…

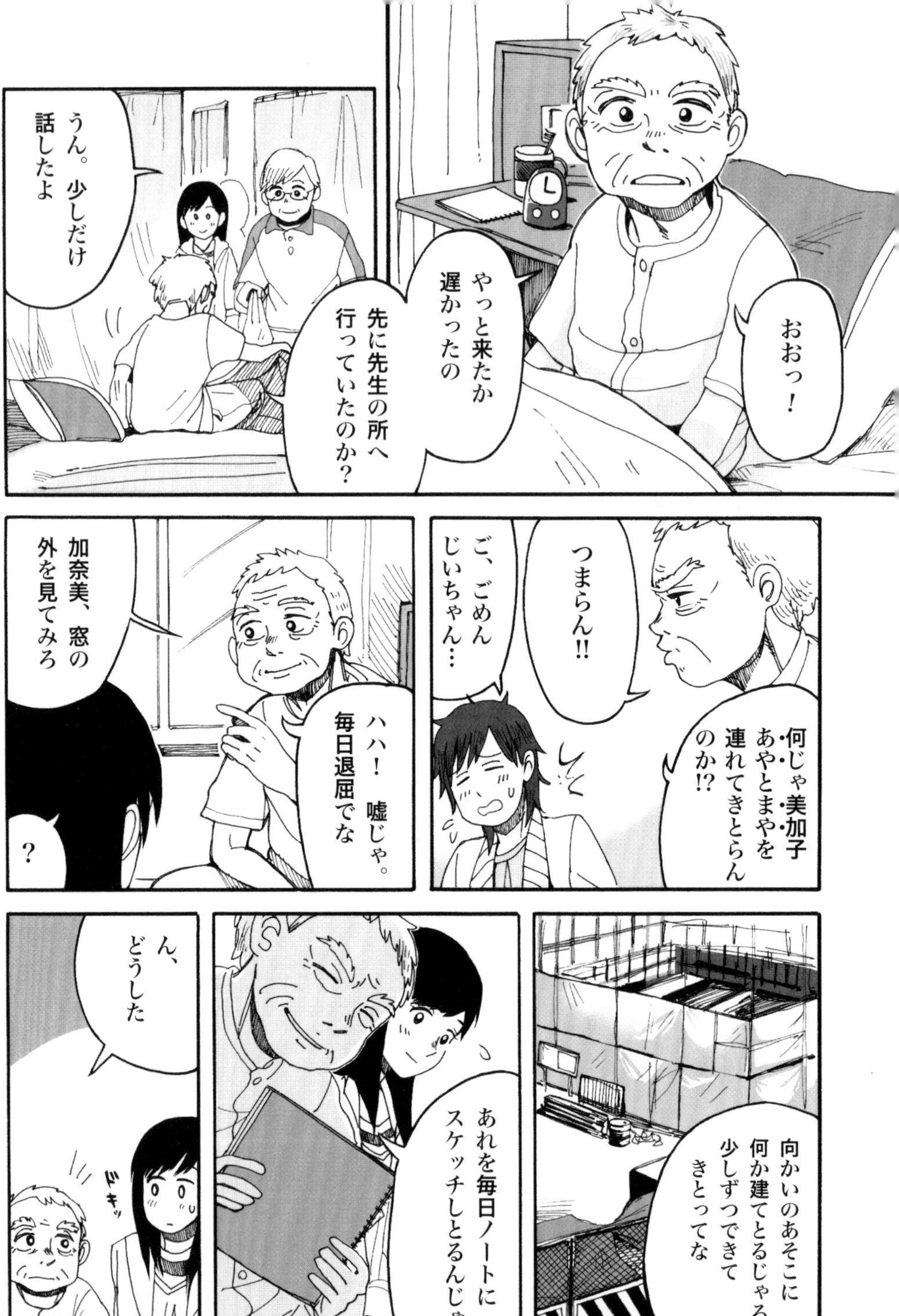
おおっ！
やっと来たか
遅かったの
先に先生の所へ
行っていたのか？
うん。少しだけ
話したよ
何じゃ美加子
あやとまやを
連れてきとらんのか!?
つまらん!!
ご、ごめん
じいちゃん…
ハハ！　嘘じゃや。
毎日退屈でな
加奈美、窓の
外を見てみろ
？
向かいのあそこに
何か建てとるじゃろ。
少しずつできて
きとってな
あれを毎日ノートに
スケッチしとるんじゃ
ん、
どうした
ドキッ

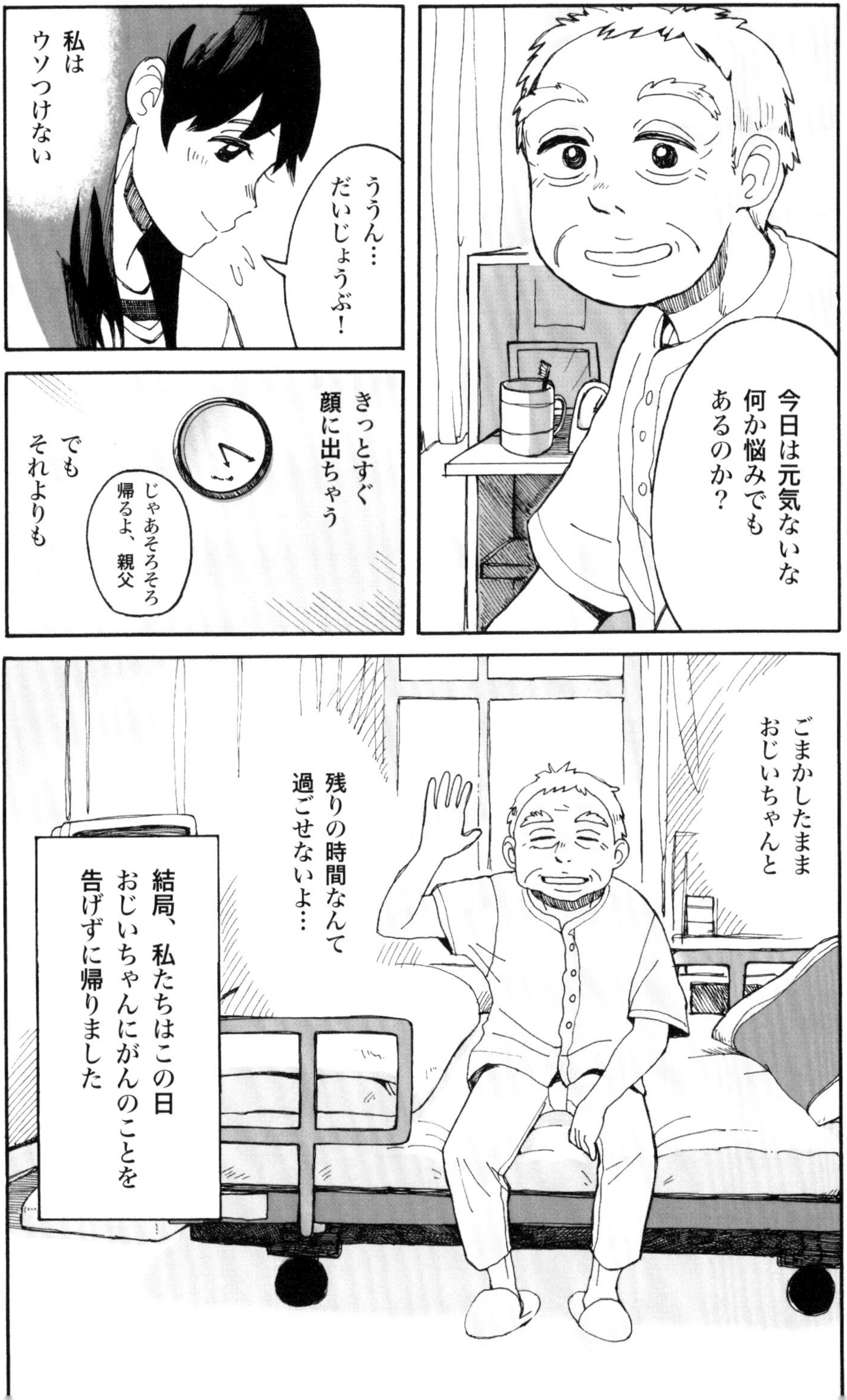
今日は元気ないな
何か悩みでもあるのか？
ううん…だいじょうぶ！
私はウソつけない
きっとすぐ顔に出ちゃう
じゃあそろそろ帰るよ、親父
でもそれよりも
ごまかしたままおじいちゃんと
残りの時間なんて過ごせないよ…
結局、私たちはこの日おじいちゃんにがんのことを告げずに帰りました

患者に本当のことを伝えるべきか、嘘をつくべきか？

現代医学でも治らない病気があります。あなたの大切な人がそのような病にかかったとき、本人に伝えるかどうかを決めなければならないとしたら、どうしますか――。

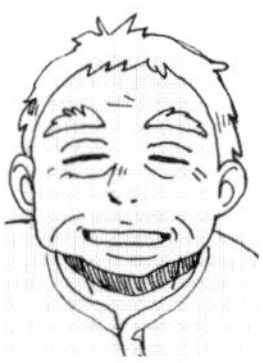

●がんと告知

がん（悪性新生物）は、心疾患、老衰と並んで、今日の日本における「**三大死因**」の一つです。今日、外科手術、抗がん剤治療、放射線治療などの進歩により、とくに早期に発見された場合には、がんを治療できる可能性は高くなっています。とはいえ、日本人の2人に1人ががんにかかり、3人に1人ががんで死ぬのが現実です[1]。

がんが「不治の病」とよばれていたころ、医師は近親者に知らせるだけで本人には知らせないのが通常でした[2]。**がんの告知**の是非が市民の間で議論されるようになったのは、今から50年ほど前のことです。このころからがんは早期発見すれば治ることも珍しくなくなり、治療上も患者に知らせておいたほうがよいという意見が出てきたのです。しかし、当時行われた日本癌《がん》治療学会のシンポジウムでは、現状ではがんの告知は「死の宣告」に等しいため時期尚早だという意見が多かったと報道されています[3]。

今から約35年前、がん治療についての初の世論調査が行われました。厚生省（現・厚生労働省）によるその調査によれば、胃がんとわかったときに「告知をしてほしい」と答えた人は56％でした。ただし、自分の家族が胃がんとわかった場合、「本人に知らせる」

〔1〕２０２１年の年間死亡総数（推計）は約１４４万人。そのうちの38万人ががんで亡くなっている。心疾患は約21万人、老衰は約15万人（厚労省の統計より http://www.mhlw.go.jp/toukei/saikin/hw/jinkou/kakutei21/dl/10_h6.pdf ２０２２年12月28日最終アクセス）。

〔2〕患者本人には、たとえば胃がんであれば胃潰瘍と知らせるなど、別の病名を伝えることが多かった。

〔3〕朝日新聞１９６９年９月７日。

と答えたのは2割以下で、「本人に知らせない」が4割を超えたとあります〔4〕。

さらに、今から約20年前に朝日新聞が行った調査によれば、自分ががんにかかった場合、がんであることを「知らせてほしい」人は76％、家族のがんについて「本人に知らせると思う」は37％と、告知を望む声が急速に高まってきたことが指摘されています〔5〕。また、約半数の医師が患者にがんであることを「知らせるほうがよい」と答えたとあり、50年前に比べると医師の意識も変わってきたことがわかります〔6〕。

●がん告知の是非

医療者や家族が、患者ががんと知りつつも、本人のためを思って病名や余命を伝えないことは許されるでしょうか。これは、「**患者本人のために嘘をついてよいか**」という問題です。

まず、「嘘をついてはならない」という立場を見ましょう。告知をしないとその後の生活や治療に不都合が生じると考えられます。たとえば、マンガのなかで加奈美の父親が言うように、本人が充実した最期の時を過ごすためには、本人に知らせたほうがよいかもしれません。また、告知はその後の治療に本人が積極的に参加するためにも欠かせません。さらに、いくらごまかしても患者はうすうす気づくこともありますし、そのような態度は医師と患者の信頼関係にもかかわります。

次に、「嘘をついてよい」という立場について見てみましょう。一般に嘘をつくことは悪いことだとされます。しかし、「嘘も方便」とか、「知るは地獄、知らぬが仏」ということわざがあるように、真実を本人には知らせるべきではないと思われる場合もあります。治療による回復が見込めず、もう末期であるような場合、患者が生きる気力を失っ

---

〔4〕読売新聞1986年6月12日。

〔5〕朝日新聞2000年10月23日。

〔6〕がんを告知しなかった有名な事例としては、昭和天皇のケースがある。1987年に膵臓部にがんが発見され、治療にあたった医師団や宮内庁だけでなくマスコミも知るところとなったが、1989年に亡くなる直前まで報道されず、本人も気づいていなかったと主治医が述懐している（朝日新聞2009年4月2日）。それとは対照的に、平成天皇が2002年に前立腺がんにかかっていることがわかったとき、医師団は、根治の可能性が高い、一般に前立腺がんの場合で告知しないケースはほとんどないなどの理由から、本人に告知が行われ、すぐに報道がなされた（朝日新聞2002年12月29日）。

て死期が早まったり、自殺したりすることも考えられます。また、ひょっとすると本人自身が悪い知らせを知りたくないと考えているかもしれません。

加奈美の姉や母親は、本人にショックを与えるかもしれないから知らせるべきでないと言っていました。このように、本人の利益を考えて、本人に代わって意思決定することを「**パターナリズム**」とよびます。[7] 今日では、**患者の自己決定権**が重視されており、「患者のために知らせない」という医療者のパターナリズム的態度は批判される傾向にあります。そこでたとえば、医療者向けのがん告知マニュアルでは、本人への告知が原則であり、むしろ問題はどのように伝えるかや伝えたあとの対応だといわれます。[8]

では今日、実際にどれくらい告知がなされているのでしょうか。告知には**病名の告知**と**病状（余命や予後）の告知**があります。患者のショックを考えて、病名は伝えても、余命は伝えない場合もあります。厚生労働省の研究班が全国の一般病院に対して行った2006年の調査では、がん患者本人に病名を告知すると答えたのは全体の3分の2で、余命の告知は全体の3分の1以下でした。さらに、治療方針などを決める際に誰の意思を確認するか尋ねたところ、患者が意思決定できる場合でも、「先に家族の意向を確認する」と答えた病院が5割近くありました。[9]

このように、今日の世論や医療者は病名告知を支持する傾向にあり、実際に告知している病院も多いと考えられますが、家族には伝えても、患者本人に伝える必要は必ずしもないという考え方も残っています。[10] たとえば日本医師会の『医師の職業倫理指針』には、「例外的に、直ちに真の病名や病状をありのまま告げることが患者に対して過大の精神的打撃を与えるなど、その後の治療の妨げになるような正当な理由があるときは、真実を告げないことも許される」[11] と述べています。

---

〔7〕英語では paternalism で、pater はラテン語で「父親」のこと。家父長主義、父権主義とも訳される。

〔8〕横浜市立大学附属病院がん告知マニュアル https://ycu.repo.nii.ac.jp/?action=repository_uri&item_id=1348&file_id=22&file_no=1（2023年1月17日最終アクセス）。

〔9〕毎日新聞2007年2月18日。

〔10〕2002年の最高裁判決では、医師が末期がんの患者本人に告知をすべきでないと判断した場合には、家族に病名を知らせる義務があるという判断が示された。つまり、医療者は病名告知をする義務はあるが、患者本人に告知するか家族に告知するかは、医師の裁量に任されているということである〔平成14年9月24日最高裁判所第三小法廷判決 平成10（オ）1046 損害賠償請求事件〕。

〔11〕日本医師会『医師の職業倫理指針』平成16年2月。

みなさんも、マンガのなかの医師、加奈美のおじいさん（患者）、加奈美たち家族のそれぞれの立場に立ってみて、告知をすべきかどうか、告知するなら何をどのように伝えればよいのかを考えてみてください。

●インフォームド・コンセント

病名の告知と並んで、治療方針を決めるうえで重要なのが、**インフォームド・コンセント**です。インフォームド・コンセントとは、検査や治療にあたって、患者が医療者から事前に十分に説明を受けたうえで、検査や治療を受けることに同意することを指します[12]。かつては病院に来たらすべて医師にお任せするという発想が主流でしたが、患者の権利意識が高まった今日では、さまざまな治療法のメリット・デメリットを患者に説明したうえで患者が自分で決めるという、患者の自己決定権が尊重されるようになってきました。

患者中心の医療が重視されている今日、病名の告知やインフォームド・コンセントは一般的になっており、今後もその傾向が続くでしょう。その際に重要なのは、医師や看護師などの医療者と患者が十分にコミュニケーションをとることです。患者の理解力や、患者がどのような情報を知りたいのかを考慮せずに、医療者が説明を行うことは、必ずしも患者の自己決定を尊重することにはなりません。むしろ、かえって患者を困惑させたり、傷つけたりすることにもつながりかねません[13]。また、患者も自分の病気について何を知りたくて何を知りたくないか、ふだんから考えておき、医療者に説明する必要があります。とくに、「がんになったら告知してもらいたいかどうか」など、終末期医療のあり方について日ごろから家族とよく対話しておくことが大切です。

---

〔12〕informed consent は、直訳すると「（患者が）情報を受け取ったうえで同意すること」。日本ではよくICと略され、医師や看護師が「患者からICをとる」というように、医療者視点の表現がなされる。しかしもともとの意味は、「患者が同意すること」という患者視点の発想であることに注意する必要がある。

〔13〕たとえば、医師との信頼関係を築く前に、電話や文書で機械的に「がんです」と告げられたり、いきなり「余命は三ヵ月」と言われたりすると、患者は失望や怒りや疎外感を抱きかねない。

映画・小説から

がんをテーマにした映画には、告知後の人生を描く、黒澤明監督の『生きる』や、最近のドキュメンタリー映画として『エンディングノート』などがある。

3 同級生の妊娠

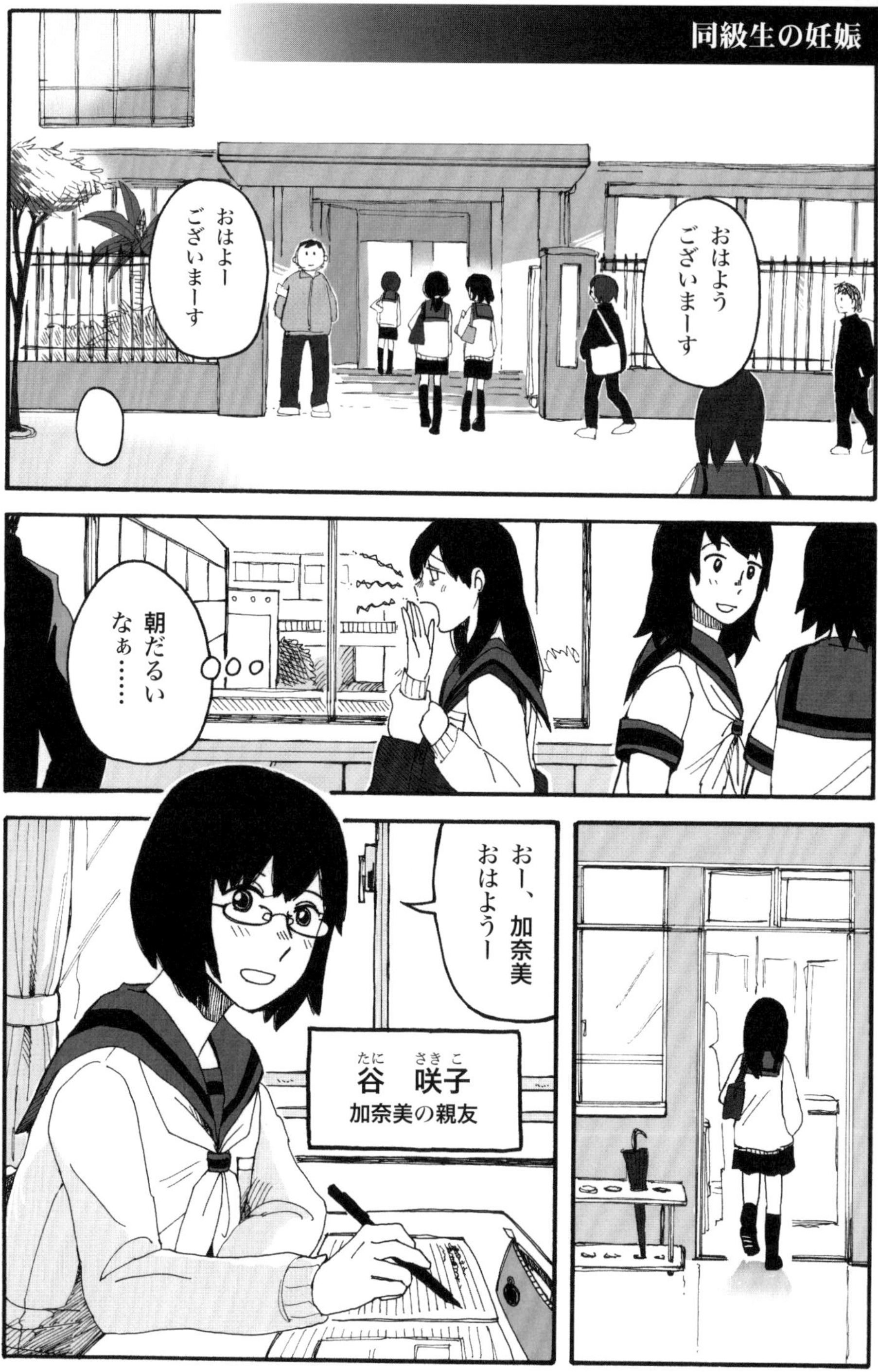
おはようございまーす
おはよーございまーす
朝だるいなぁ……
おー、加奈美おはようー
谷《たに》 咲子《さきこ》
加奈美の親友

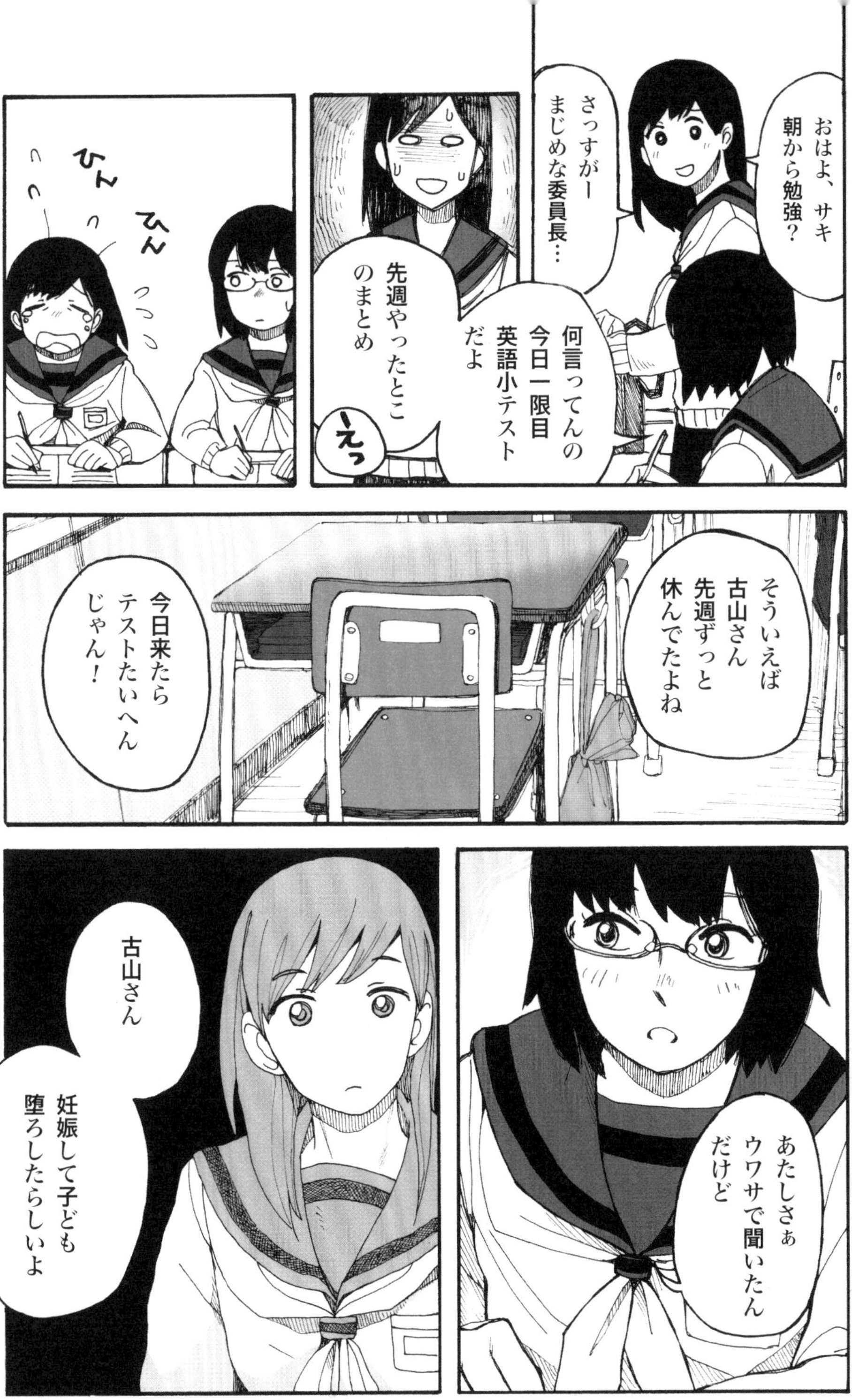

おはよ、サキ
朝から勉強？
さっすがー
まじめな委員長…
何言ってんの
今日一限目
英語小テスト
だよ
先週やったとこ
のまとめ
えっ
ひん
ひん
そういえば
古山さん
先週ずっと
休んでたよね
今日来たら
テストたいへん
じゃん！
あたしさぁ
ウワサで聞いたん
だけど
古山さん
妊娠して子ども
堕ろしたらしいよ

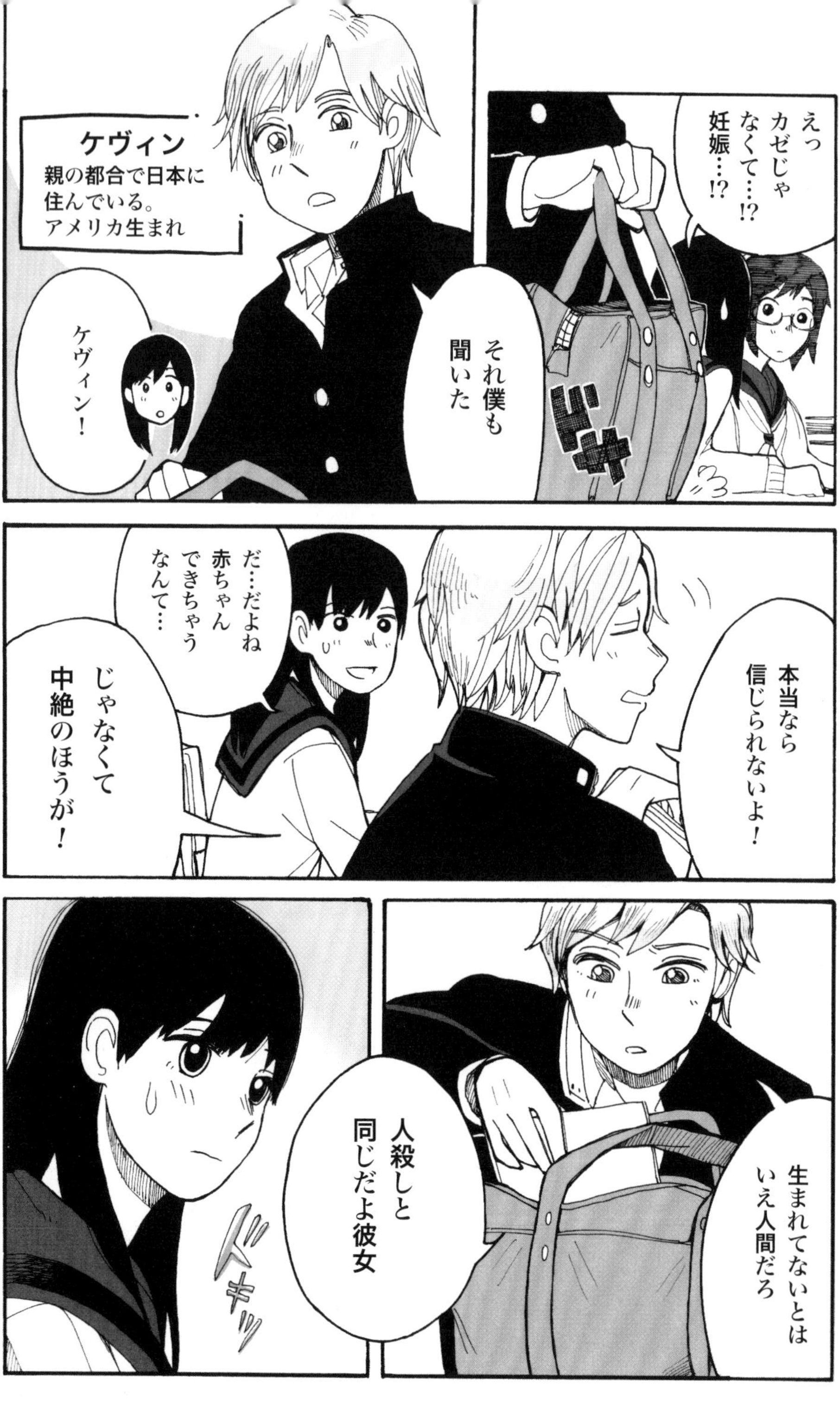
えっ カゼじゃ なくて…!? 妊娠…!?
ジャ
それ僕も 聞いた
ケヴィン 親の都合で日本に 住んでいる。 アメリカ生まれ
ケヴィン!
本当なら 信じられないよ!
だ…だよね 赤ちゃん できちゃう なんて…
じゃなくて 中絶のほうが!
生まれてないとは いえ人間だろ
人殺しと 同じだよ彼女
ドキッ

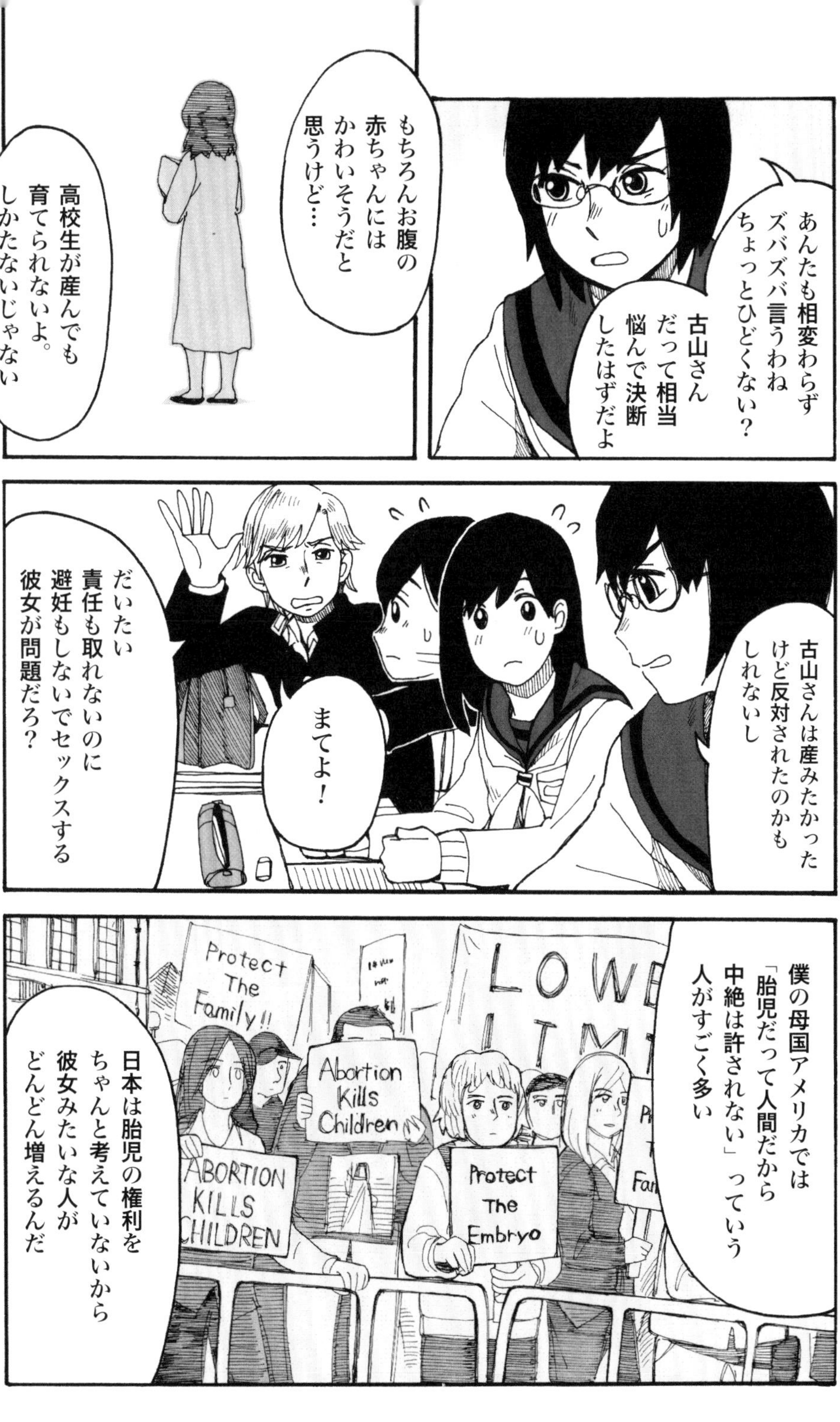
あんたも相変わらずズバズバ言うわね
ちょっとひどくない？
古山さんだって相当悩んで決断したはずだよ
もちろんお腹の赤ちゃんにはかわいそうだと思うけど…
高校生が産んでも育てられないよ。しかたないじゃない
古山さんは産みたかったけど反対されたのかもしれないし
まてよ！
だいたい責任も取れないのに避妊もしないでセックスする彼女が問題だろ？
僕の母国アメリカでは「胎児だって人間だから中絶は許されない」っていう人がすごく多い
Protect The Family!!
Abortion Kills Children
ABORTION KILLS CHILDREN
Protect The Embryo
日本は胎児の権利をちゃんと考えていないから彼女みたいな人がどんどん増えるんだ

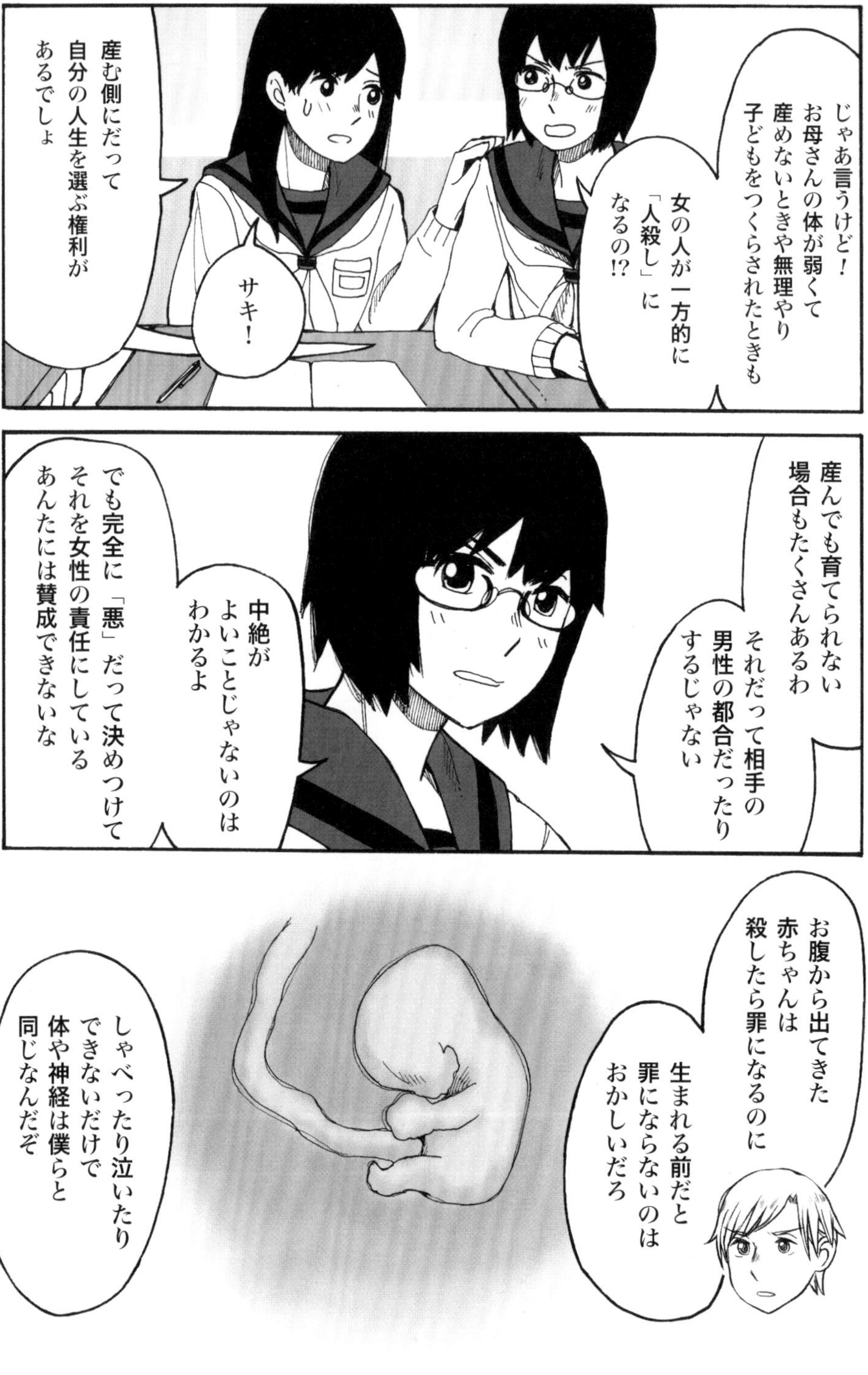
じゃあ言うけど！お母さんの体が弱くて産めないときや無理やり子どもをつくらされたときも
女の人が一方的に「人殺し」になるの!?
サキ！
産む側にだって自分の人生を選ぶ権利があるでしょ
産んでも育てられない場合もたくさんあるわ
それだって相手の男性の都合だったりするじゃない
中絶がよいことじゃないのはわかるよ
でも完全に「悪」だって決めつけてそれを女性の責任にしているあんたには賛成できないな
お腹から出てきた赤ちゃんは殺したら罪になるのに
生まれる前だと罪にならないのはおかしいだろ
しゃべったり泣いたりできないだけで体や神経は僕らと同じなんだぞ

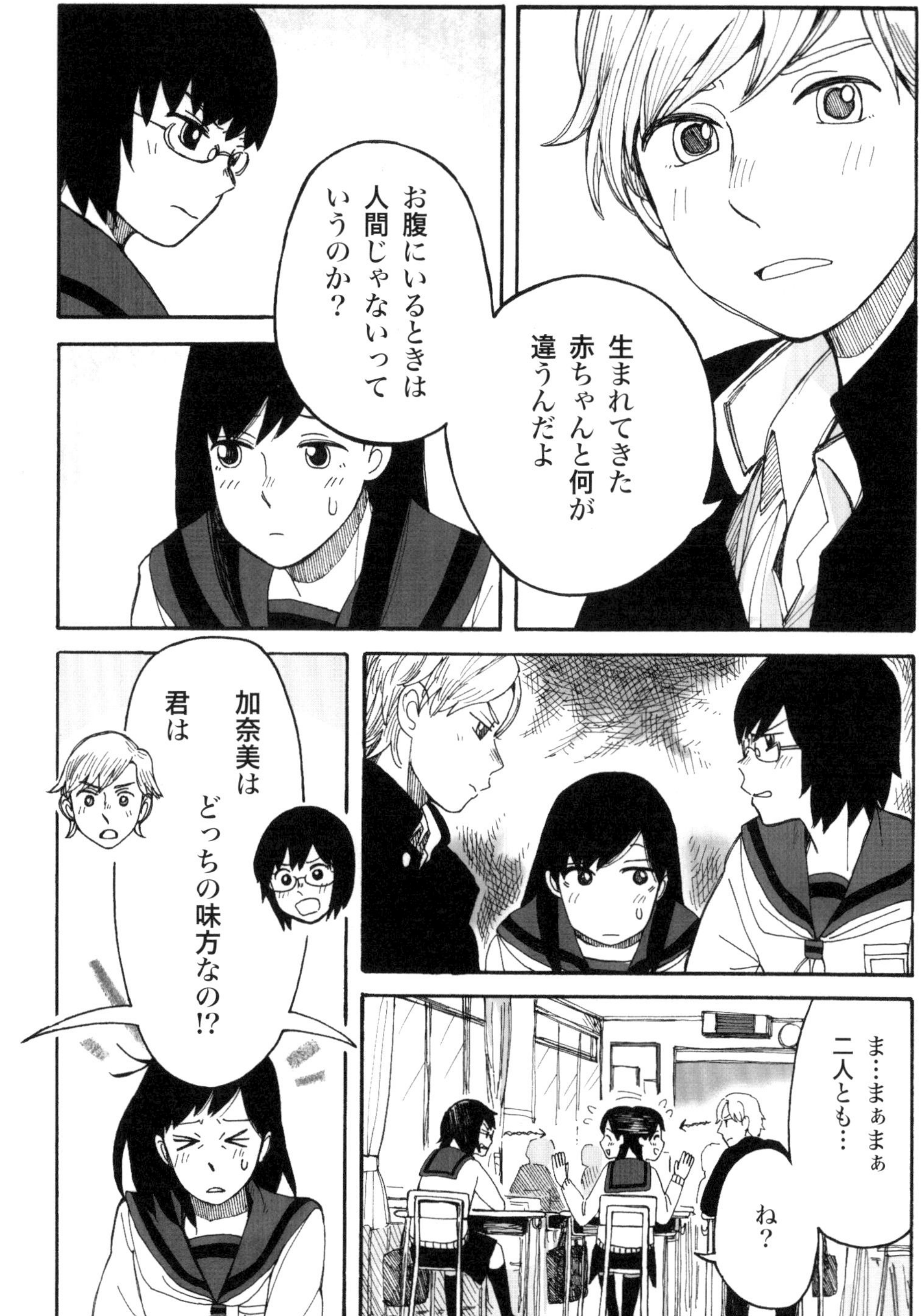

お腹にいるときは人間じゃないっていうのか？
生まれてきた赤ちゃんと何が違うんだよ
加奈美は君はどっちの味方なの!?
ま…まぁまぁ二人とも…
ね？

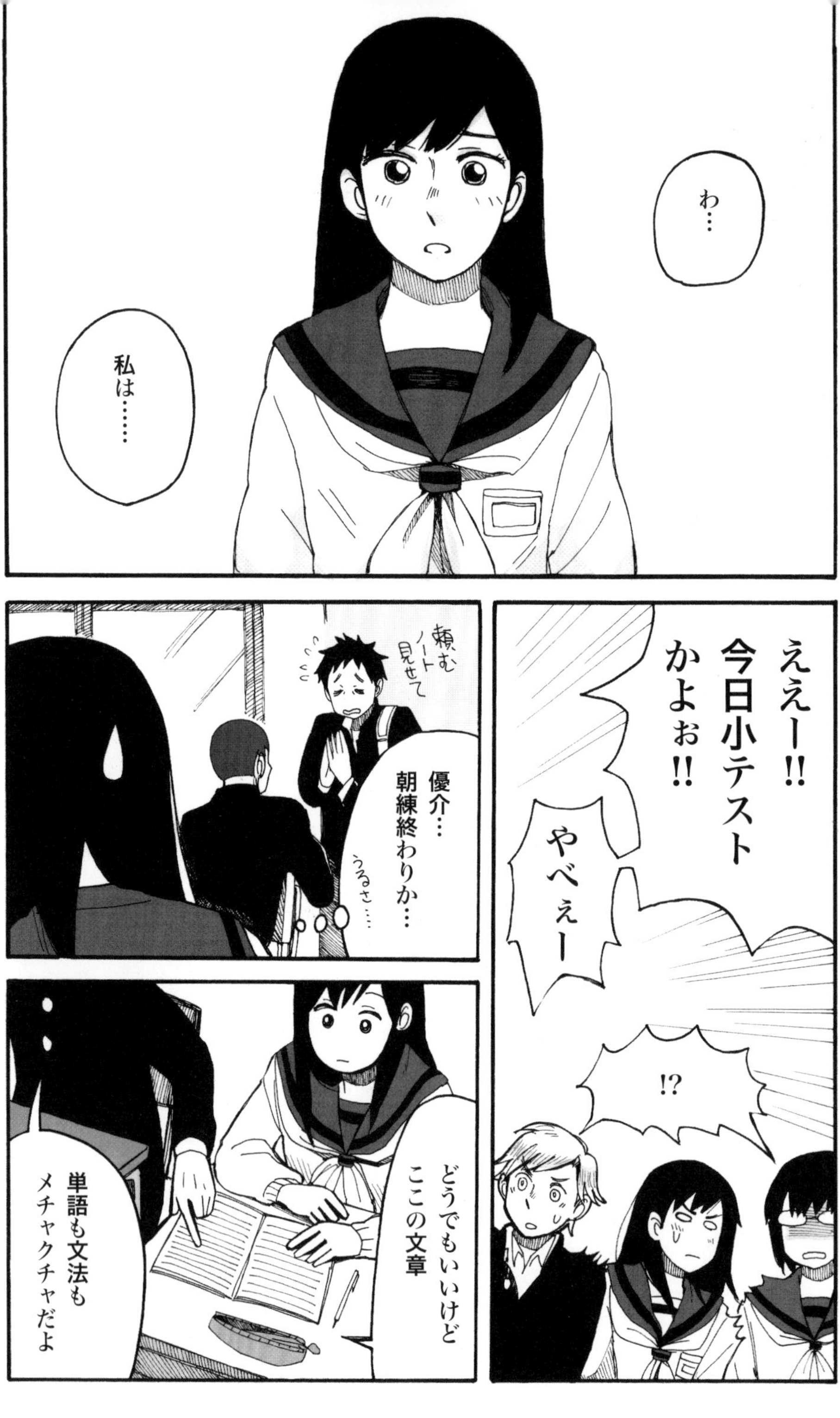
わ…
私は……
ええー!!今日小テストかよぉ!!
やべぇー
!?
頼むノート見せて
優介…朝練終わりか…
うるさ…
どうでもいいけどここの文章
単語も文法もメチャクチャだよ

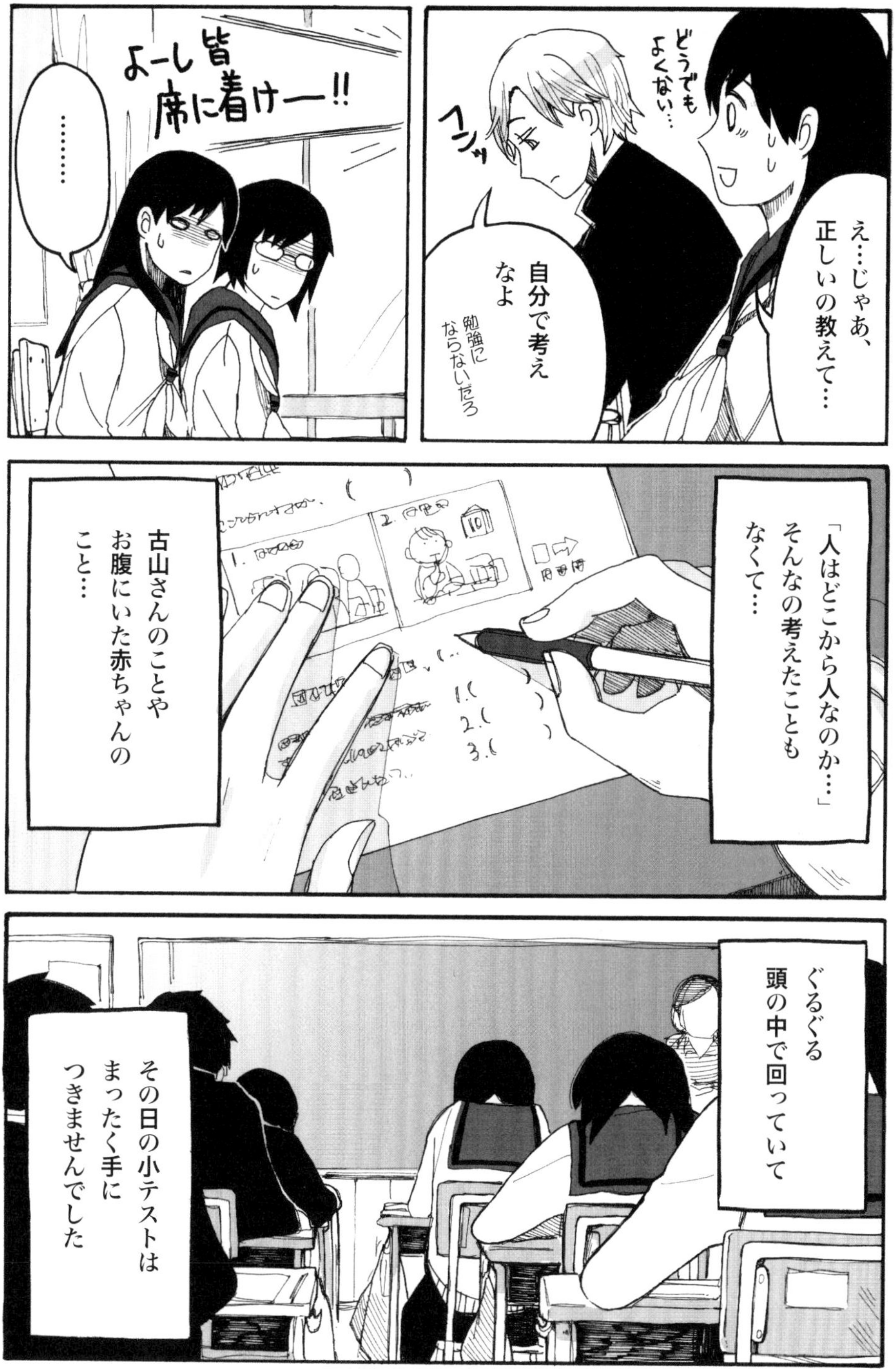

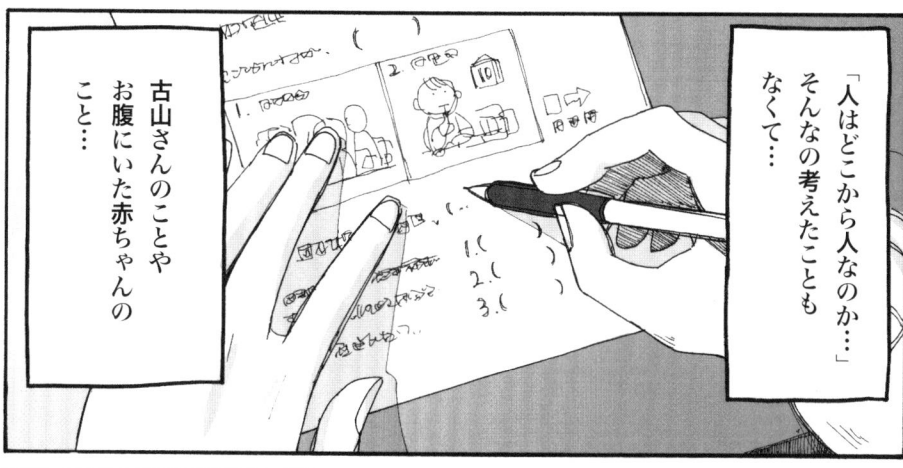

え…じゃあ、正しいの教えて…
どうでもよくない…
コンッ
自分で考えなよ
勉強にならないだろ
よーし皆席に着けー!!
………
「人はどこから人なのか…」そんなの考えたこともなくて…
古山さんのことやお腹にいた赤ちゃんのこと…
ぐるぐる頭の中で回っていて
その日の小テストはまったく手につきませんでした

Lecture

中絶は「殺人」なのか？

今日でも、「望まない妊娠」は深刻な問題です。中絶は女性の権利だという意見がある一方で、胎児の命を断つことは許されないという考え方もあります。もし、あなたの大切な人が「望まない妊娠」をしたことがわかったら、どうしますか——。

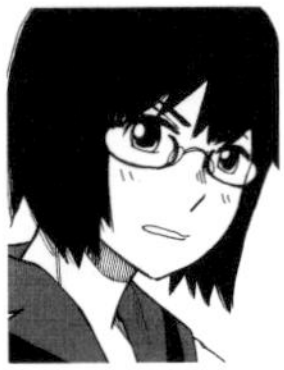

● 人工妊娠中絶の現状と法律

厚生労働省の統計によると、２０２０年の**人工妊娠中絶**（以下、**中絶**）実施件数は約15万件でした[1]。これは戦後過去最低の件数ですが、同じ年に生まれた子供の数は約84万人であることを考えると、やはり相当の数といえます[2]。

刑法では、中絶は**堕胎《だたい》罪**で禁止されています[3]。ただし、**母体保護法**という法律により、以下のいずれかの場合には例外的に中絶が認められることになっています。一つは、身体的または経済的理由により妊娠と出産が母体の健康を著しく害する可能性がある場合。もう一つは、暴行などにより強制的に妊娠させられた場合です[4]。実際は、一つ目の条件を拡大解釈して、妊娠満22週未満であれば本人および配偶者の同意にもとづき中絶を行うことが可能になっています[5]。

マンガのなかでケヴィンが中絶に対して強い拒否反応を示したのは、米国では今日でも中絶が大きな社会問題だからです。とりわけ政治家が中絶容認派なのか中絶禁止派なのかは、重要な争点になります。その背景には、「胎児は受精の瞬間から人であり、罪

〔1〕うち、未成年の中絶は約2万件で、全体の約1割を占めている。

〔2〕中絶の実施件数は1950年代から60年代始めにかけて、把握されているだけでも毎年１００万件を超えていた。ピーク時の１９５５年には、中絶数が１１７万件だったのに対し、出生数は１７３万だった。平成元年（１９８９年）の出生数は１２５万、中絶数は約47万件で、中絶数は全体として減少傾向にある。以前は日本を「中絶天国」とよぶこともあったが、近年では他の先進国に比べても中絶実施率はかなり少ない部類に入っている。

〔3〕刑法第２１２条　妊娠中の女子が薬物を用い、又はその他の方法により、堕胎したときは、一年以下の懲役《ちょうえき》に処する。

〔4〕母体保護法第14条より。

のない人を殺すことは許されない」というキリスト教の思想があります。米国では、女性の中絶の権利を認めた１９７３年の連邦最高裁判所の**ロウ対ウェイド判決**が２０２２年に覆され、中絶を厳しく規制しようとする動きが多くの州で見られます。

●倫理的な議論――日本では

中絶をめぐる議論にはいくつか論点があります。まず、日本では、「経済条項の撤廃」「女性の権利の明記」「優生思想の排除」「胎児条項の追加」の四点が主な問題になってきました。

経済条項の撤廃というのは、「経済的理由による中絶」という名のもとで中絶が安易に行われる風潮があるため、この条項を削除すべきだという議論です。しかし、「産むか産まないかは女性の自由」という**女性の権利**の視点から、経済条項の撤廃には強い反対があります[6]。

優生思想の排除という論点は、１９４８年施行の**優生保護法**が１９９６年に母体保護法と名称を変更したことと深く関係しています。優生保護法は、戦後の混乱期に増加した違法な中絶から女性を守るために、合法的に中絶を行うことを可能にしました。しかし、それと同時に、この法律は戦前からあった**優生思想**を引き継いでおり、「優れた人間を選別し、劣った人間を淘汰する」という目的をもっていました[7]。この点が問題視されたため、母体保護法では、法律の目的から「不良な子孫の出生の防止」が削除され、遺伝性疾患や精神障害を理由とした不妊、中絶手術を認めないことになりました。

胎児条項の追加は、「先天的異常をもつ胎児は中絶できるようにする」と法に明記すべきだという議論です。これは、実際には**出生前診断**（1章参照）にもとづき障害をもっ

---

〔5〕妊娠満22週未満に設定されているのは、母体保護法において中絶が許されているのが「胎児が母体外において、生命を保続することのできない時期」（第2条）に限られているからである。子宮外での生存可能性のことをviabilityというが、この時期は医療水準にも依存するため、国や時代によって少しずつ異なっている。日本でも１９５３年から１９７５年までは妊娠満28週未満、１９７６年から１９９０年までは満24週未満だった。

〔6〕妊娠や避妊などを女性が自分で決める権利のことを**リプロダクティブ・ヘルス／ライツ**とよぶ。１９９４年の国際人口開発会議（カイロ会議）でこの概念が確立された。

〔7〕法律の名称が変更される１９９６年までに、遺伝性疾患や精神障害をもった男女少なくとも1万6千人に対して強制断種（不妊手術）が行われたといわれている。

た胎児を中絶しているのに、「経済的理由」で中絶するという形になっている現状をふまえ、法律を実状に合わせようと、産婦人科医を中心に主張されてきました。[8]しかし、胎児条項の追加は、優生思想の復活だとして、障害者団体などから強い反対があります。

●倫理的な議論——欧米では

一方、欧米では、中絶に関して**プロ・ライフ**[9]と**プロ・チョイス**[10]という大きな対立があります。プロ・ライフとは、胎児は受精後まもなく一個の**人格（パーソン）**となり、子どもや大人と変わらず権利をもつという発想です。逆に、女性には中絶するかどうかを選択する権利があるという立場はプロ・チョイスとよばれます。

胎児が人格であるとはどういうことでしょうか。受精卵や胎児は生物学的な意味で「ヒト（人間）」であるというのは誰もが認めるでしょう。しかし、胎児が生物学的にはそう分類されたとしても、子どもや大人と同様の法的な権利をもつ「人格」であるかどうかは議論の余地があります。このように「人格」は、生物学的な意味での「ヒト」と区別するために用いられ、権利主体として扱われるべき対象のことを指します。[11]

受精したらすぐに人格になるという考え方の一つは、受精の瞬間に魂が宿るという宗教的な思想が背景にあるものです。もう一つは、受精から誕生までのどこかで明確な線を引くことはできないため、誕生後の赤子を殺すことが不正であるなら、受精後のどの時点かで胎児を中絶することも不正である、という考え方です。また、仮に胎児がある時点までは人格ではないとしても、潜在的には人格であるという主張もなされます。ケヴィンの言うように、そのまま育てば赤子になるのだから、赤子と同じ権利を認めるべきだというのです。

---

〔8〕出生前診断にもとづいて行われる中絶を**選択的人工妊娠中絶**とよぶ。海外では、障害の有無だけでなく、男女産み分けのための中絶も問題になっている。

〔9〕プロとは、「支持する」ということで、プロ・ライフは「生命支持派」という意味。

〔10〕「選択支持派」という意味。

〔11〕会社は「ヒト」ではないが権利主体として認められる法人格である。また、コンピュータやロボットも、高度に発達すると、「ヒト」ではないけれども「人格」として認めなければいけない日が来るかもしれない。

それに対して、プロ・チョイス派の考え方にも二つあります。一つは、胎児の発達時期に応じて、どこかで線引きをすることは可能だという主張です。たとえば、苦痛を感じることができる中枢神経系が完成した段階で人格と認めようとか、あるいは子宮外で生存可能になった時点で人格と認めようという考え方です。もう一つは、仮に胎児が人格であることを認めたとしても、妊娠している女性に依存しなければ生きていけないのだから、女性には産むか産まないかの選択権があるという考え方です。

中絶の社会的問題

日本では中絶の問題は「受精卵や胎児は人格か」という視点からはあまり論じられてきませんでした。しかし、8章で見るように、この問題はヒトの胚性幹細胞（ES細胞）を研究に用いてよいかという議論とつながっています[12]。また、「ヒト」はいつ「人格」でなくなるのかという論点は、脳死患者をどう扱うかという問題とも関係しています（10章参照）。

中絶は女性の問題と考えられがちですが、マンガのなかで咲子が言うように、男性の側の問題でもあります。また、性教育をどのように行うかや避妊具をどの程度利用可能にするかという点では、社会の問題でもあります[13]。中絶を法的に禁止した場合には、非合法で危険な中絶が行われたり、禁止されていない他の地域や国に行って中絶を行ったりするといった問題も生じます。

話しにくい話題かもしれませんが、中絶はどんな場合に許されて、どんな場合に許されないのかについて、生まれてくるはずの胎児、妊娠した女性とパートナーの男性、社会など、さまざまな立場から考えてみる必要があるでしょう。

---

〔12〕ES細胞は、受精して数日経った胚を破壊して取り出すため、中絶と同様、胚の人格についての問いが生じる。

〔13〕たとえば、日本では避妊法としては男性が着用するコンドームが一般的であり、女性が避妊目的で服用する低用量ピルが国内で認可されたのはごく最近（1999年）のことである。また、中絶や嬰児殺しを防止する目的で、「赤ちゃんポスト」をつくって子どもを預かる病院や、里親制度を充実させる都道府県もある。

映画・小説から
非合法の中絶をテーマにした映画として、トビー・マグワイア主演の『サイダーハウス・ルール』がある。

能力・肉体の改造（エンハンスメント）

4 試験勉強中の誘惑

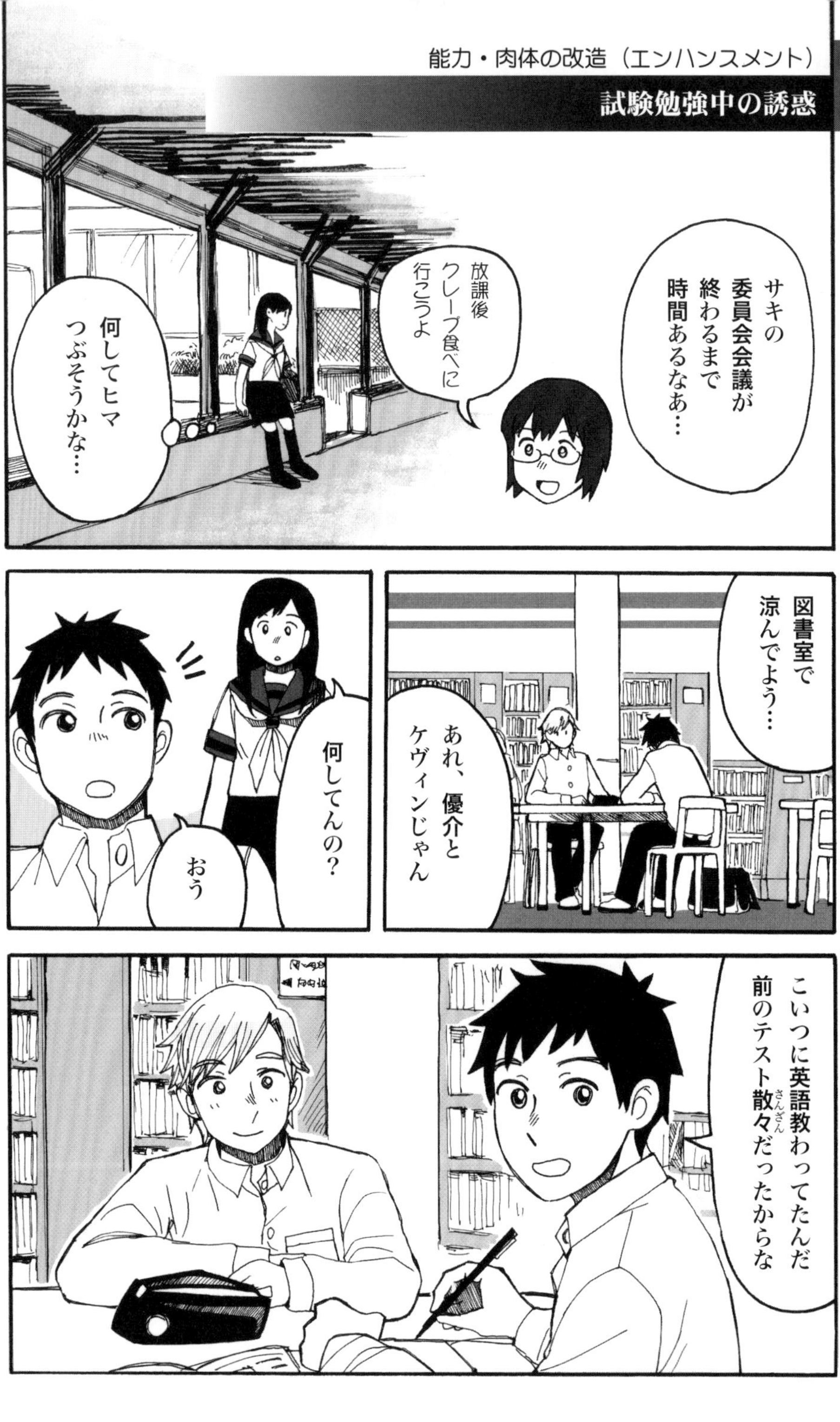

サキの委員会会議が終わるまで時間あるなあ…
放課後クレープ食べに行こうよ
何してヒマつぶそうかな…
図書室で涼んでよう…
あれ、優介とケヴィンじゃん
何してんの?
おう
こいつに英語教わってたんだ前のテスト散々《さんざん》だったからな

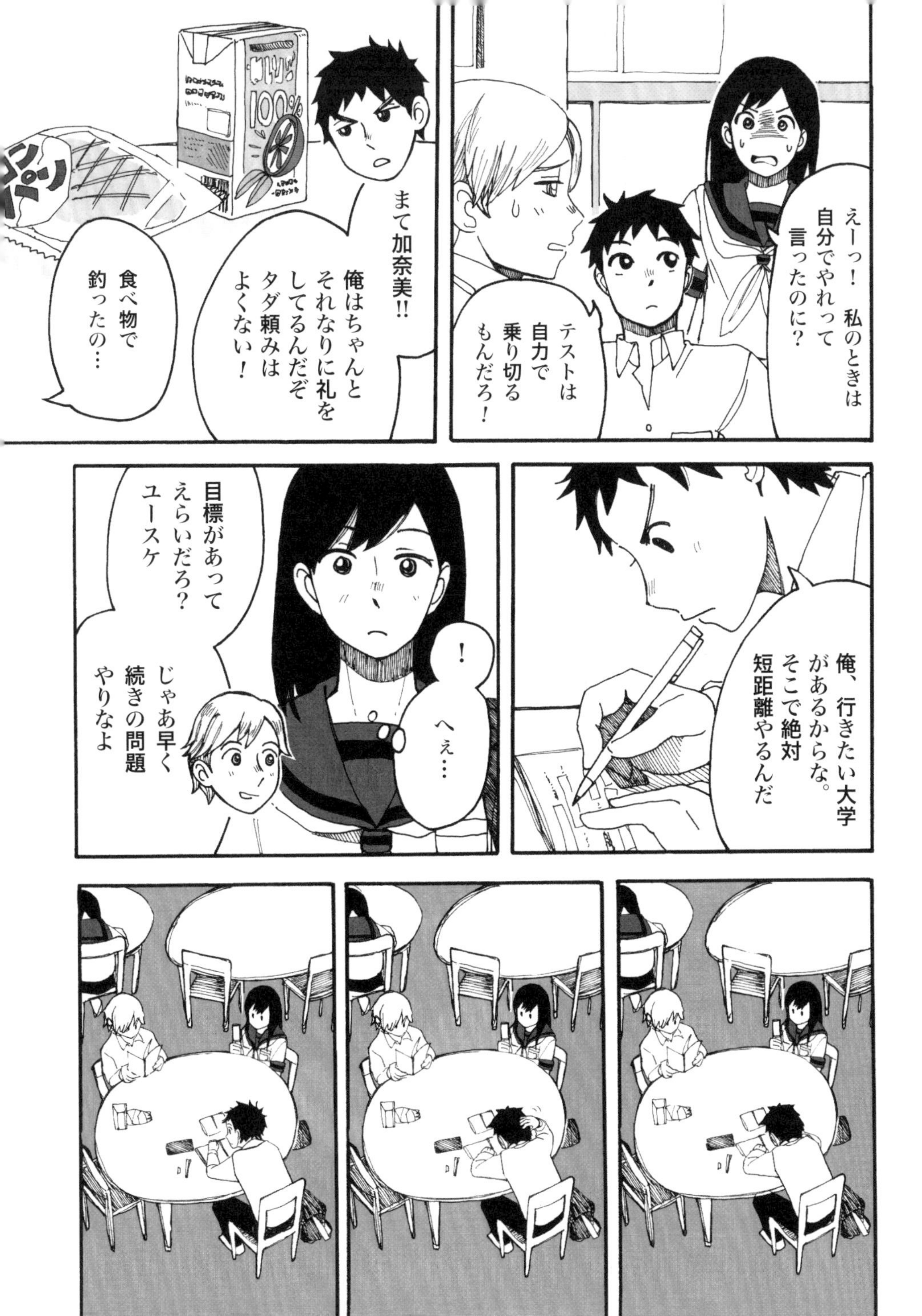
えーっ！ 私のときは自分でやれって言ったのに？
テストは自力で乗り切るもんだろ！
まて加奈美!!
俺はちゃんとそれなりに礼をしてるんだぞ タダ頼みはよくない！
食べ物で釣ったの…
俺、行きたい大学があるからな。そこで絶対短距離やるんだ
！
へぇ…
目標があってえらいだろ？ユースケ
じゃあ早く続きの問題やりなよ

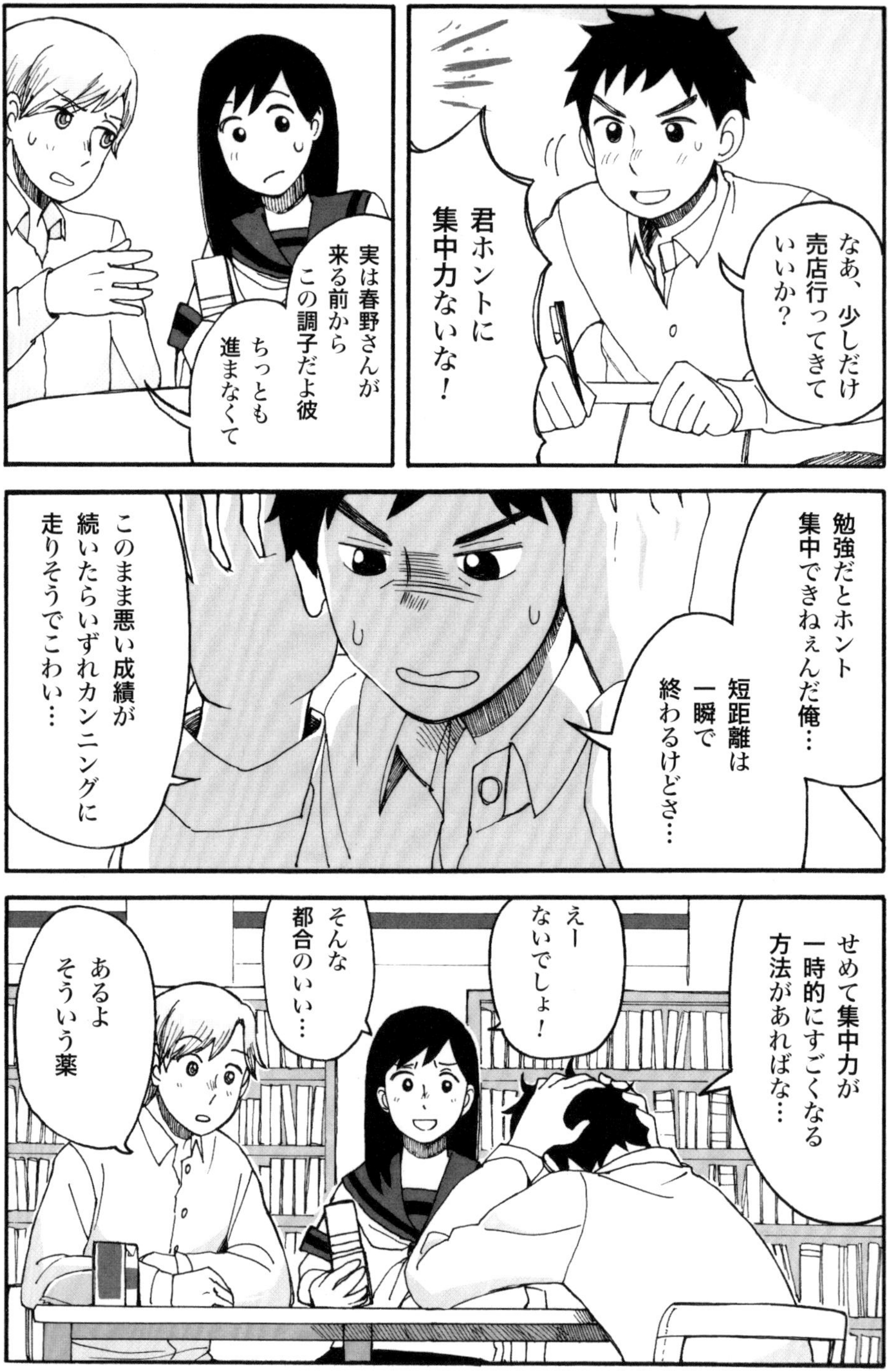
なあ、少しだけ
売店行ってきて
いいか？
君ホントに
集中力ないな！
実は春野さんが
来る前から
この調子だよ彼
ちっとも
進まなくて
勉強だとホント
集中できねぇんだ俺…
短距離は
一瞬で
終わるけどさ…
このまま悪い成績が
続いたらいずれカンニングに
走りそうでこわい…
せめて集中力が
一時的にすごくなる
方法があればな…
えー
ないでしょ！
そんな
都合のいい…
あるよ
そういう薬

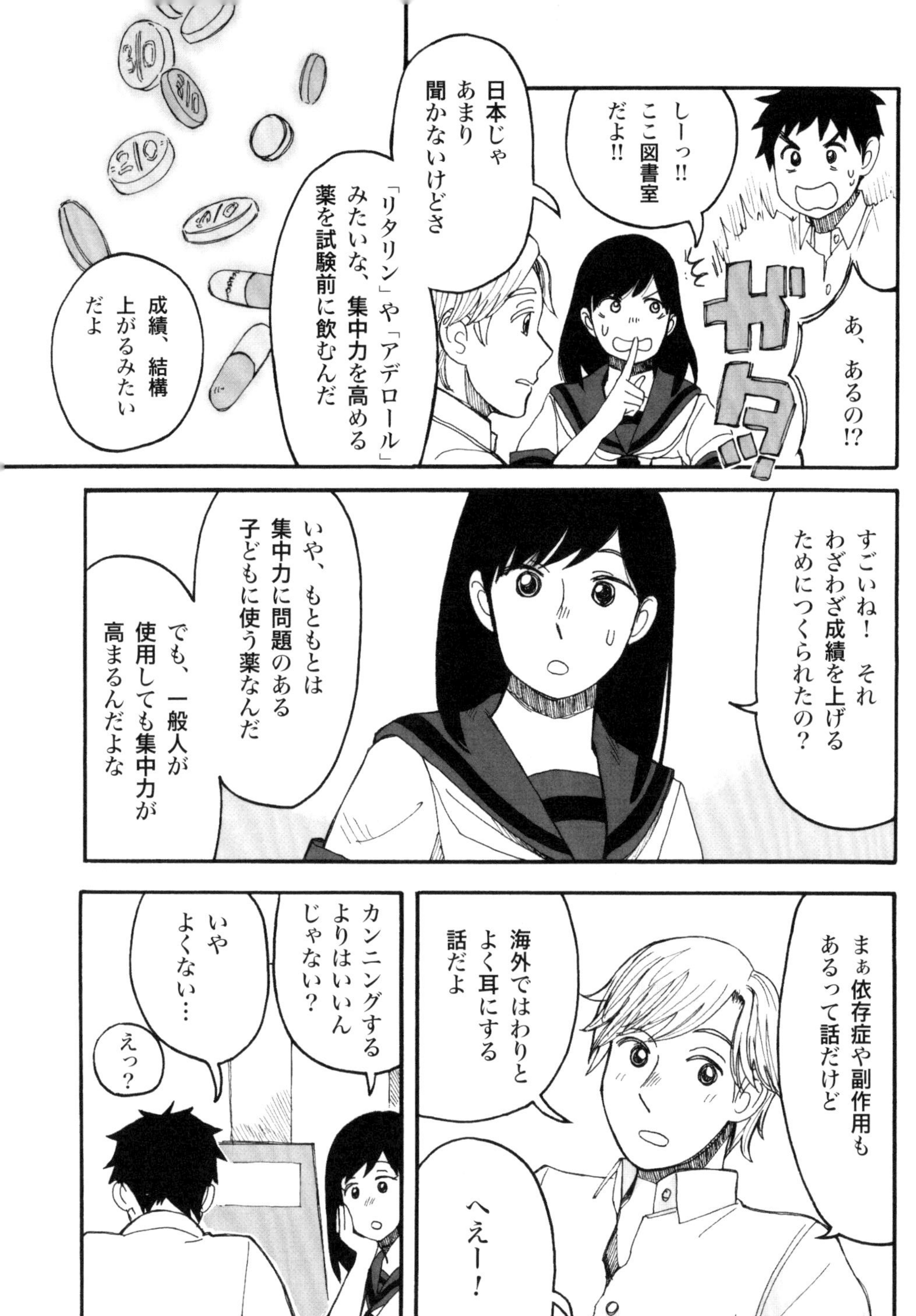

あ、あるの!?
ガタッ
しーっ!!
ここ図書室
だよ!!
日本じゃ
あまり
聞かないけどさ
「リタリン」や「アデロール」
みたいな、集中力を高める
薬を試験前に飲むんだ
成績、結構
上がるみたい
だよ
すごいね！ それ
わざわざ成績を上げる
ためにつくられたの？
いや、もともとは
集中力に問題のある
子どもに使う薬なんだ
でも、一般人が
使用しても集中力が
高まるんだよな
まぁ依存症や副作用も
あるって話だけど
海外ではわりと
よく耳にする
話だよ
へえー！
カンニングする
よりはいいん
じゃない？
いや
よくない…
えっ？

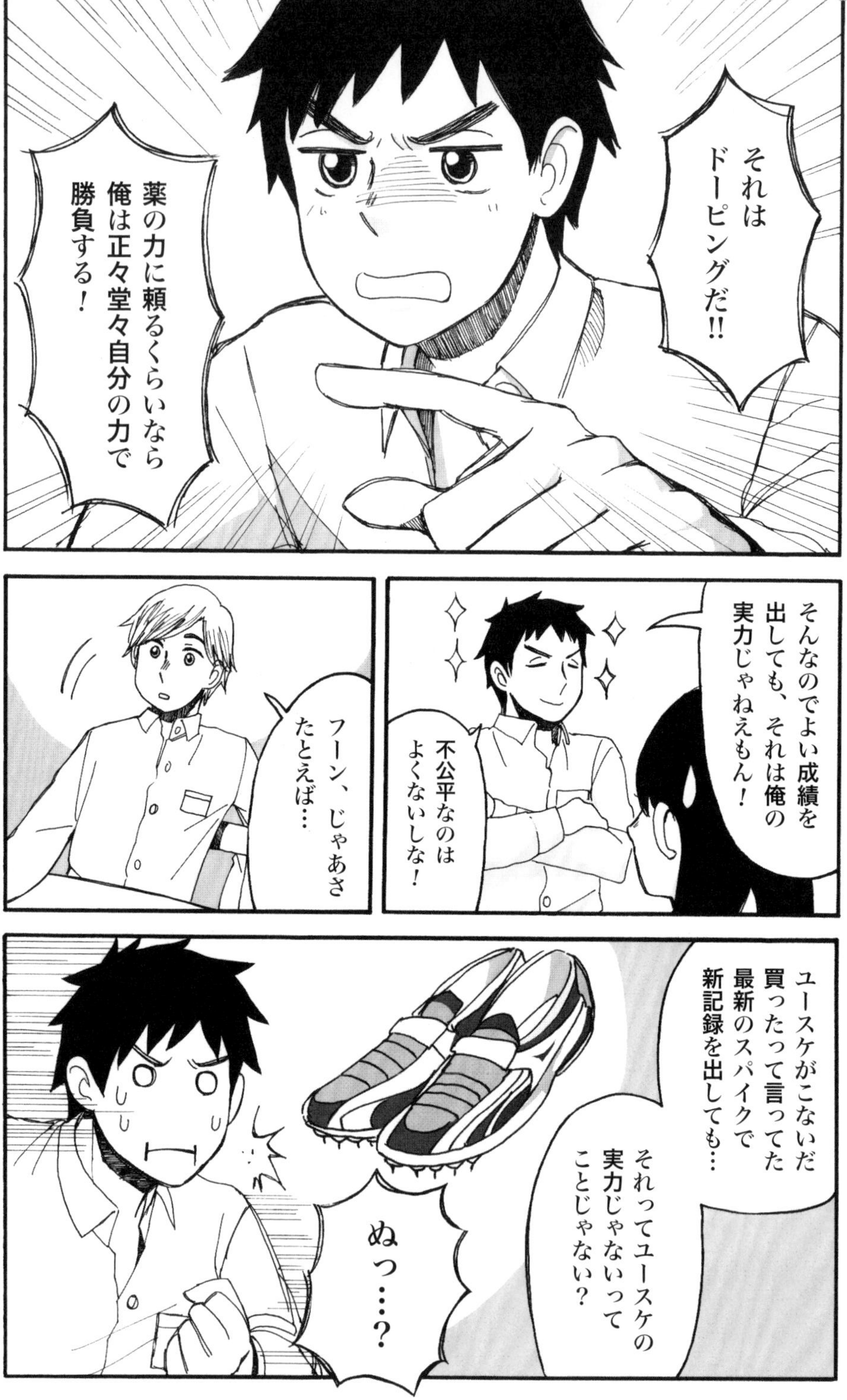

それはドーピングだ!!
薬の力に頼るくらいなら俺は正々堂々自分の力で勝負する!
そんなのでよい成績を出しても、それは俺の実力じゃねえもん!
不公平なのはよくないしな!
フーン、じゃあさたとえば…
ユースケがこないだ買ったって言ってた最新のスパイクで新記録を出しても…
それってユースケの実力じゃないってことじゃない?
ぬっ…?

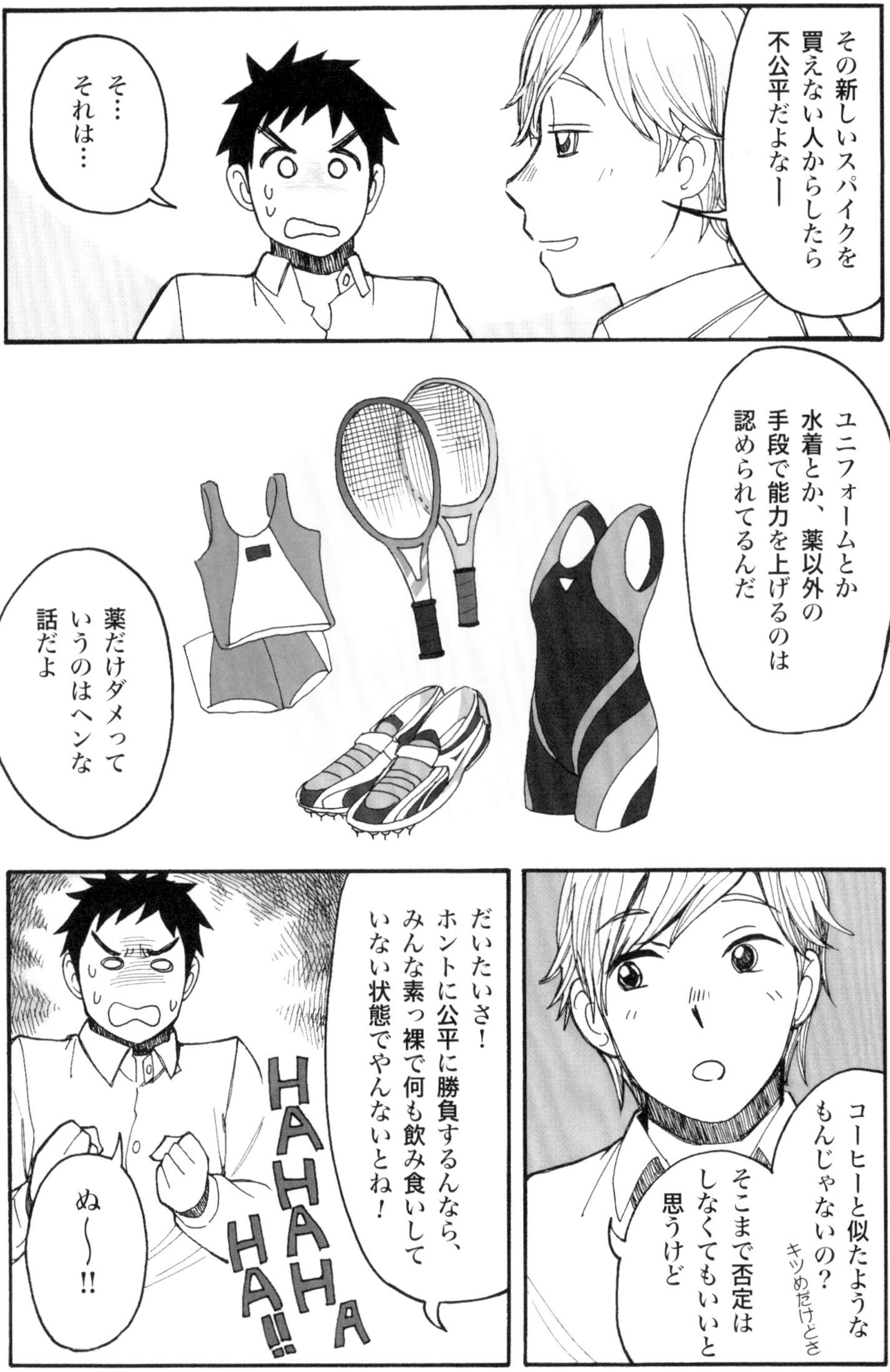
その新しいスパイクを買えない人からしたら不公平だよなー
そ… それは…
ユニフォームとか水着とか、薬以外の手段で能力を上げるのは認められてるんだ
薬だけダメっていうのはヘンな話だよ
コーヒーと似たようなもんじゃないの？
キツめだけどさ
そこまで否定はしなくてもいいと思うけど
だいたいさ！ホントに公平に勝負するんなら、みんな素っ裸で何も飲み食いしていない状態でやんないとね！
HAHAHAHA HA!!
ぬ〜〜!!

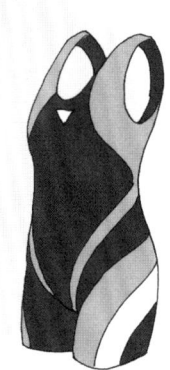

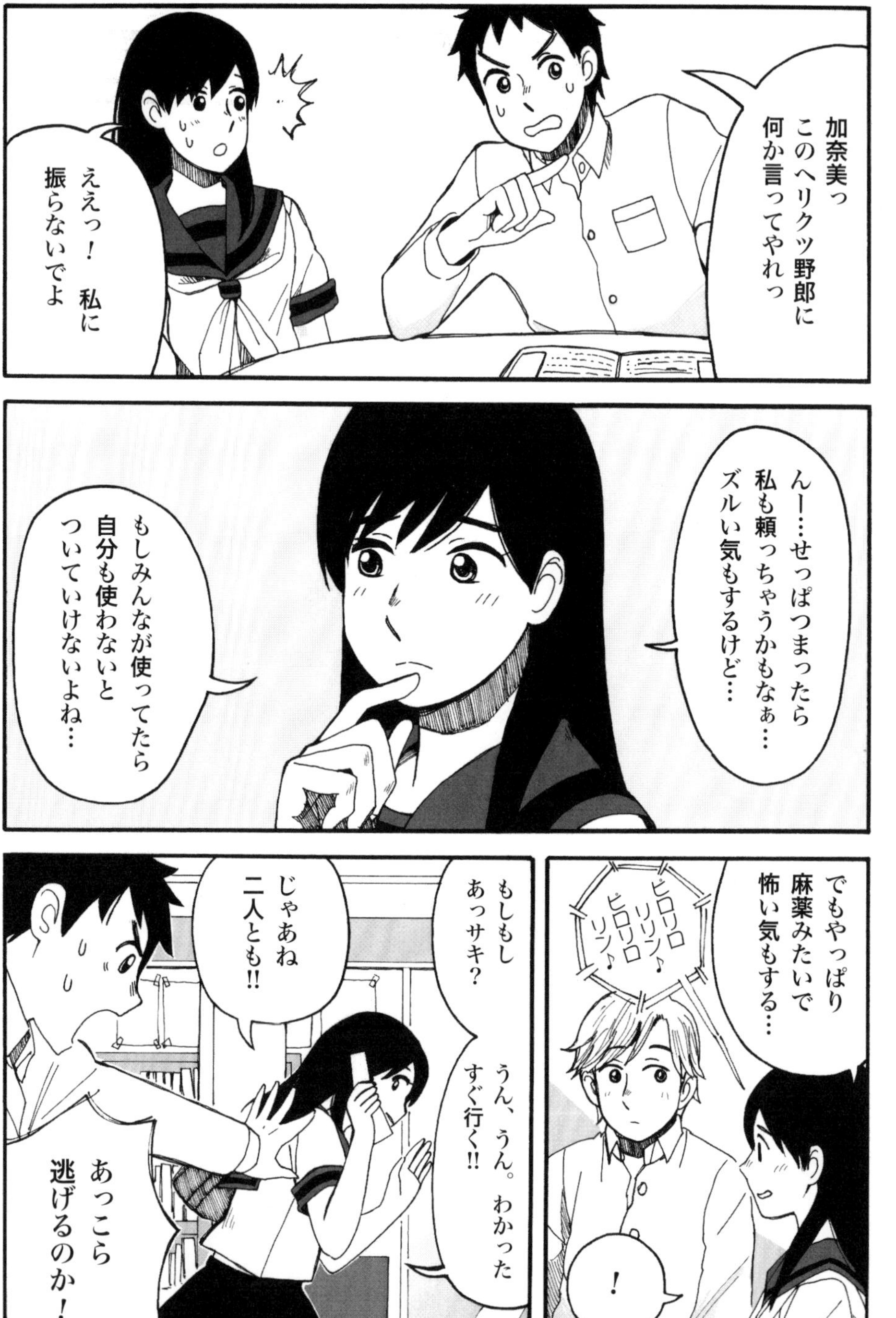
加奈美っ このヘリクツ野郎に 何か言ってやれっ
ええっ！ 私に振らないでよ
んー…せっぱつまったら 私も頼っちゃうかもなぁ… ズルい気もするけど…
もしみんなが使ってたら 自分も使わないと ついていけないよね…
でもやっぱり 麻薬みたいで 怖い気もする…
ピロリロリン♪ ピロリロリン♪
！
もしもし あっサキ？
うん、うん。わかった すぐ行く!!
じゃあね 二人とも!!
あっこら 逃げるのか！

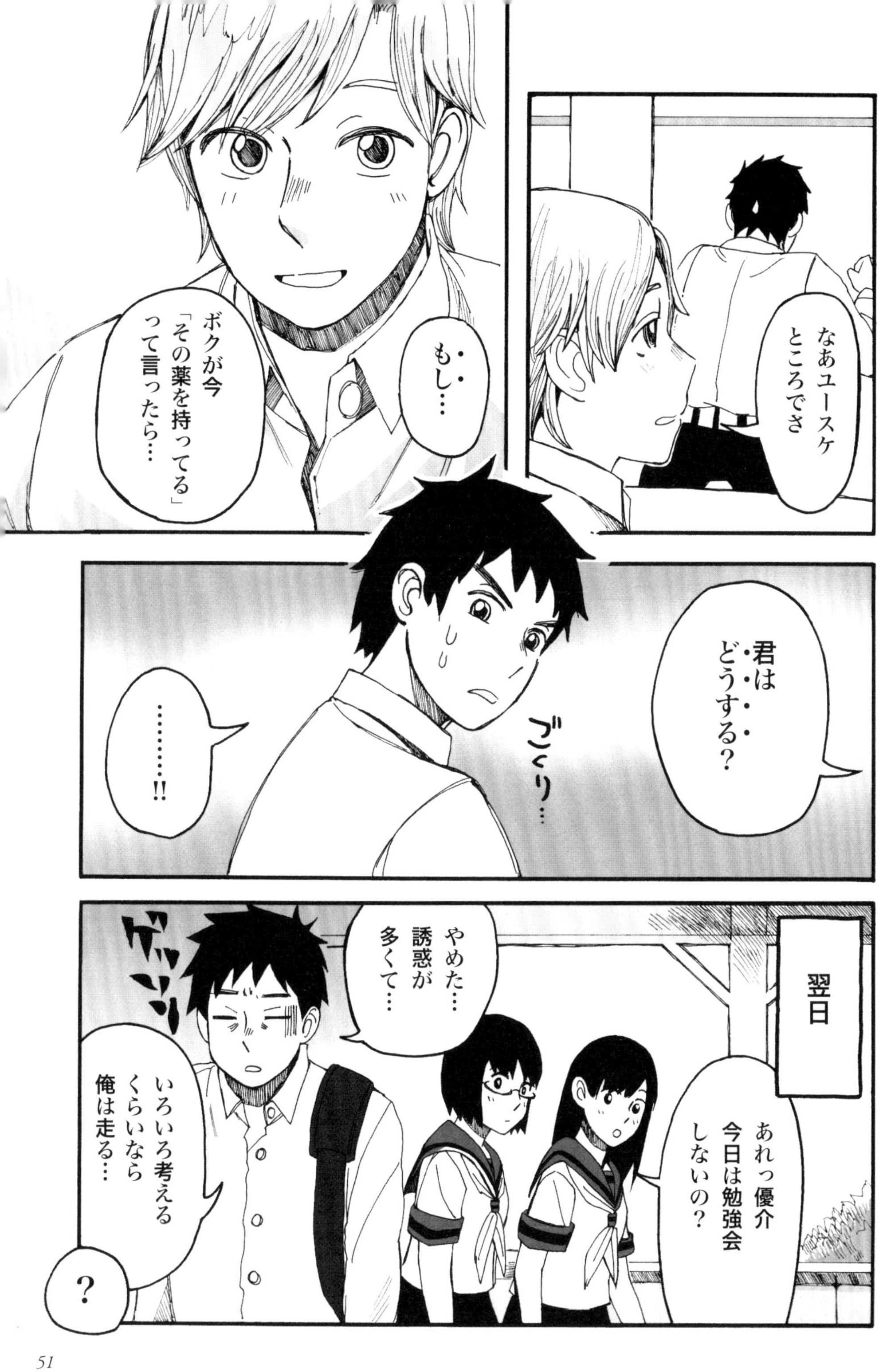
なあユースケ
ところでさ
・・もし…
ボクが今
「その薬を持ってる」
って言ったら…
君は・・・
どうする？
ごくり…
………!!
翌日
あれっ優介
今日は勉強会
しないの？
やめた…
誘惑が
多くて…
いろいろ考える
くらいなら
俺は走る…
？

薬を用いて能力を高めることは許されるか？

新しい薬や医療技術は患者の病気を治すために開発されますが、それを用いて能力の改善ができる場合もあります。もし、試験勉強中に薬を使って集中力や記憶力を高めることができるなら、あなたはどうしますか――。

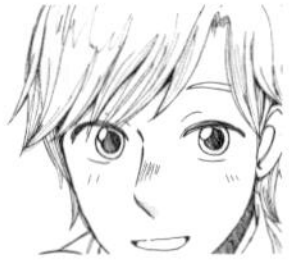

●医療技術のエンハンスメント利用

治療のために開発された薬や医療技術を能力の改善目的に使うことは、**エンハンスメント**〔1〕とよばれ、近年大きな問題になりつつあります。

マンガに出てくるリタリンやアデロール（アデラル）は、もともとは注意欠陥・多動性障害（ＡＤＨＤ）とよばれる集中力に問題のある子どもの治療目的で開発された薬で、通常は医師が処方します〔2〕。しかし米国を中心に、学生や研究者が集中力を高める目的でこれらの薬を実際に利用しています。認知能力のエンハンスメントとして用いられるこうした薬は一般に「**スマートドラッグ**」とか「**スマートピル**」として知られています。

有名な事例は、２００８年に科学雑誌ネイチャーの読者に対してインターネット上で行われたアンケートです。これには世界60カ国１４００人余りの技術者・生物学者・教師らから回答がありました。「リタリンなど3種の薬のいずれかを集中力や記憶を高める目的で使ったことがあるか」との問いに、２割が「ある」と答えました。また、３人に１人がインターネットでそうした薬を入手していると答えました。さらに、回答者の

---

〔1〕enhancementは「強化」という意味。「増進的介入」とも訳される。

〔2〕日本では、リタリンはうつ病の治療などに使われてきたが、依存性の高さが問題になり、２００８年からはナルコレプシーという睡眠障害の場合に限り、医師による処方が認められている。輸出入や販売は「麻薬及び向精神薬取締法」によって規制されている。なお、アデロールは日本では認可されていない。

8割近くが「健康な成人ならこの種の薬を飲むことは許されるべきだ」と答えました[3]。

ほかにも、プロザックのようなうつ病患者のために開発された抗うつ薬を、気分を安定させる「ハッピーピル」として用いることもあります[4]。もっと身近な例では、顔のけがなどを修復する整形技術を利用した美容整形も、広い意味では医療技術のエンハンスメント利用といえるでしょう[5]。

また、スポーツにおける**ドーピング**は、身体能力のエンハンスメントといえます。筋肉増強剤として使われるアナボリック・ステロイド[6]がドーピング薬物として有名です。また、遺伝子操作による筋力増強技術が筋ジストロフィー[7]患者のために研究されていますが、これがスポーツ選手の筋力強化に利用される可能性が指摘されています。

このように、いろいろなしかたで医療技術がエンハンスメント目的で用いられる可能性が出てきています。そこでの大きな問題点は、依存症などの副作用や安全性への懸念です。リタリンについても、幻覚や妄想などの副作用や依存症の問題が指摘されています。しかし、仮に問題が克服され、知能や筋力を安全に増強できる薬や医療技術が開発されたとしたら問題はないのでしょうか。それとも、やはり禁止すべきなのでしょうか。

●エンハンスメントの倫理的是非――使用に反対する立場

このようなしかたで薬や医療技術を使うべきではないという議論を先に見てみましょう。まず、マンガのなかで優介が指摘しているように、試験やスポーツなどの競争の場面において、エンハンスメントを一部の人だけが使えるのは不公平だという問題があります。カンニングやドーピングがよくない理由の一つは、それが競争における不公平を生み出すからです。また、エンハンスメントが普通になると、他の人と同様に自分も使

〔3〕"Poll results: look who's doping" Nature 452, 674-675（2008）。毎日新聞2008年4月11日より。

〔4〕プロザックは日本ではまだ認可されていない。

〔5〕あなたがすてきだと思った人が、実は整形をしていたことがわかったとき、あなたはどう思うか。もし問題だと思うなら、その理由を考えてみよう。

〔6〕アナボリック・ステロイドは、男性ホルモンの一つであるテストステロンと似た働きをもち、摂取されたタンパク質を筋肉などの組織に効率的に変化させる効果がある。ただし、心疾患や肝障害のリスクを高めるなど、さまざまな副作用が報告されている。

〔7〕筋力低下や筋萎縮が生じる遺伝性疾患。

わないと不利になるため、いやでも使わなければならなくなるという問題も生じます。たとえば、みなが筋力を増強するエンハンスメントを使って競技に出るのが普通になると、自分も競争に負けないようにいやでも使わざるをえなくなるでしょう。

より根本的な批判としては、試験にせよスポーツにせよ、重要なのは目標に向かって努力を重ねることであるのに、薬の力で競争に勝つという態度は、そのように努力を重視するわれわれの価値観を損なうのではないか、という指摘があります。たとえば、春や夏の選抜高校野球大会で、選手がみなエンハンスメント技術を用いて筋力を増強して試合に臨んでいる姿を想像してみてください。今まで以上の豪速球や、多くのホームランを見ることができるでしょうが、おそらく高校野球の本質が変容してしまっているように感じるのではないでしょうか。

また、こうしたエンハンスメントを行うようになると、完全さを求めるあまり、あるがままの自分を受け入れることができず、自分に対して常に不満を抱くようになるのではないか、という懸念もあります。

●エンハンスメントの倫理的是非――使用を認める立場

以上のような反対論が考えられる一方で、エンハンスメント技術を使用することは問題ないという見解もあります。まず、マンガのなかでケヴィンが指摘しているように、薬以外の手段であれば、すでにそうした手段はいくつも認められているという現状があります。たとえば、コーヒーに含まれるカフェインには、眠け覚ましや集中力向上の効果があります。栄養ドリンクにはコーヒー以上の濃度のカフェインが含まれているものもあります。カフェインはよくてリタリンはだめ、という理由は何でしょうか。どこま

〔8〕２００６年夏の選抜高校野球大会では、ピッチャーが疲労回復のために酸素濃度と気圧を高めるカプセル（高圧酸素カプセル）を使用したことが話題になった。このカプセルは1台購入するのに数百万円かかる。現在、日本高校野球連盟では、酸素濃度と気圧の両方を高める「高圧酸素カプセル」の使用を禁止しているが、酸素濃度を変えずに空気圧を高める「高圧空気カプセル」ついては禁止対象にしていない（朝日新聞２００９年3月21日より）。

ではよくて、どこからは悪いかについて、線引きすることは実は容易ではありません。

また、裕福な家庭や国に住む人ほど、よりよいスポーツ施設で練習ができ、よりよいスポーツシューズや水泳着を使用できるでしょう。[8] このような現状を認めながら、スポーツは公平でなければならないとするのは、偽善的ではないでしょうか。ここでも線引きの問題が出てきます。つまり、すでに一定の不公平が黙認されているのだから、エンハンスメントだけを禁止する理由はないのではないか、ということです。

さらに、エンハンスメントをより積極的に擁護する論者は、人間の可能性を拡げるためにも、もっとエンハンスメントを使うべきだと主張します。スポーツにおいて重要なことは卓越した能力を発揮することだと考えるならば、薬物で筋肉を増強することによって100メートルを8秒台で走れることはすばらしいことといえるかもしれません。また、スマートドラッグを使ったほうが、ノーベル賞級の研究が次々と出てくる可能性が高いのであれば、それは人類の発展のために意義があるかもしれません。

●エンハンスメント技術はどこへ向かうか

私たちの多くは、努力を重ねることで、自然によって授かった自分の能力を最大限に発揮してスポーツや試験に臨むことが大切だと考えています。しかし、医療技術が今後生み出すであろうエンハンスメント技術は、このような考え方を大きく揺さぶることになるでしょう。今からしっかり議論をしておかなければ、誰も望まない社会が到来するかもしれません。マンガのなかでケヴィンが「もし僕が今、その薬を持ってるって言ったら、君はどうする？」と問いかけていましたが、われわれは社会としてこの問いに対する答えを準備しておく必要があるのです。

映画・小説から

認知能力のエンハンスメントに関する有名な小説としてはダニエル・キイスの『アルジャーノンに花束を』がある（何度か映画化されている）。また、知力を劇的に高める架空のスマートドラッグを扱った最近の映画に、『リミットレス』がある。

医療技術を不老不死をめざすために用いることを長寿エンハンスメントとよぶが、一部の人が長命になった社会について描いたSF小説にハインラインの『メトセラの子ら』がある。また、1932年にオルダス・ハクスリーが著した『すばらしい新世界』は、着床前診断を用いて人々の体格や知能の優秀さに応じた階級社会をつくり、人々はハッピーピルを飲んで生活している「すばらしい」社会を描いた秀逸なディストピア小説である。

5 父の葛藤

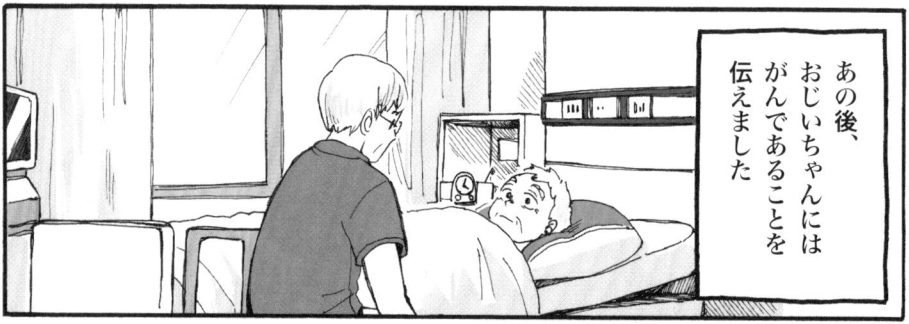

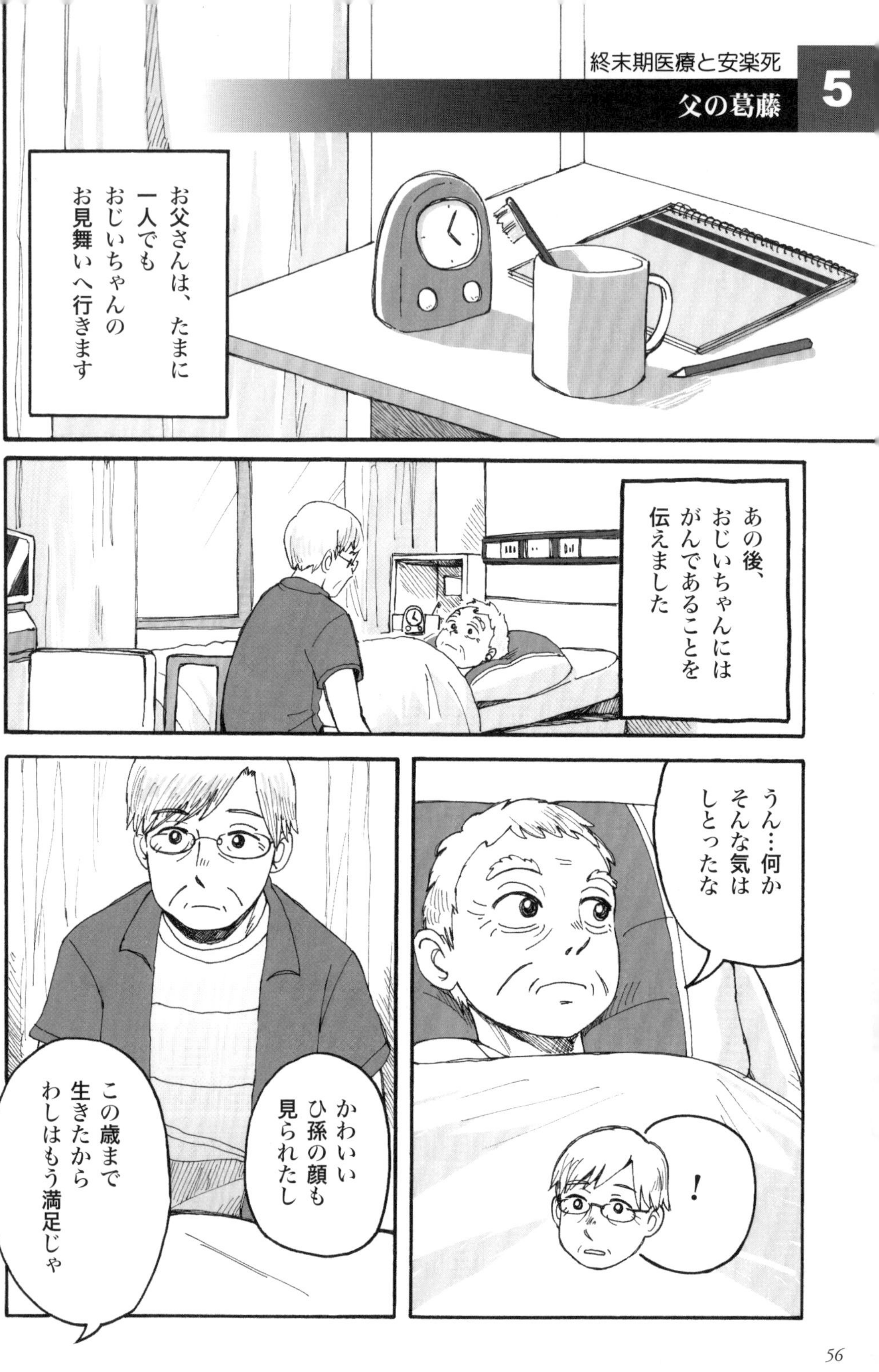
お父さんは、たまに
一人でも
おじいちゃんの
お見舞いへ行きます
あの後、
おじいちゃんには
がんであることを
伝えました
うん…何か
そんな気は
しとったな
！
かわいい
ひ孫の顔も
見られたし
この歳まで
生きたから
わしはもう満足じゃ

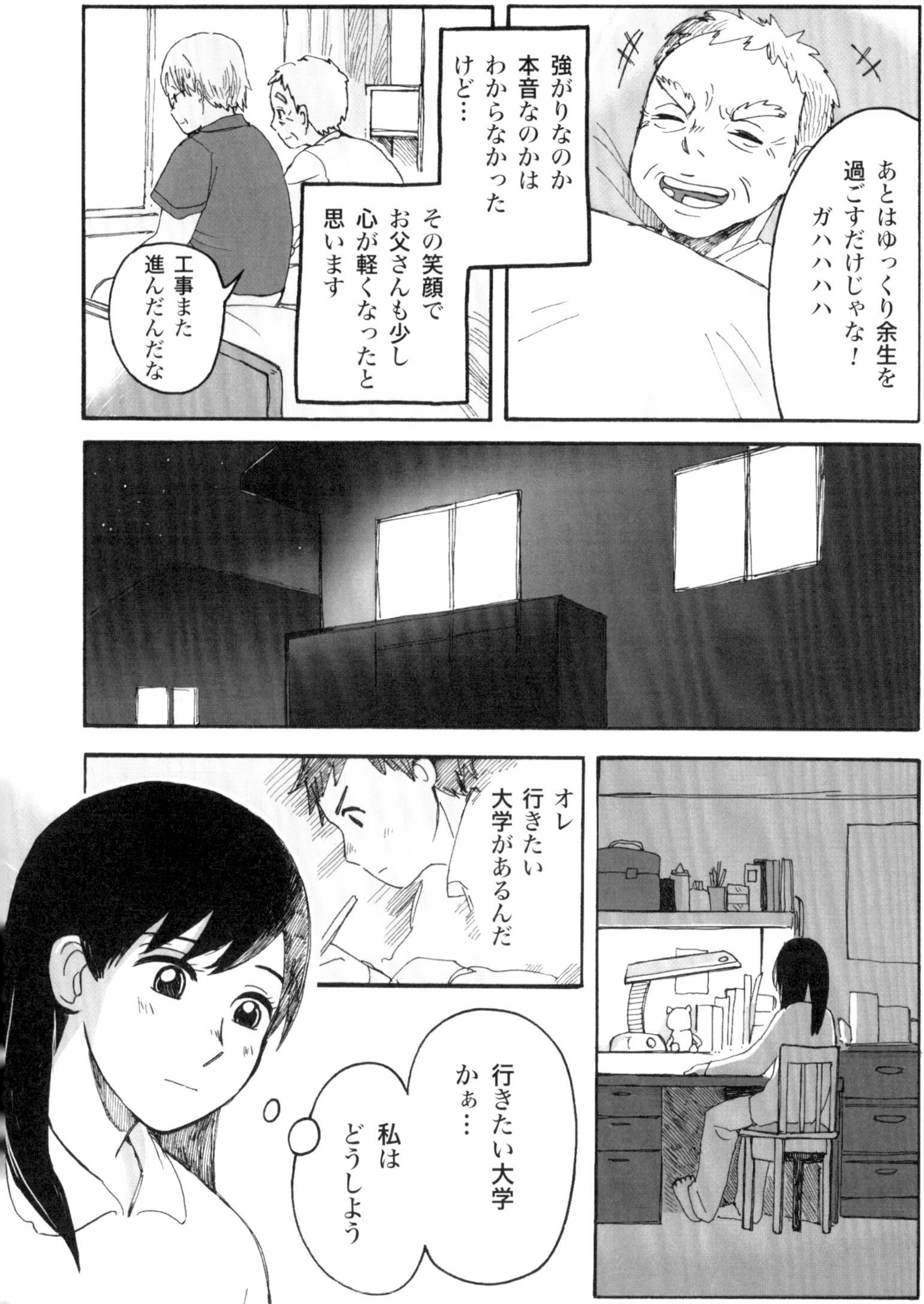
あとはゆっくり余生を過ごすだけじゃな！ガハハハハ
強がりなのか本音なのかはわからなかったけど…
その笑顔でお父さんも少し心が軽くなったと思います
工事また進んだんだな
オレ行きたい大学があるんだ
行きたい大学かぁ…
私はどうしよう

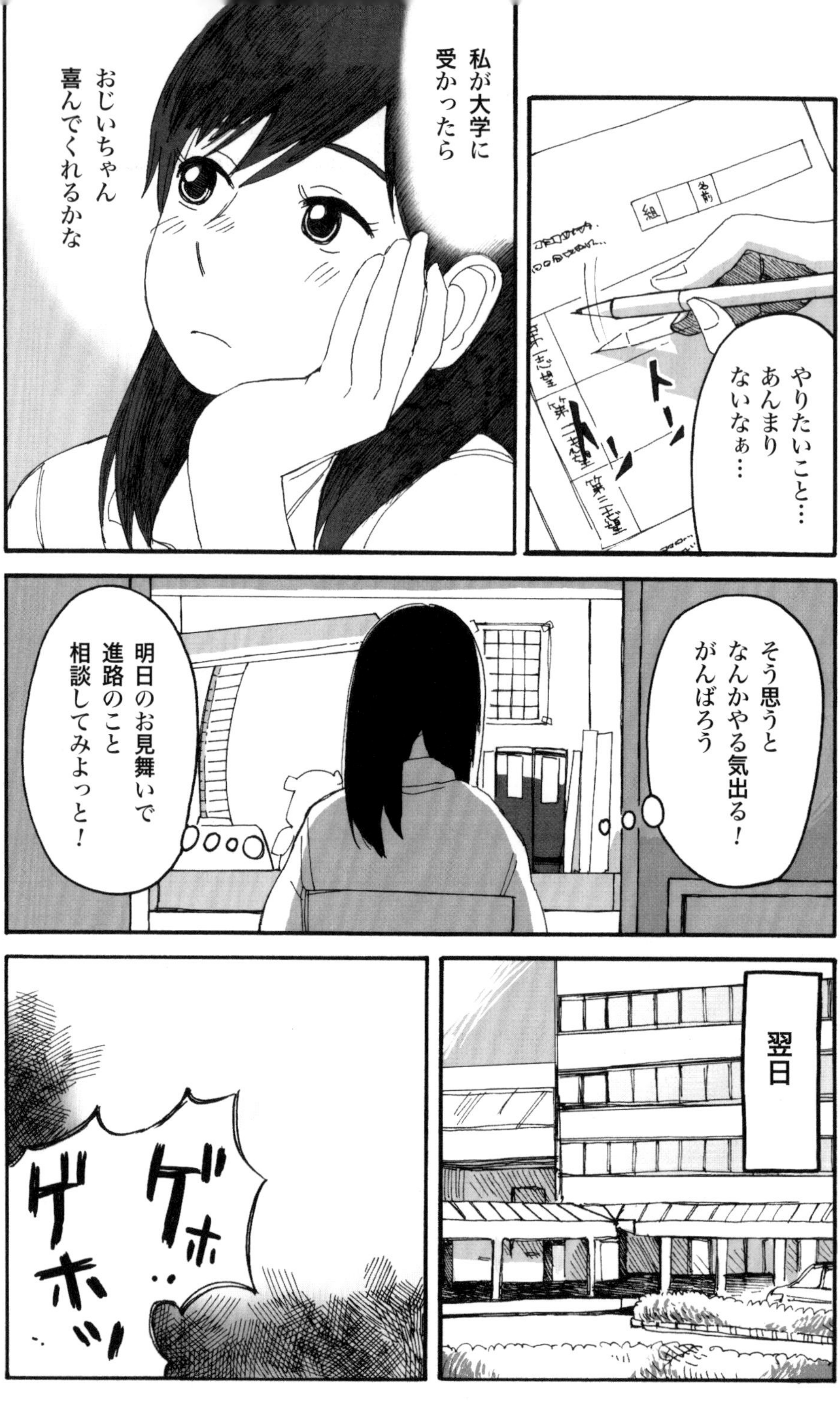
やりたいこと…
あんまり
ないなぁ…
トン
私が大学に
受かったら
おじいちゃん
喜んでくれるかな
そう思うと
なんかやる気出る！
がんばろう
明日のお見舞いで
進路のこと
相談してみよっと！
翌日
ゲホ
ゲホッ

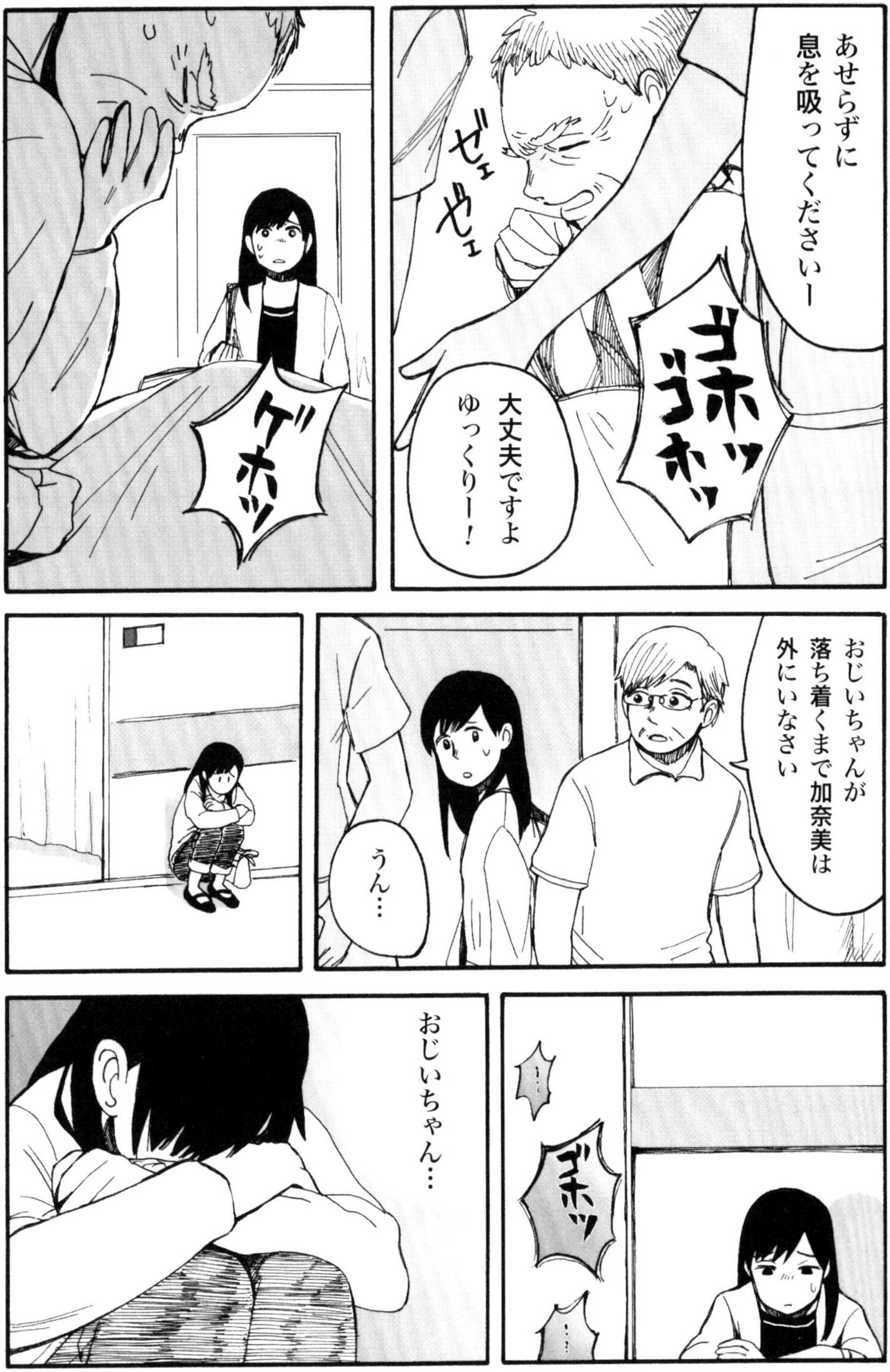
あせらずに息を吸ってくださいー
ゼェゼェ
ゴホッゴホッ
大丈夫ですよゆっくりー！
ゲホッ
おじいちゃんが落ち着くまで加奈美は外にいなさい
うん…
…
ゴホッ
…
おじいちゃん…

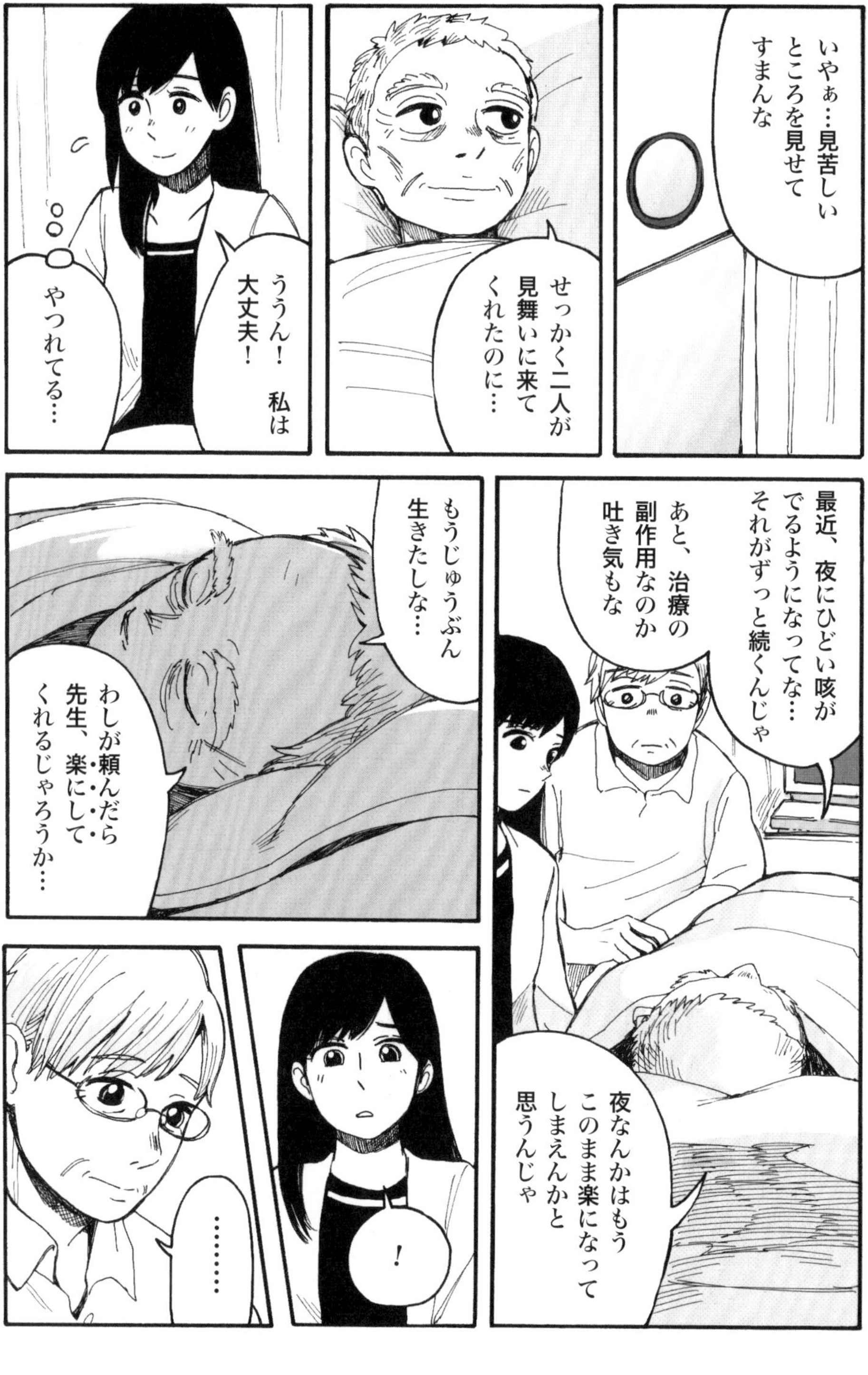
いやぁ…見苦しいところを見せてすまんな
せっかく二人が見舞いに来てくれたのに…
ううん！ 私は大丈夫！
やつれてる…
最近、夜にひどい咳がでるようになってな…それがずっと続くんじゃ
あと、治療の副作用なのか吐き気もな
夜なんかはもうこのまま楽になってしまえんかと思うんじゃ
もうじゅうぶん生きたしな…
わしが頼んだら先生、楽にしてくれるじゃろうか…
！
………

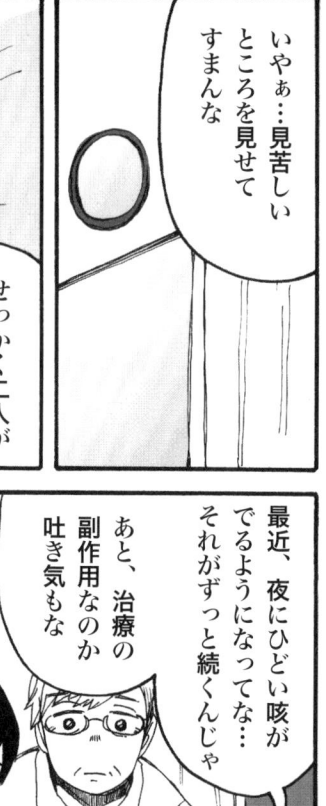

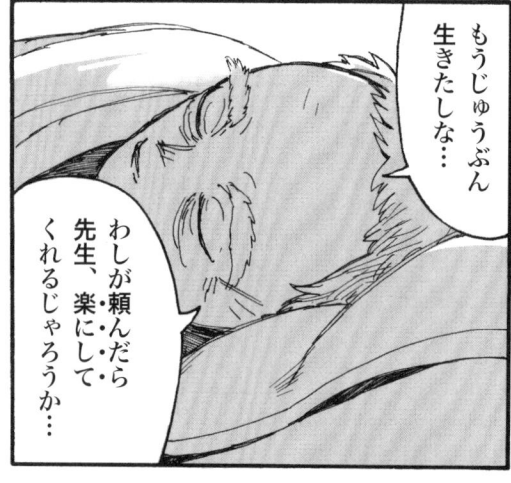

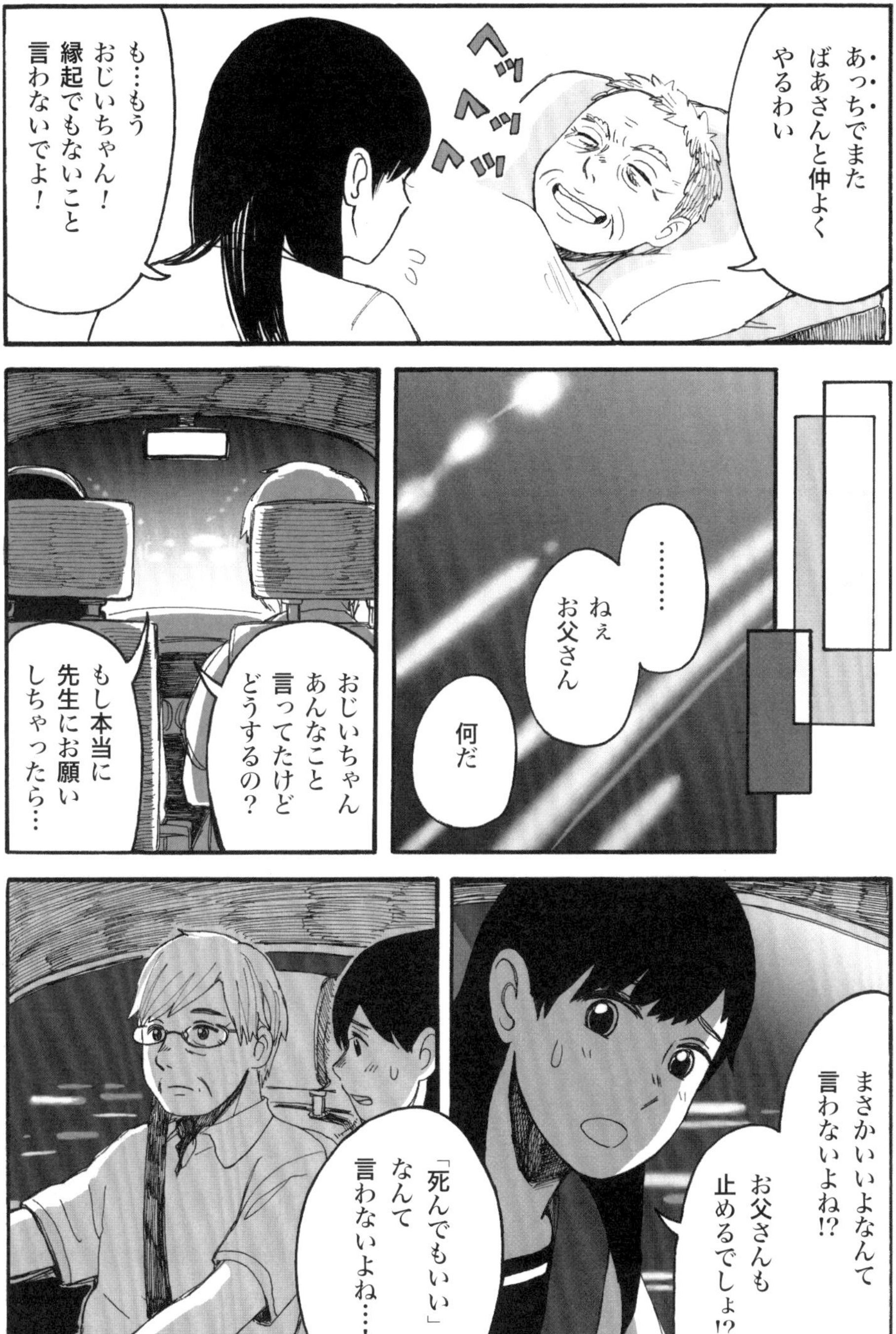
あっちでまた
ばあさんと仲よく
やるわい
ヘッ
ヘッ
ヘッ
も…もう
おじいちゃん！
縁起でもないこと
言わないでよ！
………
ねぇ
お父さん
何だ
おじいちゃん
あんなこと
言ってたけど
どうするの？
もし本当に
先生にお願い
しちゃったら…
まさかいいよなんて
言わないよね!?
お父さんも
止めるでしょ!?
「死んでもいい」
なんて
言わないよね…！

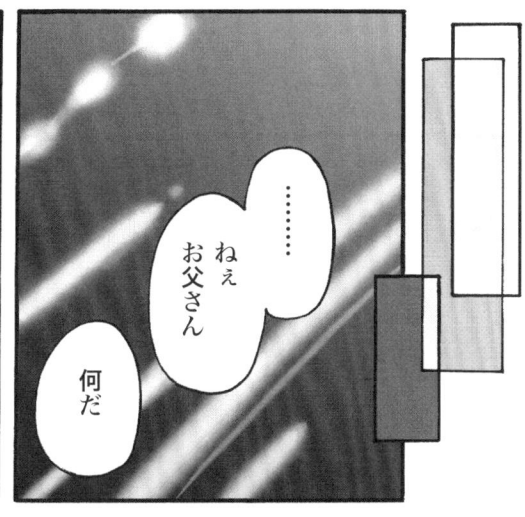

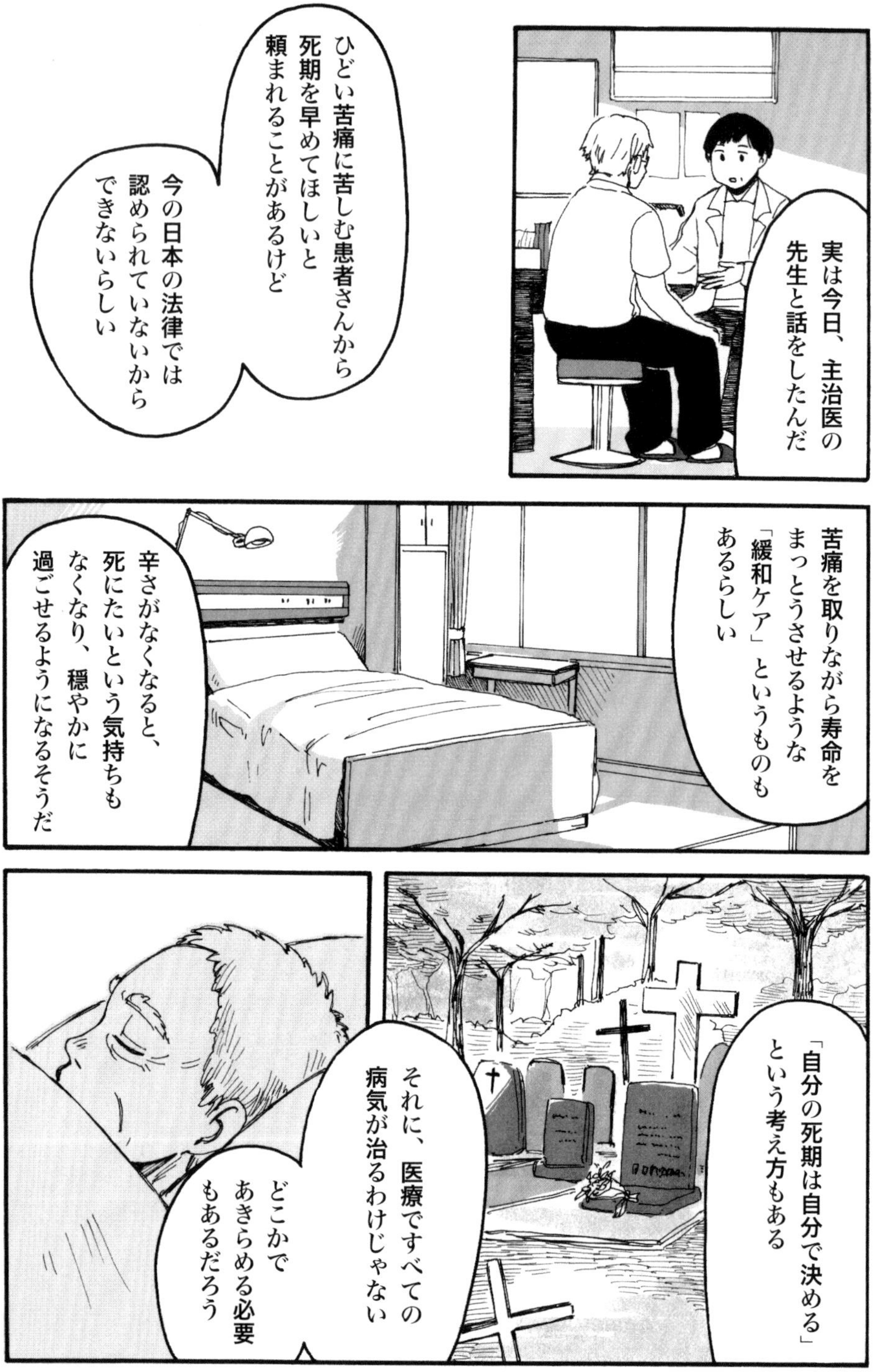
実は今日、主治医の先生と話をしたんだ
ひどい苦痛に苦しむ患者さんから死期を早めてほしいと頼まれることがあるけど
今の日本の法律では認められていないからできないらしい
苦痛を取りながら寿命をまっとうさせるような「緩和ケア」というものもあるらしい
辛さがなくなると、死にたいという気持ちもなくなり、穏やかに過ごせるようになるそうだ
「自分の死期は自分で決める」という考え方もある
それに、医療ですべての病気が治るわけじゃない
どこかであきらめる必要もあるだろう

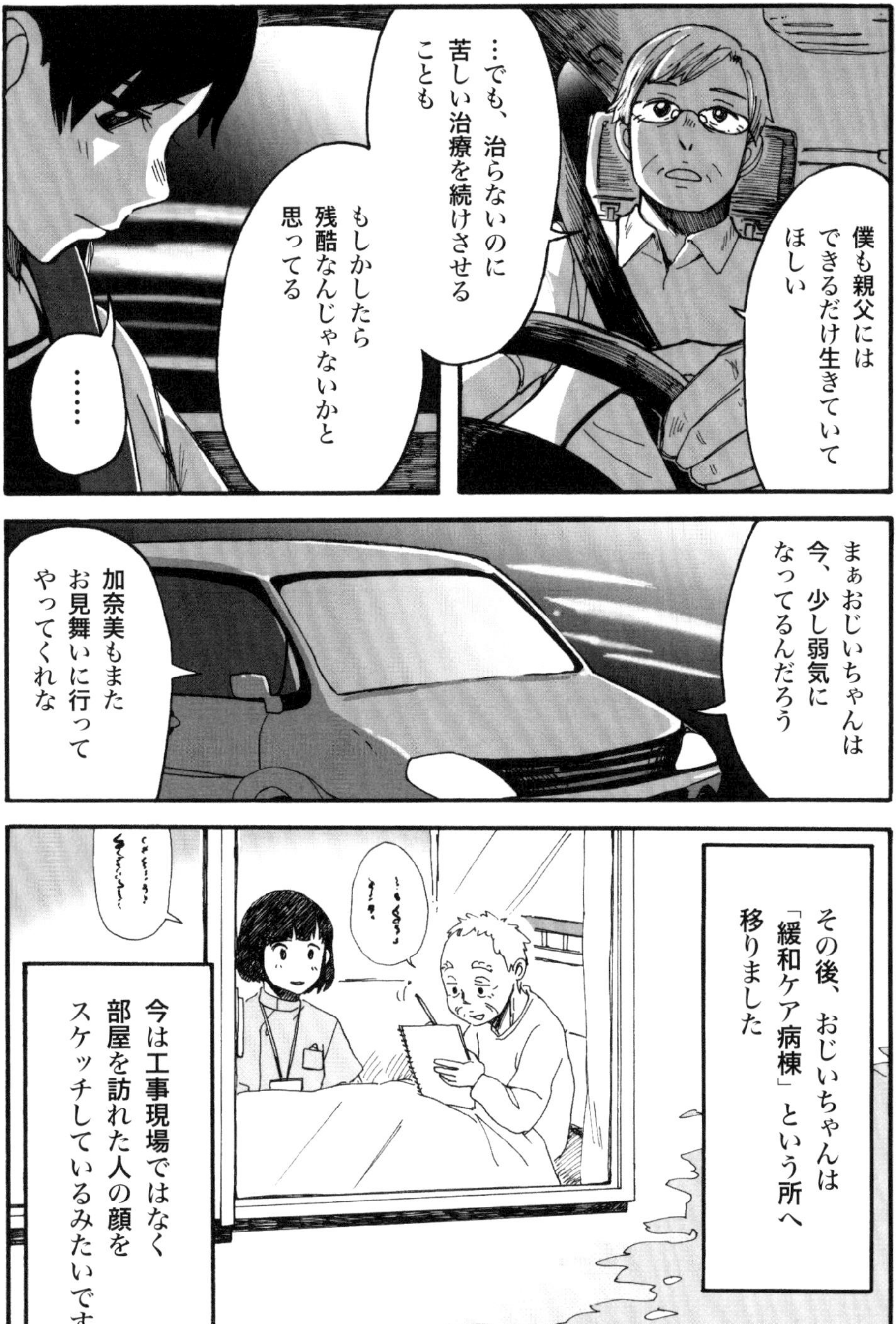
僕も親父にはできるだけ生きていてほしい
…でも、治らないのに苦しい治療を続けさせることも
もしかしたら残酷なんじゃないかと思ってる
……
まぁおじいちゃんは今、少し弱気になってるんだろう
加奈美もまたお見舞いに行ってやってくれな
その後、おじいちゃんは「緩和ケア病棟」という所へ移りました
今は工事現場ではなく部屋を訪れた人の顔をスケッチしているみたいです

安楽死は許されるのか？

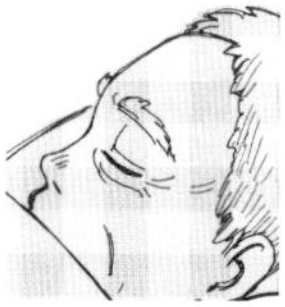

医師が治療を尽くしても患者の病は治らず、患者がこれ以上の治療を望まない場合や、死期を早めてほしいと言う場合、あなたはどうしたらよいと思いますか――。

●安楽死と尊厳死

どうやって望ましい死を迎えるか、というのは古くからある問題です。現代医療でも死は克服されておらず、死期の近づいた患者の医療（**終末期医療**）をどのように行うべきかは大きな問題になっています。なかでも**安楽死**[1]の議論は、これまでに大きな論争を引き起こしてきました。

安楽死には、大きく分けて二つあります。一つは、患者の死期を早める目的で薬物投与などを行うもので、**積極的安楽死**ともよばれるものです。たとえば、末期がんなどで激しい痛みに苦しむ患者に、塩化カリウムや筋弛緩剤といった薬物を投与することによって死期を早めるのがそれにあたります。[2]

もう一つは、患者の望まない治療を差し控えたり中止したりすることにより、患者に自然な死をもたらすというもので、**消極的安楽死**とよばれます。たとえば、人工呼吸器を外したり、昇圧剤や栄養補給を減らしたり止めたりするのがそれにあたります。[3] 消極的安楽死は今日、**尊厳死**とよばれることが多くなっています。尊厳死の考え方は、終末期における**ＱＯＬ**[4]を自ら判断し、人間としての尊厳性を保持して死ぬために、延命だけ

---

〔1〕安楽死は英語ではeuthanasia。元はギリシア語で、eu「よい」とthanatos「死」を組み合わせた言葉。トマス・モアが『ユートピア』のなかで最初に使ったとされる。

〔2〕患者本人の意思が不明のまま医師が行う安楽死は、とくに**慈悲殺**とよばれる。また、医師が致死薬を準備して、患者が自らそれを服用する場合は、**医師による幇助自殺**とよばれる。

〔3〕なお、死期が早まることが予想されるが、苦痛緩和のために鎮痛剤などを投与する行為は**間接的安楽死**とよばれることもある。

〔4〕Quality of life: 生命の質、生活の質のこと。人間生命は神聖であるとの立場からいっさいの安楽死に反対する**ＳＯＬ**(Sanctity of life: 生命の神聖性、生命の尊厳）と対比されることもある。

を目的とするような治療の継続を拒否しようというものです。

積極的安楽死は、オランダやベルギーなどのいくつかの国や、アメリカのいくつかの州を除き、ほとんどの国で禁じられています。[5] 一方、尊厳死については、末期患者の自発的な意思や患者家族の代理決定により治療の差し控えや中止をすることが多くの国で認められています。また、遷延性《せんえんせい》意識障害（いわゆる**植物状態**[6]）のように、必ずしも末期ではない場合であっても、治療の中止が認められている国もあります。[7]

●日本の安楽死の事件と規制の現状

日本の安楽死の議論では、**東海大安楽死事件**が有名です。これは、１９９１年に東海大学附属病院で末期がん患者に塩化カリウムを投与した医師が殺人罪に問われたものです。１９９５年に横浜地裁で出された判決では担当医師に有罪判決が下されましたが、その際に、積極的安楽死の許容条件（**安楽死の四要件**）が示されました。

(1) 患者が耐えがたい肉体的苦痛に苦しんでいること
(2) 患者の死が避けられず死期が迫っていること
(3) 患者の肉体的苦痛を除去するために方法を尽くし他に代替手段がないこと
(4) 生命の短縮を承諾する患者の明確な意思表示があること

ただし、この要件を満たしたケースがまだないため、この地裁判決だけで安楽死が法的に認められたとはいえないのが現状です。[8]

その一方で、今日の日本では、治療中止の是非が大きな問題になっています。たとえば、２００６年の**富山県射水市民病院事件**では、過去数年の間に、意識がなく、回復の見込みがない状態にあった7名の患者が人工呼吸器を取り外されて死亡していたこと

---

〔5〕日本では刑法の殺人罪や嘱託殺人罪などに問われる可能性がある。

〔6〕かつては「植物人間」という表現もあったが、人を植物にたとえる表現は好ましくないということで、今日では「遷延性意識障害」という表現が用いられることが多い。

〔7〕米国では薬物の過剰摂取で植物状態になった**カレン・アン・クインラン**の治療中止が１９７６年にニュージャージー州最高裁判決で認められた。同年、カリフォルニア州で末期患者の治療中止を認める**自然死法**が成立し、他の州でも同様の立法が行われた。

〔8〕また、この判決では、消極的安楽死（治療の中止および差し控え）についても、末期状態であり、治療中止を求める本人の意思（あるいは本人の意思が不明な場合は、リビング・ウィルや家族による推定意思）がある場合は、水分・栄養補給を含めた延命措置の中止・差し控えが許されうるとの意見が示された。

が報道されました。関与した医師2人は殺人容疑で富山地検に書類送検されましたが、2009年に不起訴が決定しました。この事件をきっかけに、行政や学会で終末期医療に関するガイドラインをつくる動きが活発化しましたが、まだ決着していません。[9]

●安楽死をめぐる倫理的問題

安楽死肯定論の中心にあるのは、「人は自分の治療のあり方について決めることができるべきだ」という**患者の自己決定権**です。また、健康な人が自殺をするのが違法ではない以上、死にたくても自分で死ぬことができない患者について、治療中止や自殺幇助が認められるべきだという意見もあります。さらに、消極的安楽死と積極的安楽死はいずれも死期を早めることを目的としている以上、仮に消極的安楽死が許容されるならば、積極的安楽死も同様に認められるべきだという議論もあります。

それに対して、安楽死に反対する議論について見てみましょう。まず、安楽死が認められるようになると、本当は死を望んでいない患者も安楽死させられたり、あるいは安楽死を選ぶようプレッシャーがかかったりするという問題が指摘されています。また、医師は治療する職業であるから、殺人に手を貸すべきではないという主張がなされます。さらに、苦痛を緩和することを目的とする緩和医療が十分に発達してきているので、安楽死は必要がないという主張もあります。

●緩和医療

マンガの最後に、加奈美の祖父は緩和ケア病棟に入ったとありました。終末期医療においては、抗がん剤などを使って積極的に治療をしていくか、そのような積極的な治療

〔9〕このため、医師が訴追を恐れて以前よりも治療中止をしなくなっている可能性があることが指摘されている。

はせずに、病気による痛みを取ることで残りの期間を穏やかに過ごすことができるようにするかで大きく治療方針が分かれます。後者は**緩和医療**（**緩和ケア**、**ホスピスケア**）とよばれます[10]。積極的治療をする際には、抗がん剤の副作用などで悩まされることもあります。そこで、たとえそのような治療に効果があっても、数ヵ月長く生きられるだけだとしたとき、積極的な治療をすることを選ぶかどうかが問題になります。

●リビング・ウィル

終末期医療では、本人の意向がわからないときにどうやって治療方針を決めるかも大きな問題です。本人の意思が確認できなくなった場合に備えて、本人の希望や指示を事前に伝えておくための文書のことを**リビング・ウィル**とよびます[11]。たとえば、カリフォルニア州の「自然死法」では、事前にリビング・ウィルを作成しておくことにより、昏睡状態に陥った場合でも、延命治療をいつどのように中止するかについて医師に指示を行うことができます。日本では、日本尊厳死協会を中心にリビング・ウィルの啓発活動が行われています[12]。ただし、日本においては現在のところリビング・ウィルに法的拘束力はないため、医療者が必ず患者の希望に従って行為するとは限りません。また、健康なときは病気になったときの生活を想像することが難しいこともあり、健康なときに決めておいた内容にそのまま従うことが正しいかどうかも議論になります。

死は重いテーマですが、望ましい死のあり方について、日ごろから話し合っておくことが大切です。また、安楽死や尊厳死について、どのような規制が適切なのか、今後も社会で議論を続けていく必要があります。

---

(10) ただし、今日の緩和医療の考え方では、積極的な治療を行う場合でも、早期から苦痛の緩和などを行うことが望ましいとされる。

(11) 文字どおりには、「本人が生きているうちに発効する遺言書」のこと。

(12) ２０２１年３月末現在、会員数は約10万人（協会のホームページより）。

映画・小説から

安楽死の古典的な小説として、森鷗外の『高瀬舟』がある。『半落ち』は、アルツハイマー病の妻を元刑事の夫が殺害するに至った経緯を描いた映画。『海を飛ぶ夢』は、事故で四肢麻痺になった男性が安楽死させてくれる人を探すスペインの映画。『ミリオンダラー・ベイビー』は、試合中の事故で四肢麻痺になったボクサーの女性が、コーチに安楽死を求めるアメリカの映画。

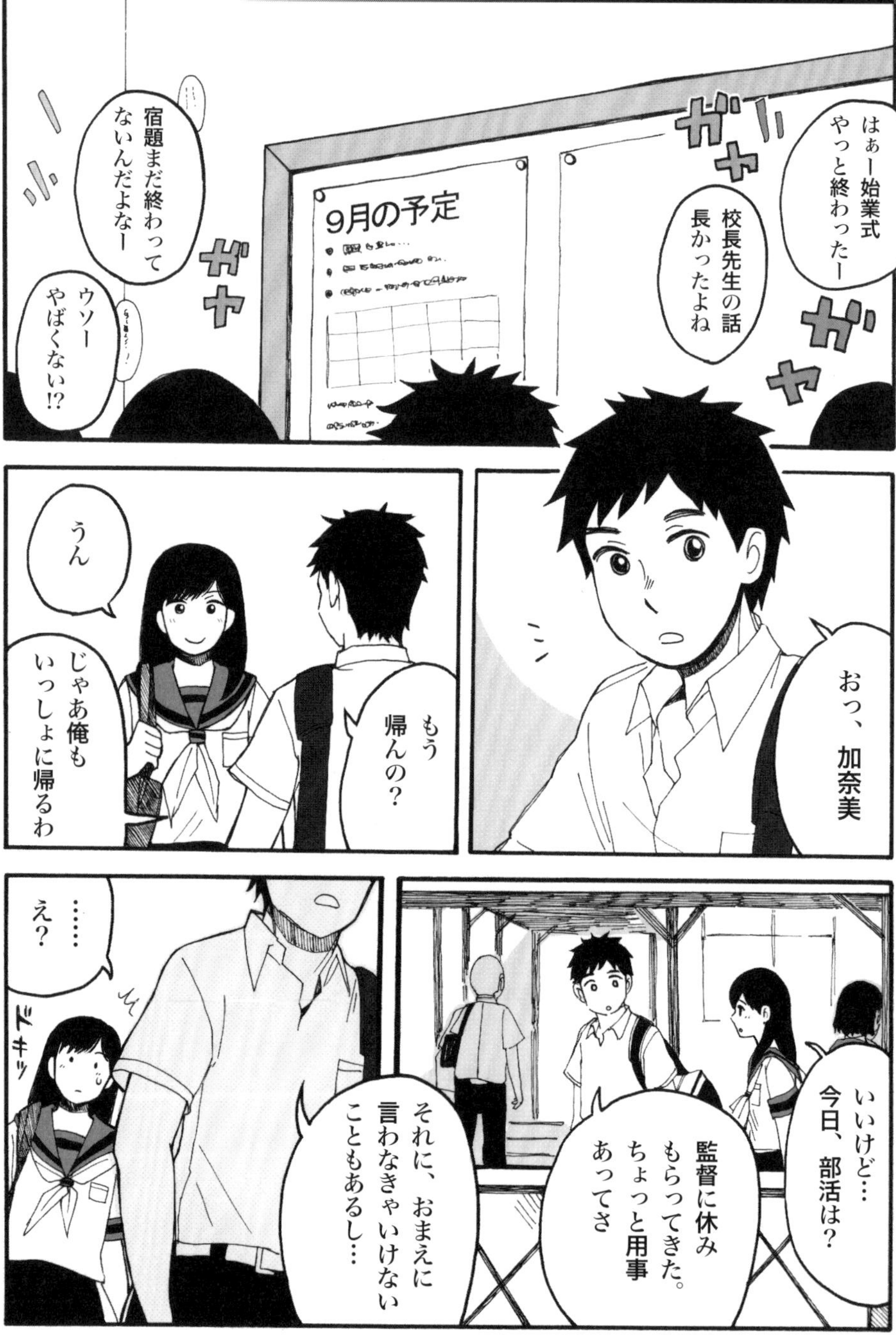
はぁー始業式
やっと終わったー
校長先生の話
長かったよね
宿題まだ終わって
ないんだよなー
ウソー
やばくない!?
おっ、加奈美
もう
帰んの?
うん
じゃあ俺も
いっしょに帰るわ
いいけど…
今日、部活は?
監督に休み
もらってきた。
ちょっと用事
あってさ
それに、おまえに
言わなきゃいけない
こともあるし…
……
え?
ドキッ

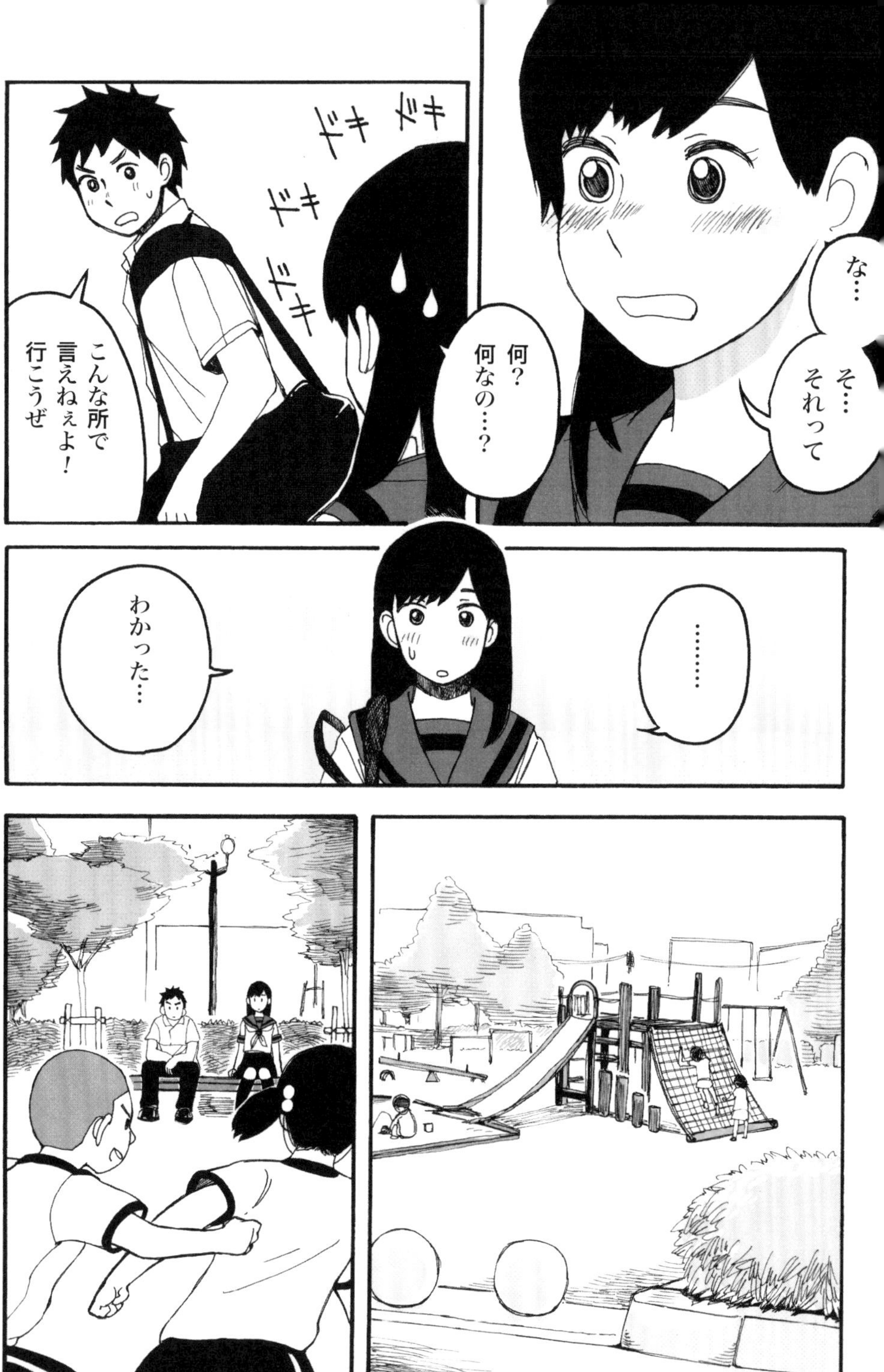
な…
そ…それって
何?何なの…?
ドキ ドキ ドキ ドキ
こんな所で言えねぇよ!行こうぜ
………
わかった…

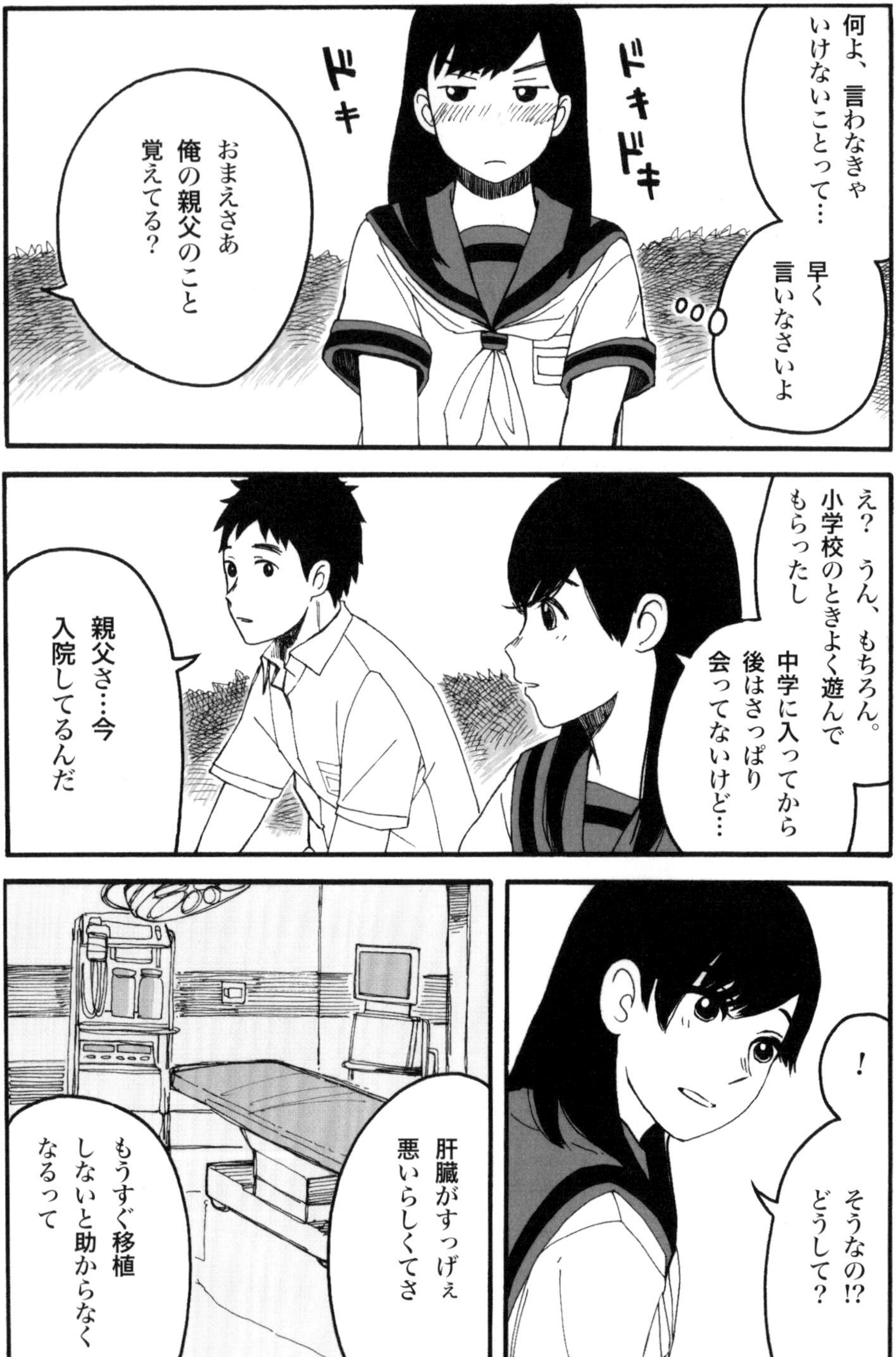

何よ、言わなきゃいけないことって…
早く言いなさいよ
ドキドキ
ドキ
おまえさあ俺の親父のこと覚えてる？
え？ うん、もちろん。小学校のときよく遊んでもらったし
中学に入ってから後はさっぱり会ってないけど…
親父さ…今入院してるんだ
！
そうなの!? どうして？
肝臓がすっげぇ悪いらしくてさ
もうすぐ移植しないと助からなくなるって

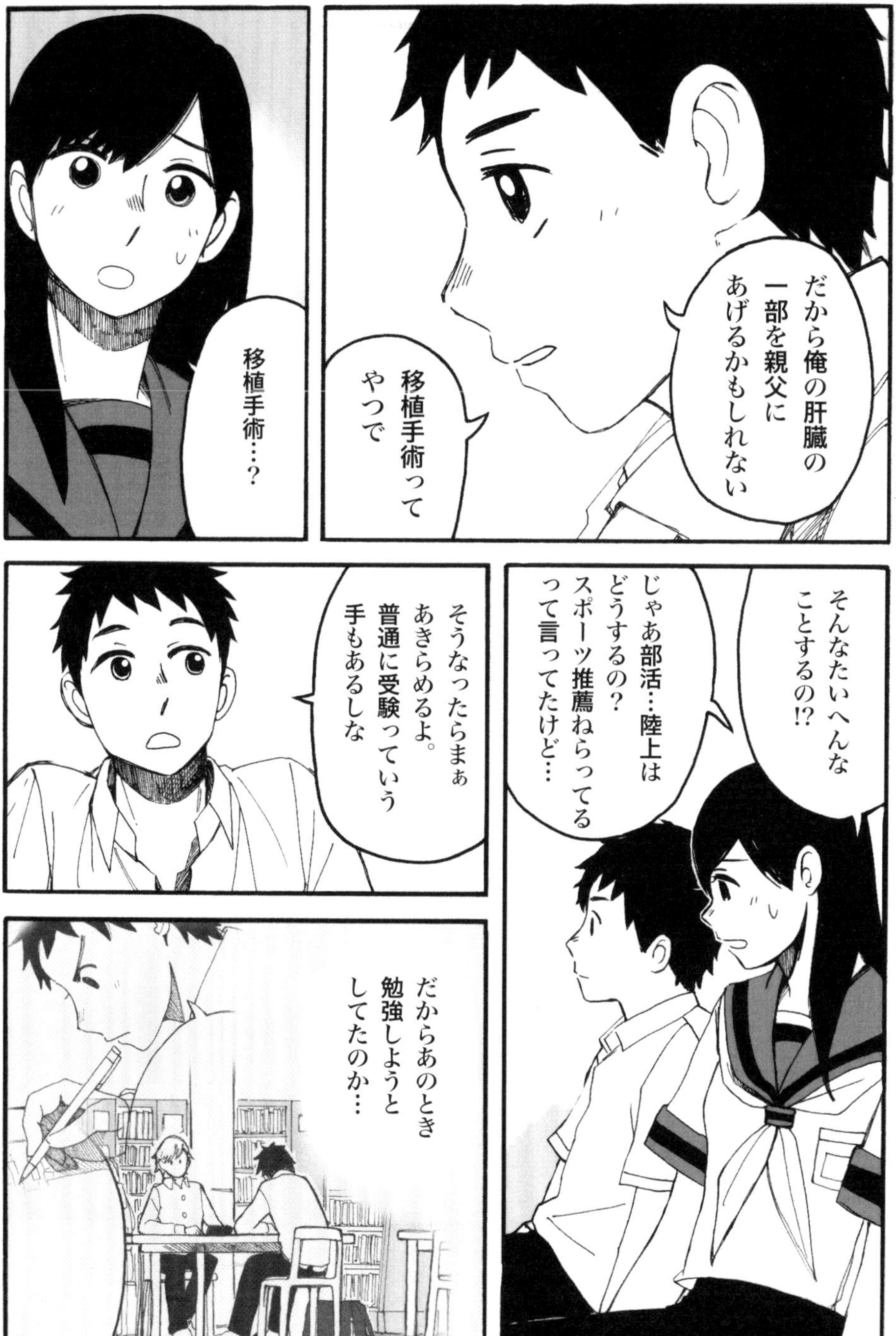
だから俺の肝臓の一部を親父にあげるかもしれない
移植手術ってやつで
移植手術…？
そんなたいへんなことするの!?
じゃあ部活…陸上はどうするの？スポーツ推薦ねらってるって言ってたけど…
そうなったらまぁあきらめるよ。普通に受験っていう手もあるしな
だからあのとき勉強しようとしてたのか…

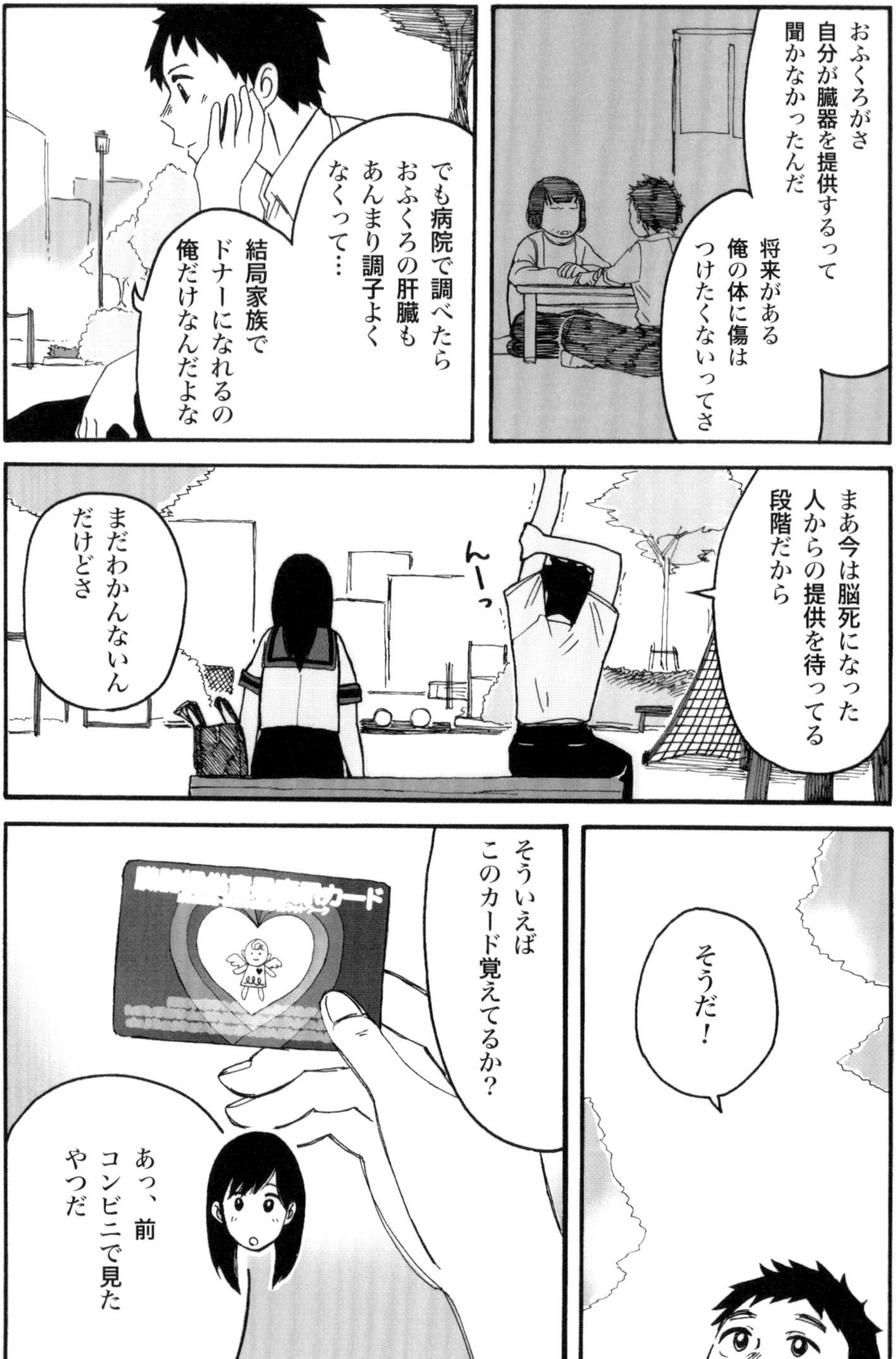

おふくろがさ
自分が臓器を提供するって
聞かなかったんだ
将来がある
俺の体に傷は
つけたくないってさ
でも病院で調べたら
おふくろの肝臓も
あんまり調子よく
なくって…
結局家族で
ドナーになれるの
俺だけなんだよな
まあ今は脳死になった
人からの提供を待ってる
段階だから
んーっ
まだわかんないん
だけどさ
そうだ!
そういえば
このカード覚えてるか?
あっ、前
コンビニで見た
やつだ

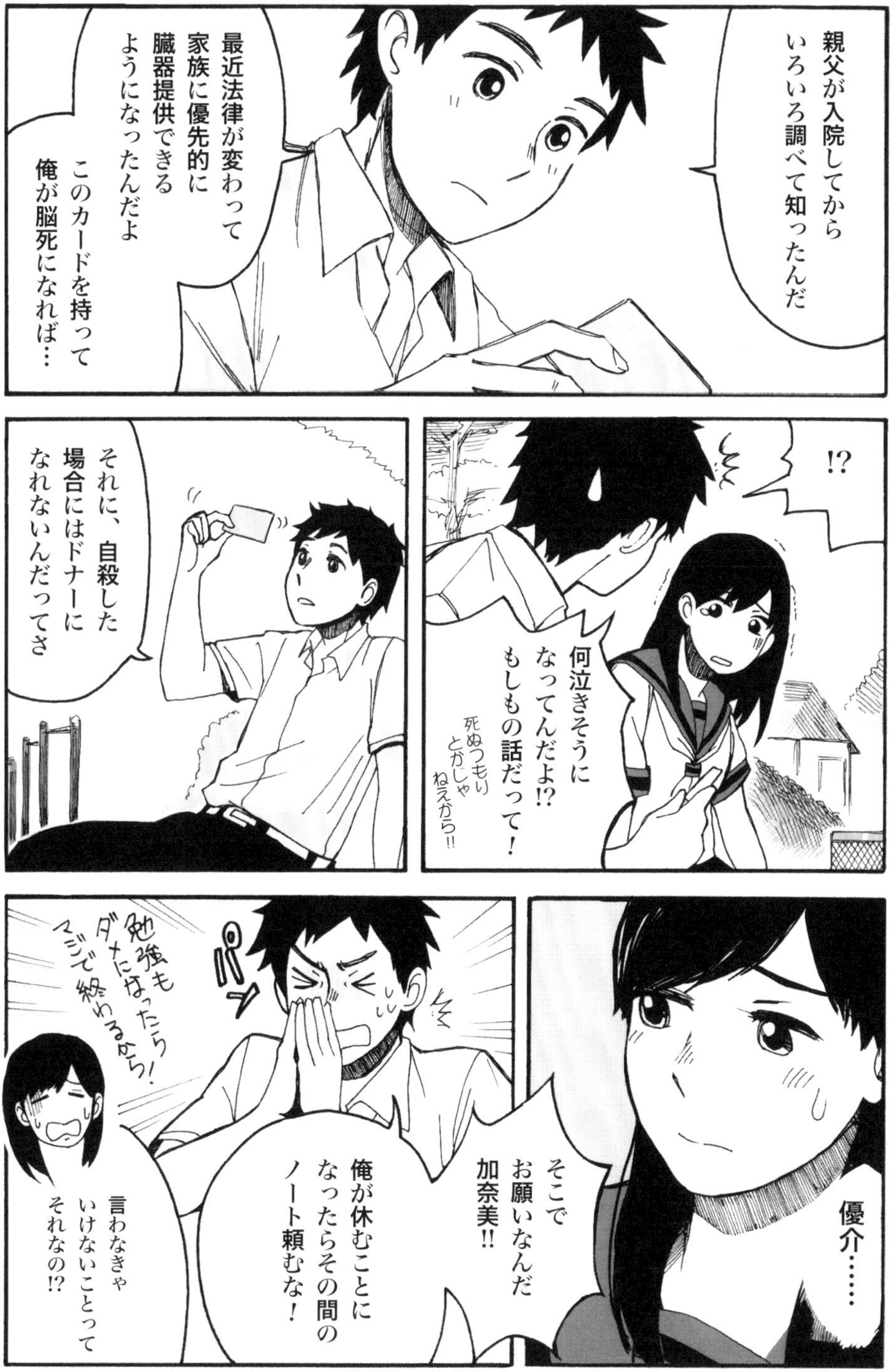

親父が入院してから
いろいろ調べて知ったんだ
最近法律が変わって
家族に優先的に
臓器提供できる
ようになったんだよ
このカードを持って
俺が脳死になれば…
!?
何泣きそうに
なってんだよ!?
もしもの話だって!
死ぬつもり
とかじゃ
ねえから!!
それに、自殺した
場合にはドナーに
なれないんだってさ
優介……
そこで
お願いなんだ
加奈美!!
俺が休むことに
なったらその間の
ノート頼むな!
パン
勉強も
ダメになったら
マジで終わるから!
言わなきゃ
いけないことって
それなの!?

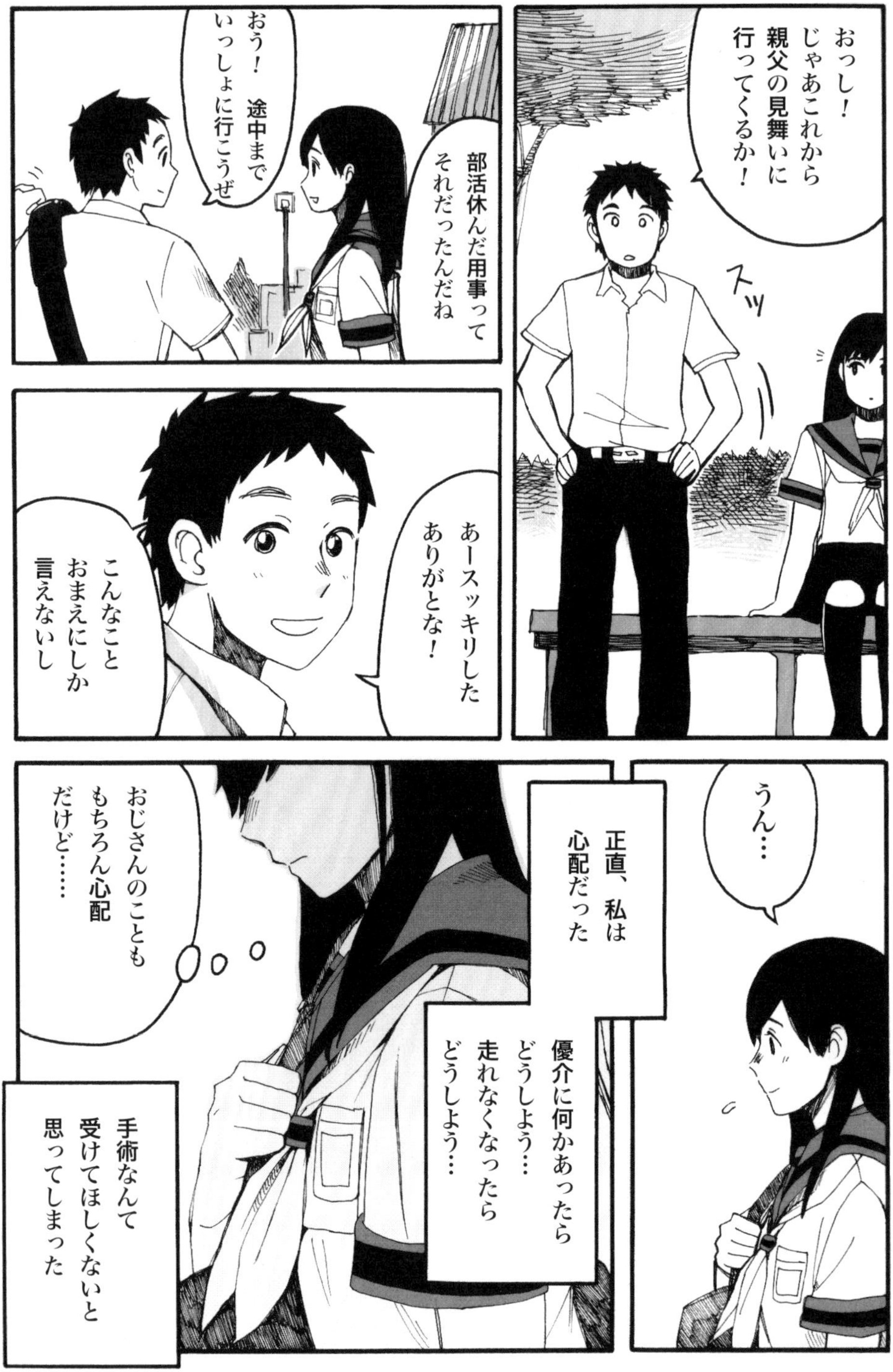
おっし！
じゃあこれから
親父の見舞いに
行ってくるか！
スッ
部活休んだ用事って
それだったんだね
おう！ 途中まで
いっしょに行こうぜ
あースッキリした
ありがとな！
こんなこと
おまえにしか
言えないし
うん…
正直、私は
心配だった
優介に何かあったら
どうしよう…
走れなくなったら
どうしよう…
おじさんのことも
もちろん心配
だけど……
手術なんて
受けてほしくないと
思ってしまった

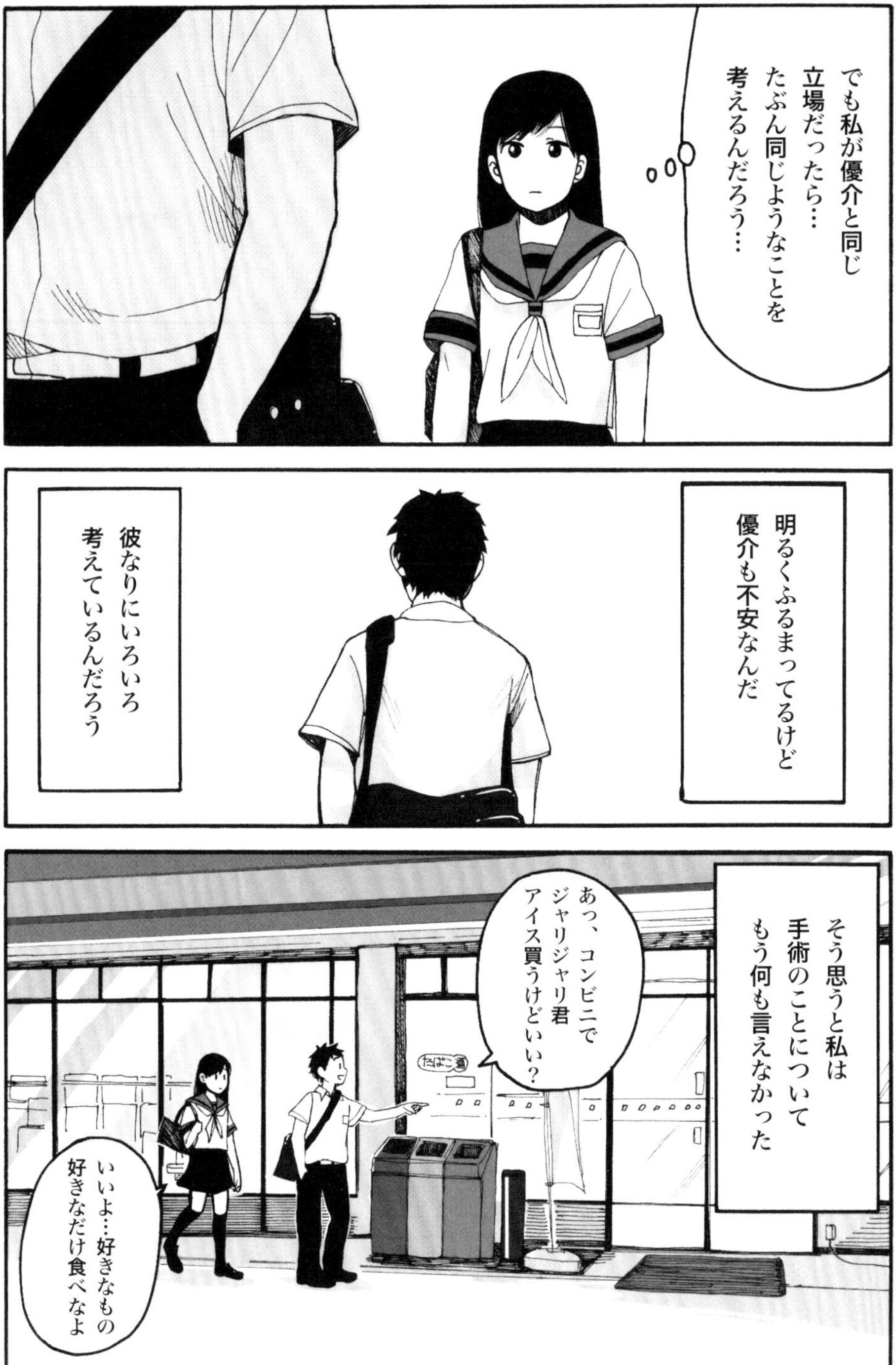

でも私が優介と同じ
立場だったら…
たぶん同じようなことを
考えるんだろう…
明るくふるまってるけど
優介も不安なんだ
彼なりにいろいろ
考えているんだろう
そう思うと私は
手術のことについて
もう何も言えなかった
あっ、コンビニで
ジャリジャリ君
アイス買うけどいい？
いいよ…好きなもの
好きなだけ食べなよ

Lecture

家族に負担をかける生体臓器移植は正しいのか？

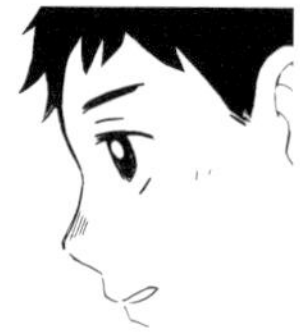

マンガのなかで、優介は肝臓病の父を助けるために、自分の臓器の一部を移植することを考えています。このように、ある人の臓器を別の人に移植することを**臓器移植**とよびます。臓器を提供する人は**ドナー**、移植を受ける人は**レシピエント**とよばれます。臓器移植と聞くと自分とは縁遠いと思う人もいるかもしれませんが、大切な家族が重い病気になり、移植をしなければ命が助からないと医師から告げられる可能性はあります。そうなったら、あなたはどうしますか――。

●臓器移植の歴史

臓器移植は、20世紀後半に大きく発展した医療の一つです。特に免疫学の進展が重要でした。[1] 一般に生物は、自分のものではない異物が体内に入ってくると、抗体をつくり出してそれを排除しようとします。したがって、他の人間や動物から取り出した臓器を単に移植しただけでは、すぐに拒絶反応が起きてしまい、移植はうまくいかないのです。

ところが、一卵性双生児だと白血球の型が同一のため、このような免疫拒絶反応が起きません。そこで、この事実を利用した一卵性双生児間の生体腎移植が1954年に米国で行われ、初めての移植成功例となりました。[2] その後、免疫反応をコントロールする研究が大きく進展し、免疫反応を抑える薬が開発されると、60年代より死体からの臓器移植も始まります。

---

〔1〕移植医療が進展したもう一つの要因には、20世紀に入って血管を縫合する技術のような外科的技術が向上したことがある。

〔2〕レシピエントは移植後8年間生存した。この生体腎移植を成功させたジョセフ・マレーは1990年にノーベル生理学・医学賞を受賞した。また、免疫学のフランク・マクファーレン・バーネットとピーター・メダワーも1960年にノーベル生理学・医学賞を受賞している。

1967年には、世界で初めて心臓移植が南アフリカ共和国で行われ、世界中で大きなニュースになりました[3]。翌年には、日本でも**和田移植**として知られる心臓移植が行われます。これは、海水浴で溺れて心肺停止したドナーから心臓が移植されたもので、レシピエントの青年は約80日間生存しました。しかし、後にドナーが本当に死んでいたのか（心肺蘇生できたのではないか）が問題となり、執刀医の和田寿郎医師は殺人罪などで刑事告発されます。結局、証拠不十分で不起訴となったものの、この事件は大きな社会問題となり、移植医療に対する市民の不信を生み出しました。そのため、世界では脳死体を含む死体からの移植が盛んになったのと対照的に、日本では死体からの移植よりは生体からの臓器移植が盛んとなります[4]。

生体臓器移植は、生きているドナーから摘出された臓器を用いた移植であり、ドナーの死後の身体を用いた移植と区別されます。生体臓器移植では、二つある腎臓の片方、あるいは肝臓や肺や膵臓などの一部が移植されます。一方、心臓のような臓器は摘出するとドナーの死につながるため、死後にしか移植されません。死後移植には、**心停止後**の身体からの移植と、**脳死体**からの移植の2種類があります。日本では、1997年に**臓器移植法**が成立し、一定の条件下での脳死体からの移植が法的に認められました[5]。臓器移植法については10章に譲ることにして、本章では生体臓器移植とその問題点について説明します。

●生体臓器移植と倫理的問題

日本では死体ドナーからの移植が圧倒的に少ないこともあり、親族からの生体移植が盛んに行われています。特に生体肝移植に関しては技術的にも移植件数的にも世界の最

---

〔3〕執刀医はクリスチャン・バーナード医師で、いちやく時の人となった。なお、レシピエントは18日後に死亡。

〔4〕ただし今日では、死体からの臓器提供だけでは不足しているため、米国をはじめ多くの国で生体臓器移植の件数が増えている。

〔5〕正式名称は「臓器の移植に関する法律」。1997年に成立・施行され、2009年に改正が行われた。生体移植については臓器売買や斡旋を禁じるほかは規定がない。

先端にあり、１９８９年に国内初の移植が行われて以来、２０２０年末までに移植数は約１万件となっています。生体腎移植も、近年では毎年１５００件以上行われています。〔6〕

このような生体移植により、毎年多くの命が助かっています。しかし、生体移植の場合、健康なドナーの身体にメスを入れて臓器を摘出することになるため、いくつか問題が生じます。

まず、**ドナーの健康に対するリスク**の問題があります。２００３年に京都大学で国内初の生体肝移植ドナーの死亡者が出て、大きく報道されました。その後に行われた肝移植ドナーの健康に関する追跡調査では、約９割のドナーが「提供してよかった」と感じているものの、ドナーの術後合併症として傷口のひきつりや麻痺、ケロイドといった「何らかの症状がある」と答えた人が約半数にのぼりました。〔7〕

また、**ドナーの心理的な問題**もあります。ドナーになれる人は、日本移植学会の倫理指針によって、原則的に**親族（六親等内の血族、配偶者と三親等内の姻族）**に限定されています。〔8〕また、ドナーの提供意思が自発的であること、強制や金銭目的ではないことなどを医療機関で確認することも指針に記されています。ただ優介の場合のように、自分がドナーにならなければ家族が死ぬという状況では、意思の自発性を確保することは容易ではなく、家族から無言のプレッシャーがかかることもあるかもしれません。

さらに、**生体移植は不公平**という指摘もあります。今日、腎臓や肝臓や肺などの生体

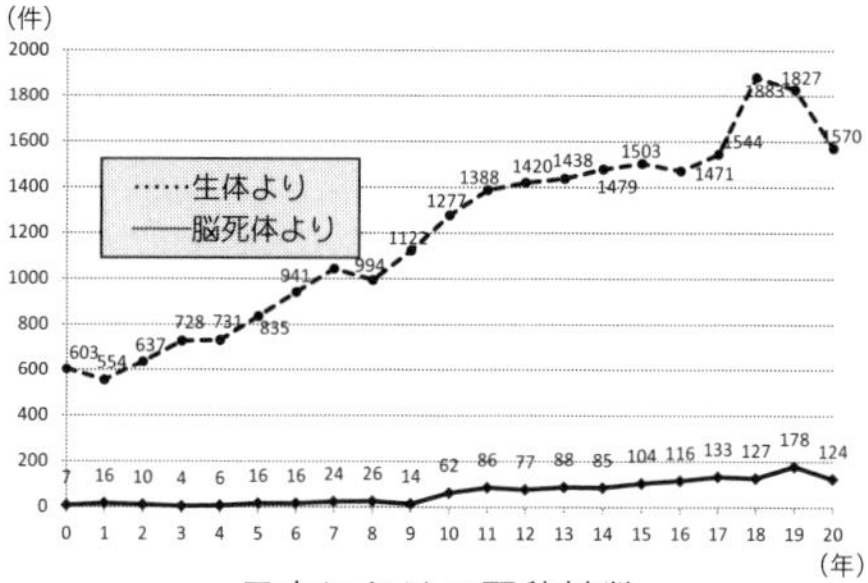

日本における腎移植数
（日本肝移植研究会「ファクトブック 2021」より）

〔6〕たとえば、『臓器移植ファクトブック２０２１』によると、２０２０年の腎臓移植の件数は、生体からの移植が１５７０件、死体からの移植が１４１件（うち脳死下は１２４件）。なお、日本では肝移植の成績は生体からでも死体からでも変わらないが、腎移植の成績は生体からのほうが少し上回っている。

〔7〕詳細は以下で見ることができる。日本肝移植研究会 http://jlts.umin.ac.jp/（２０２３年１月１７日最終アクセス）。

〔8〕親族に該当しない場合（たとえば友人などの場合）は、移植を行う医療機関で個別に検討することが規定されているが、実際には移植に至る例はほとんどない。また、優介のような未成年者（16歳以上20歳未満の者）からの臓器移植も例外的であり、通常よりも厳格なルールが適用される。肝移植に関しては未成年のドナーからの移植がこれまでに数十例行われている。

移植は多くの場合に保険適用となり、移植にかかわる金銭的負担は減っています。しかし、たとえば一家の大黒柱がドナーにならないといけない場合や、家族のなかに移植可能な人が一人もいない場合などもありえます。家族の犠牲の上に成り立つ医療、あるいは家族のなかに適切なドナーがいなければ受けられない医療は、不公平だというのです。

●臓器売買の問題

そのほか、**臓器売買**の問題もあります。日本では臓器移植法によって臓器売買や斡旋が禁止されています[9]。しかし、2006年と2011年に、国内で臓器売買が行われていたことが報道され、大きな社会問題になりました。また、日本人が外国に渡航して、臓器売買を行っている可能性も指摘されています。**渡航移植**や臓器売買が国際的に問題になっていることをふまえ、国際移植学会は2008年に、臓器売買の禁止と、渡航移植の自粛および死体移植の推進（各国あるいは各地域における「自給自足」）などを各国に求める**イスタンブール宣言**を出しました。その2年後には、世界保健機関（WHO）も臓器移植の指針に関して同じ趣旨の改正を行いました。この影響もあり、国内の臓器移植法が2009年に改正されました[10]。

日本移植学会倫理指針には、「臓器移植の望ましい形態は、死体からの移植である。……健常であるドナーに侵襲《しんしゅう》をおよぼすような医療行為は本来望ましくないと考える」とあり、生体臓器移植は「例外」として位置づけられています。しかし、現実には国内で移植を必要とする多くの人が家族からの生体臓器移植に頼らざるを得ない状況にあります。先に述べたような問題点をよく検討したうえで、今後の移植医療のあり方を考える必要があるでしょう。

---

〔9〕臓器売買を禁止する主な理由には、「身体の一部を商品のように売買するのは人間の尊厳に反する」、「貧しい者の搾取につながる」などがある。

〔10〕優介が話す「死後移植における提供先の指定」も、この法改正によって可能となった。現在は、15歳以上の者は、配偶者および二親等までの親族（両親や子ども）に限り、ドナーカードなどの書面により臓器提供先を指定しておくことができる。ただし、自殺が疑われるような場合は無効になる。また、医学的な見地から親族に移植することができない場合は、日本臓器移植ネットワークに登録している他の患者に移植が行われる。

映画・小説から

タイを舞台に人身売買および臓器売買の姿を描いた映画として、『闇の子どもたち』がある（江口洋介、宮崎あおい主演）。カズオ・イシグロ原作の『わたしを離さないで』は、他人に臓器を提供するために産み出された「提供者」たちの青春を描くSF映画。

クローン技術

7 ペットは二代目

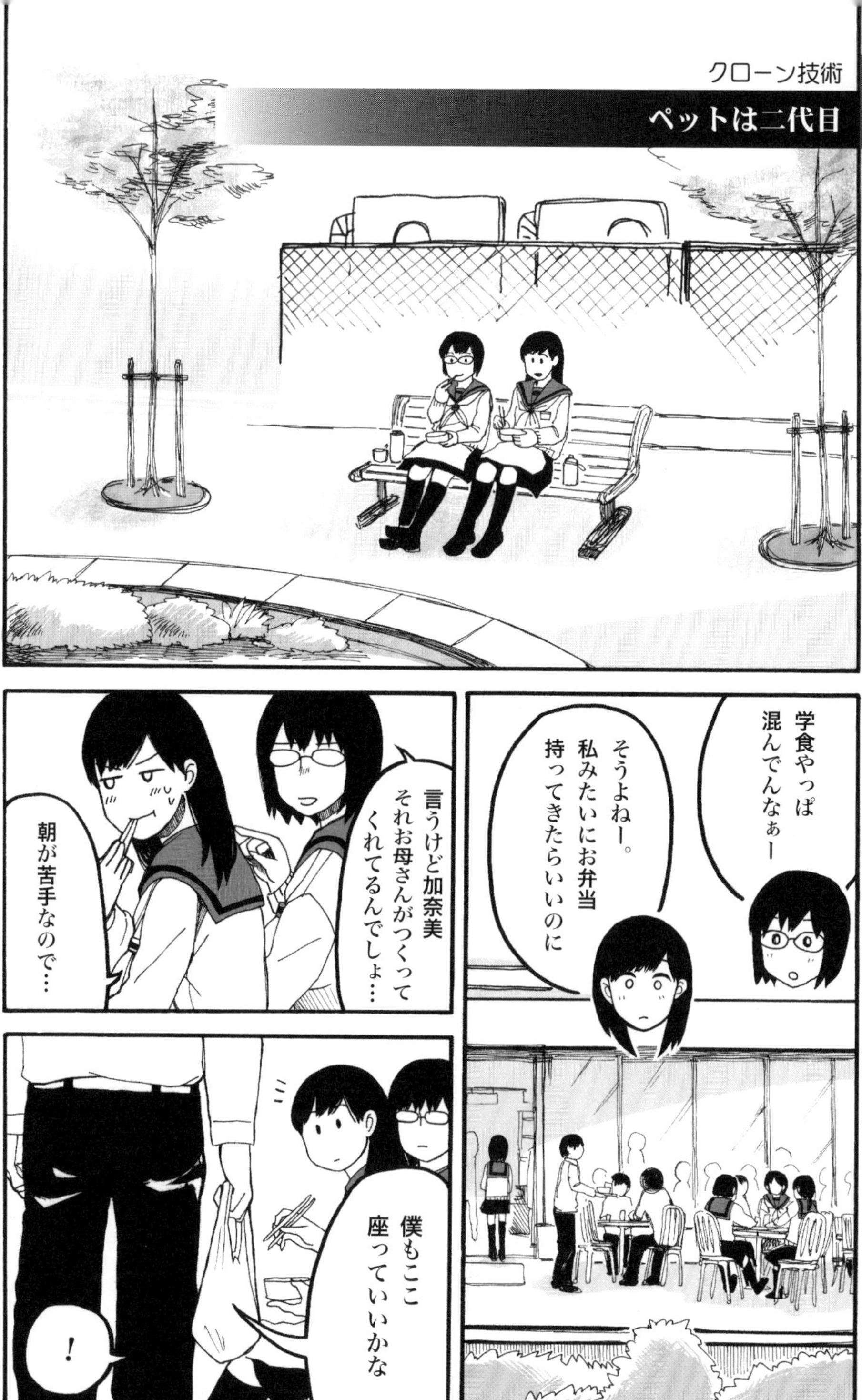

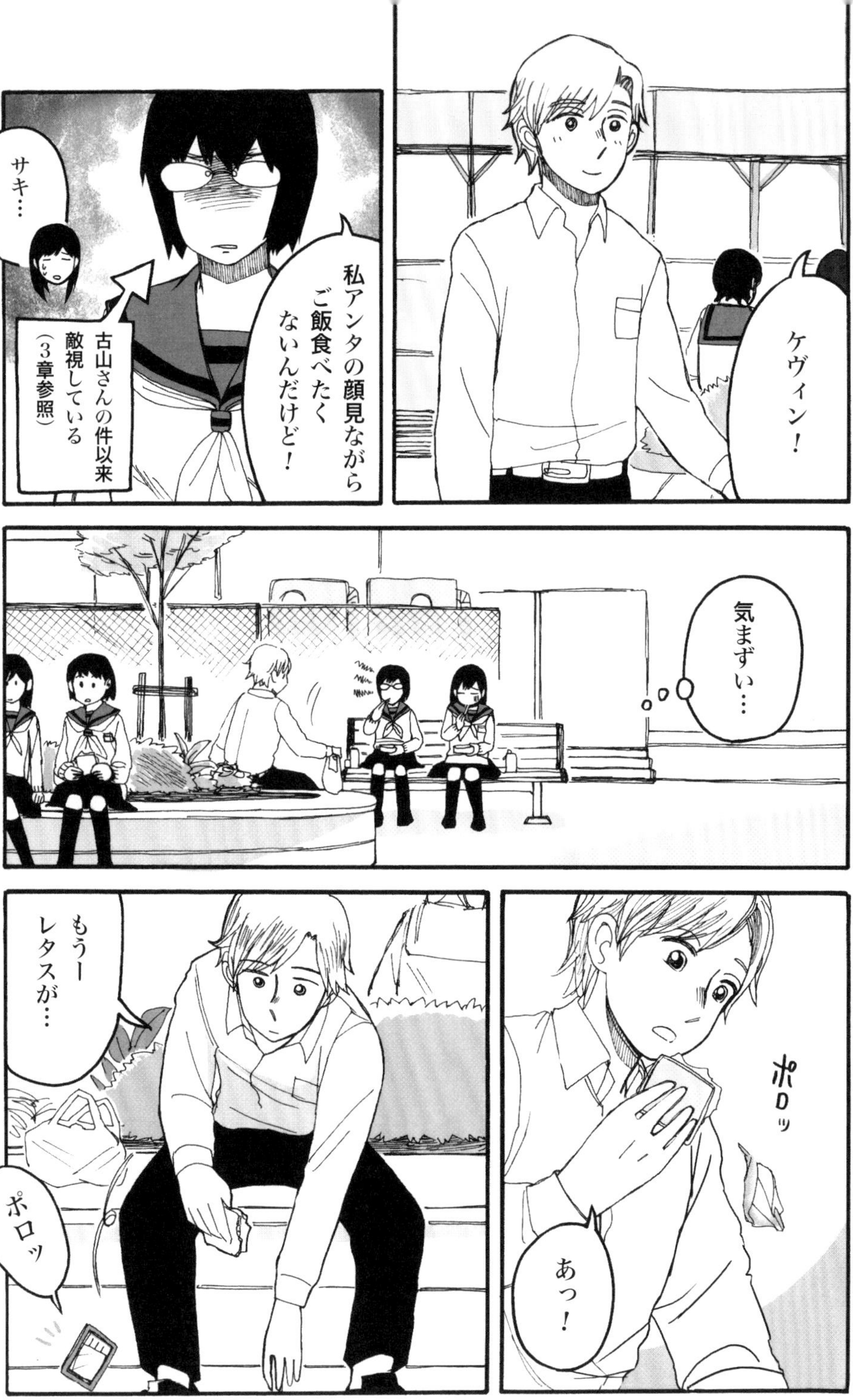
ケヴィン！
私アンタの顔見ながらご飯食べたくないんだけど！
サキ…
古山さんの件以来敵視している（3章参照）
気まずい…
ポロッ
あっ！
もうーレタスが…
ポロッ

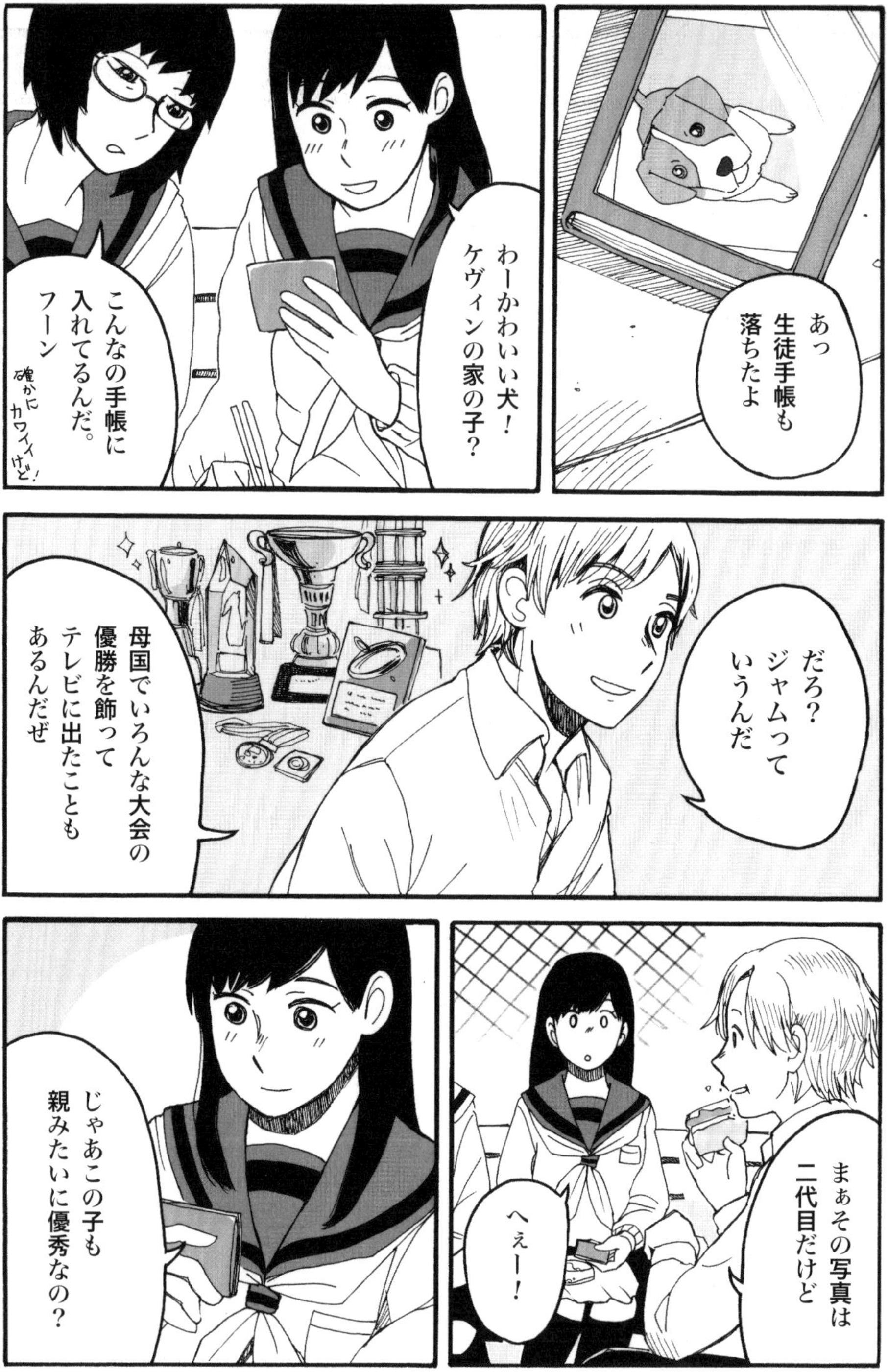

あっ 生徒手帳も落ちたよ
わーかわいい犬！ケヴィンの家の子？
こんなの手帳に入れてるんだ。フーン
確かにカワイイけど！
だろ？ジャムっていうんだ
母国でいろんな大会の優勝を飾ってテレビに出たこともあるんだぜ
まぁその写真は二代目だけど
へぇー！
じゃあこの子も親みたいに優秀なの？

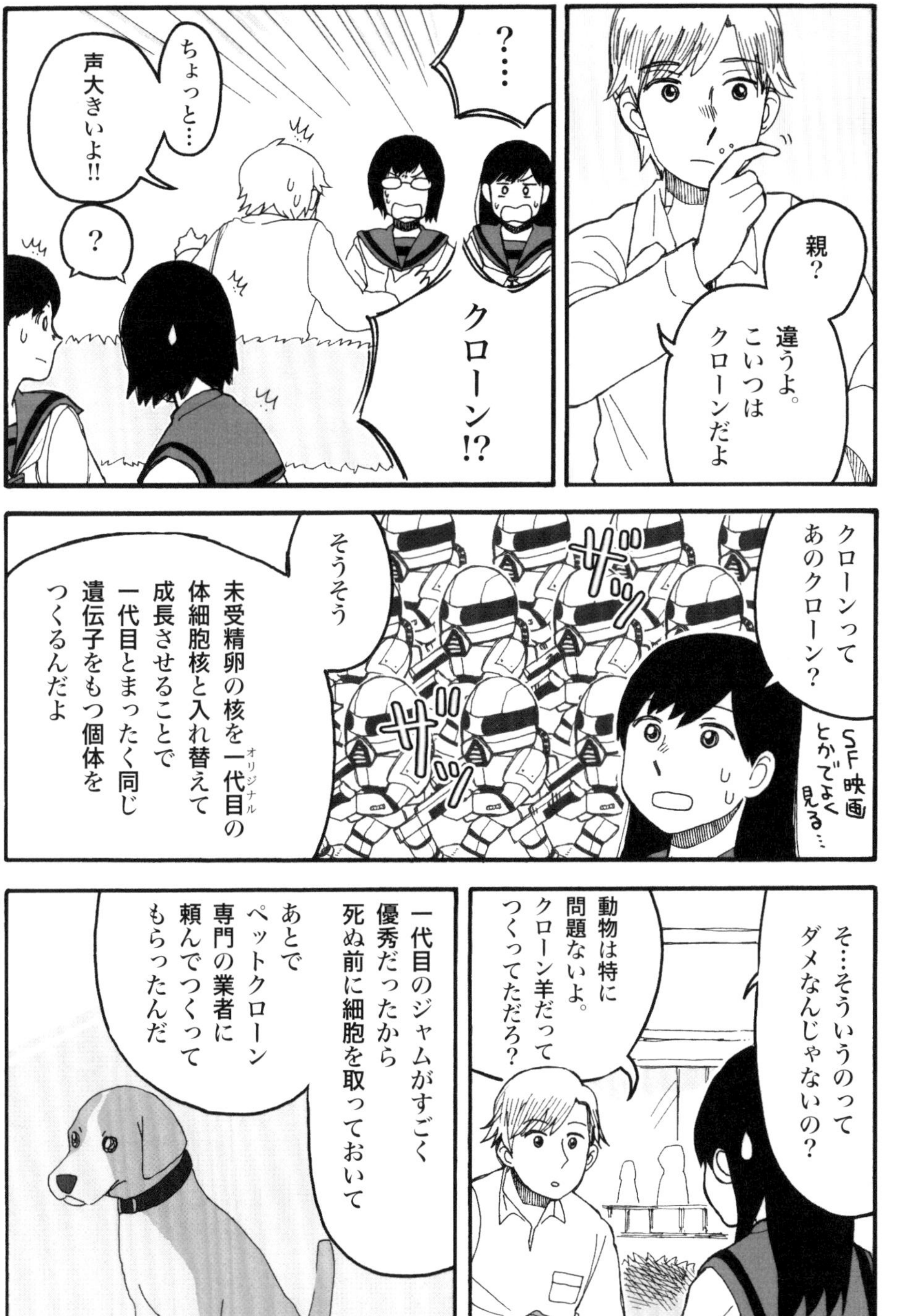
親?
違うよ。こいつはクローンだよ
クローン!?
?….
ちょっと…声大きいよ!!
?
クローンってあのクローン?
SF映画とかでよく見る…
ザッ
ザッ
そうそう
未受精卵の核を一代目《オリジナル》の体細胞核と入れ替えて成長させることで一代目とまったく同じ遺伝子をもつ個体をつくるんだよ
そ…そういうのってダメなんじゃないの?
動物は特に問題ないよ。クローン羊だってつくってただろ?
一代目のジャムがすごく優秀だったから死ぬ前に細胞を取っておいて
あとでペットクローン専門の業者に頼んでつくってもらったんだ

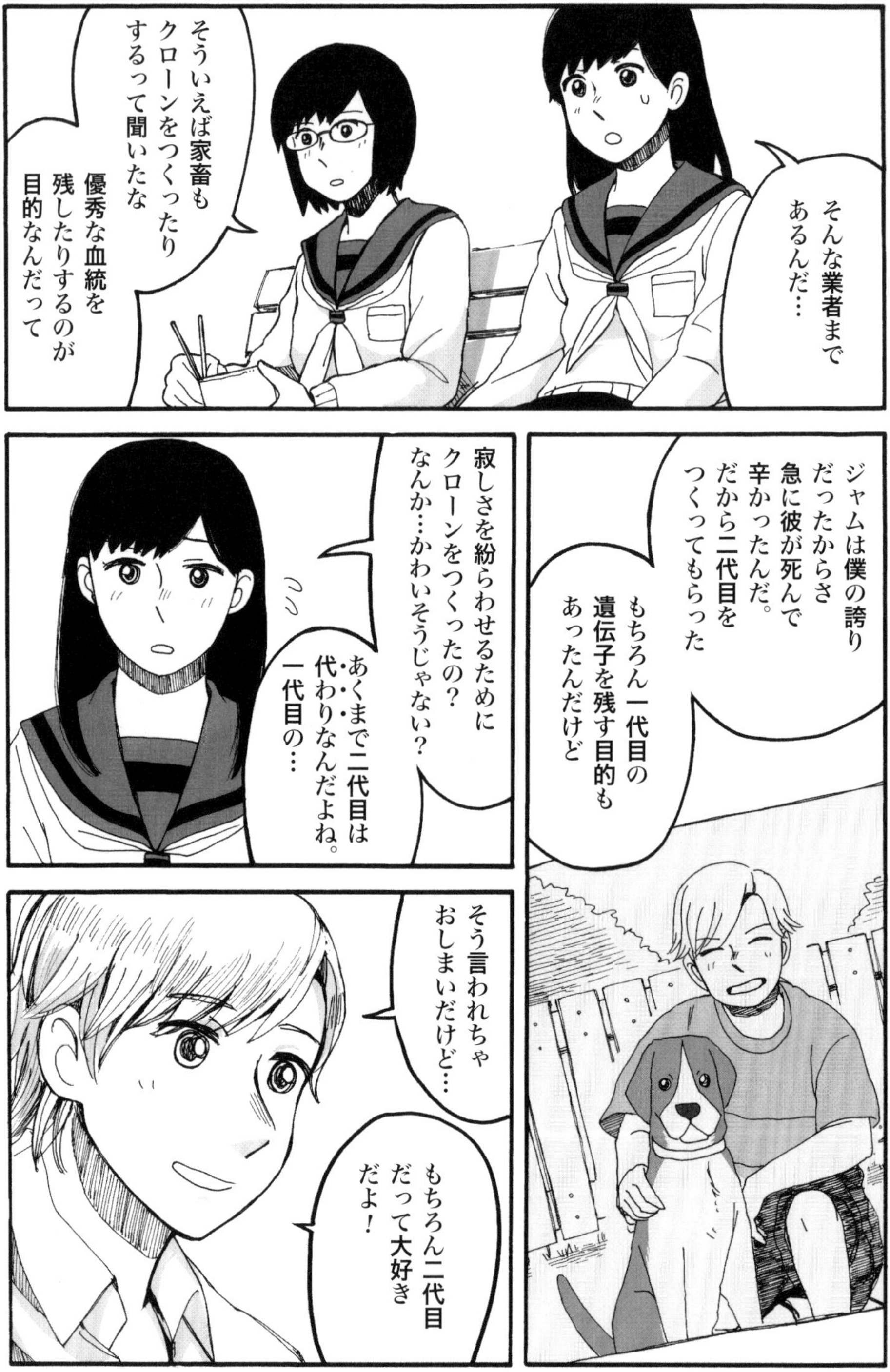
そんな業者まであるんだ…
そういえば家畜もクローンをつくったりするって聞いたな
優秀な血統を残したりするのが目的なんだって
ジャムは僕の誇りだったからさ急に彼が死んで辛かったんだ。だから二代目をつくってもらった
もちろん一代目の遺伝子を残す目的もあったんだけど
寂しさを紛らわせるためにクローンをつくったの？なんか…かわいそうじゃない？
あくまで二代目は代わりなんだよね。一代目の…
そう言われちゃおしまいだけど…
もちろん二代目だって大好きだよ！

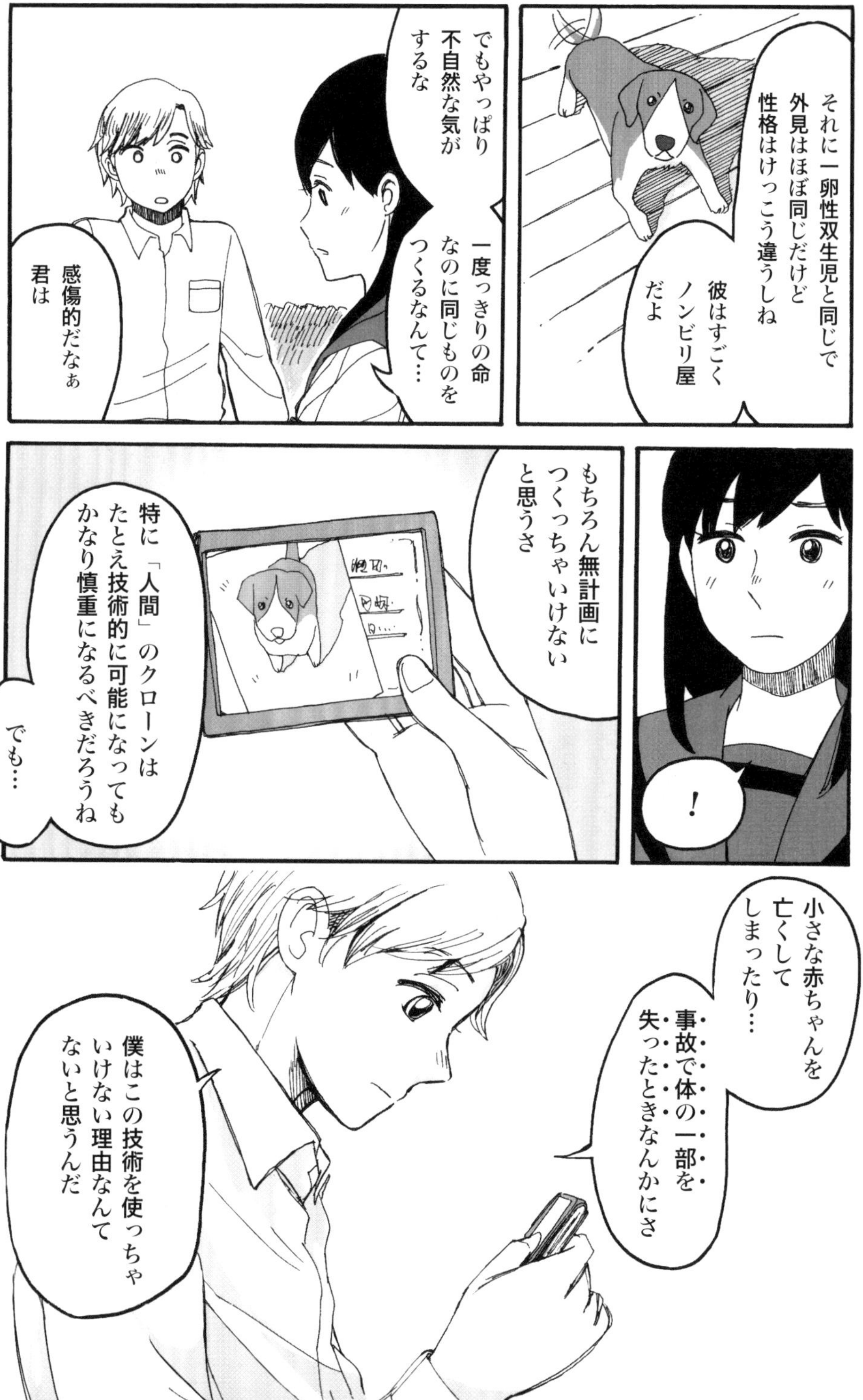

それに一卵性双生児と同じで
外見はほぼ同じだけど
性格はけっこう違うしね
彼はすごく
ノンビリ屋
だよ
でもやっぱり
不自然な気が
するな
一度っきりの命
なのに同じものを
つくるなんて…
感傷的だなぁ
君は
!
もちろん無計画に
つくっちゃいけない
と思うさ
特に「人間」のクローンは
たとえ技術的に可能になっても
かなり慎重になるべきだろうね
でも…
小さな赤ちゃんを
亡くして
しまったり…
事故で体の一部を
失ったときなんかにさ
僕はこの技術を使っちゃ
いけない理由なんて
ないと思うんだ

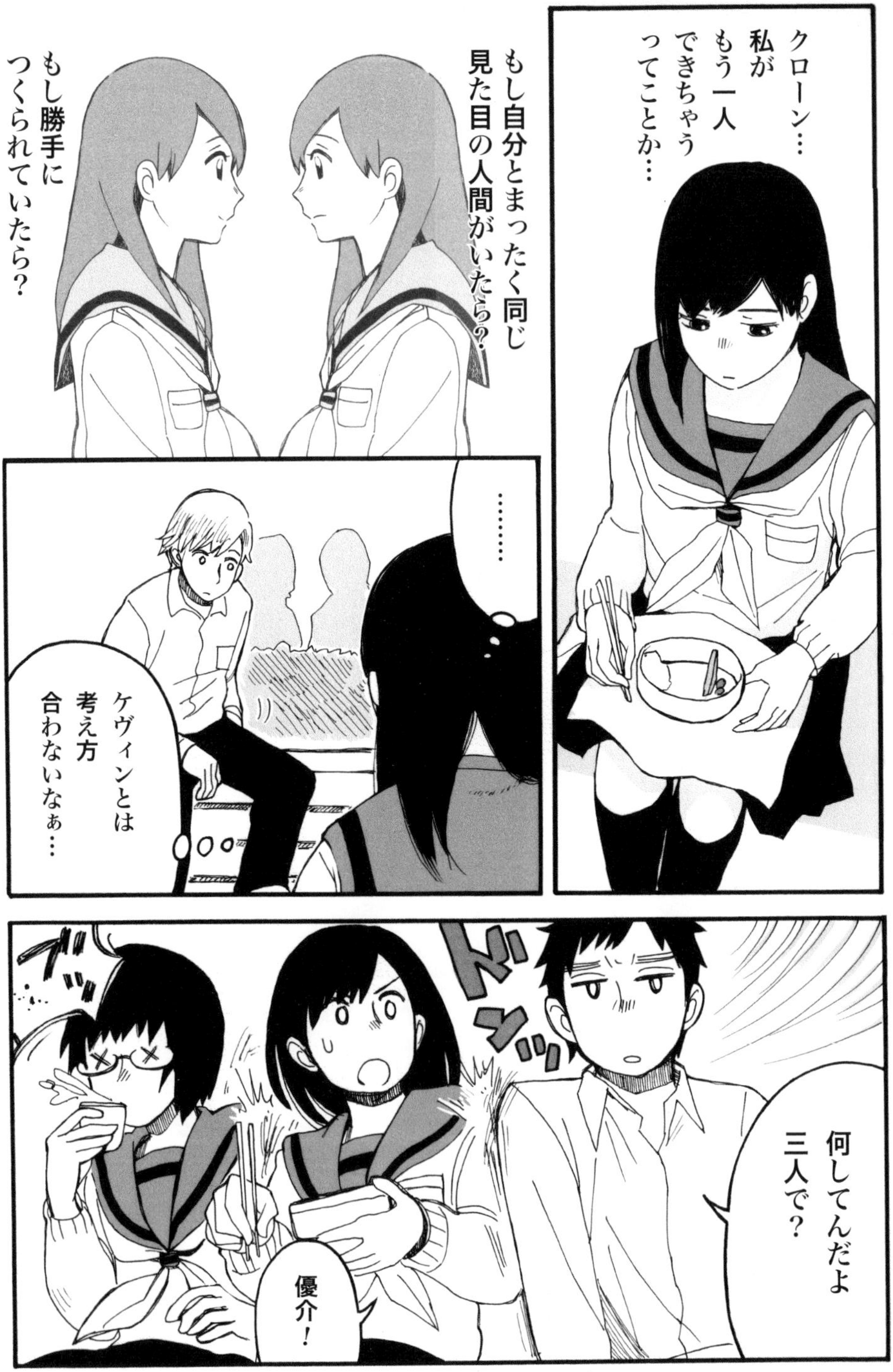
クローン…
私が
もう一人
できちゃう
ってことか…
もし自分とまったく同じ
見た目の人間がいたら？
もし勝手に
つくられていたら？
………
ケヴィンとは
考え方
合わないなぁ…
ドンッ
ブッ
何してんだよ
三人で？
優介！

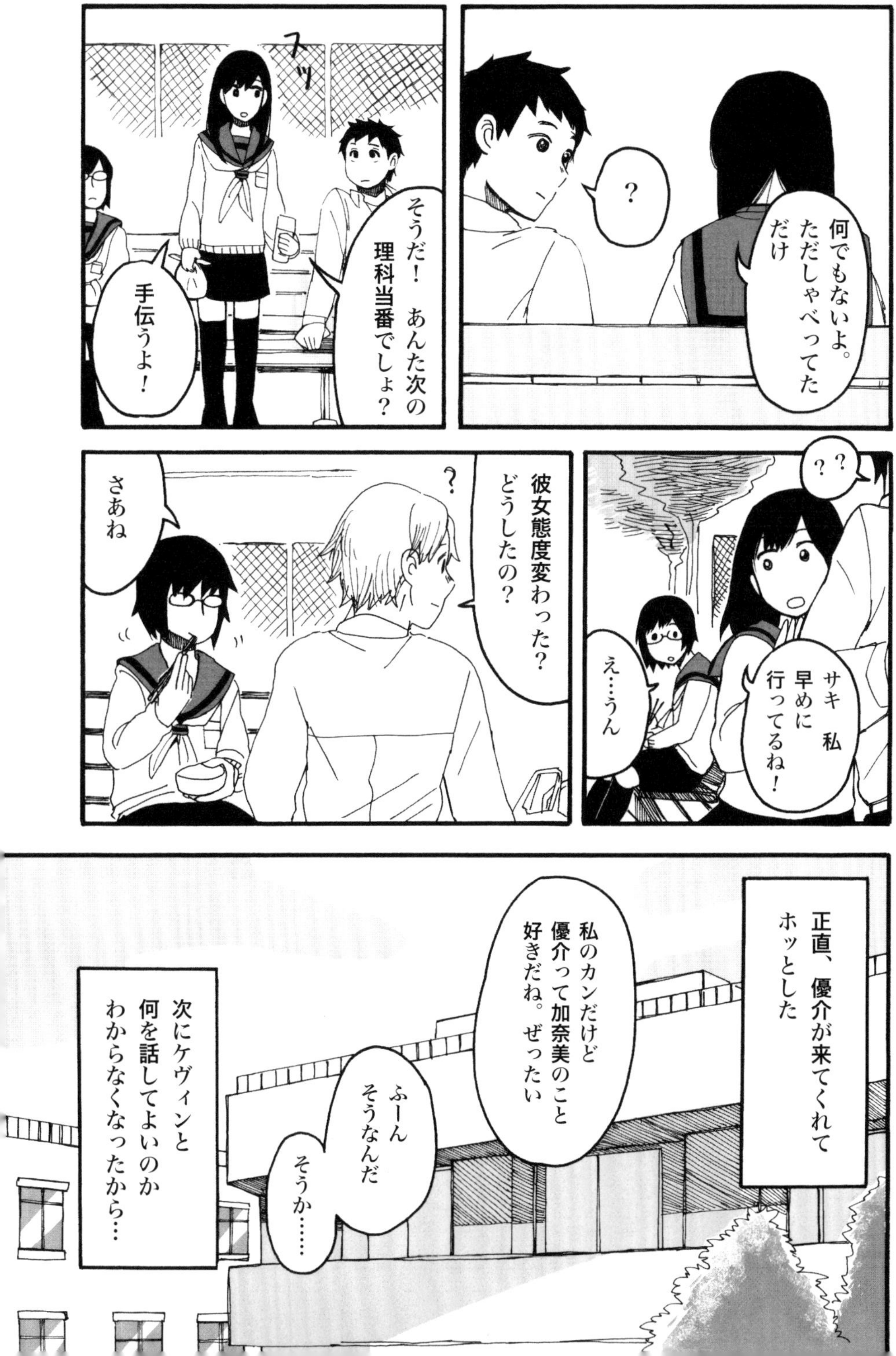

何でもないよ。ただしゃべってただけ
？
スッ
そうだ！ あんた次の理科当番でしょ？
手伝うよ！
？？
サキ 私早めに行ってるね！
え…うん
？
彼女態度変わった？どうしたの？
さあね
正直、優介が来てくれてホッとした
私のカンだけど優介って加奈美のこと好きだね。ぜったい
ふーん そうなんだ
そうか……
次にケヴィンと何を話してよいのかわからなくなったから…

Lecture

「クローン人間」をつくることは許されるか？

20世紀末に哺乳類のクローン作製（**クローニング**）が成功してから、クローン技術は急速に進展しました。マンガのなかで、ケヴィンはクローン技術を用いて優秀な愛犬のクローンをつくったと言っていますが、今日、このようなことも可能になっています。さらには、小さいころに不慮の事故でなくなった子どものクローンをつくることも空想ではなくなりつつあります。あなたの大好きなペットや、大切な家族が亡くなったとき、クローン技術を使うことができるなら、どうしますか――。

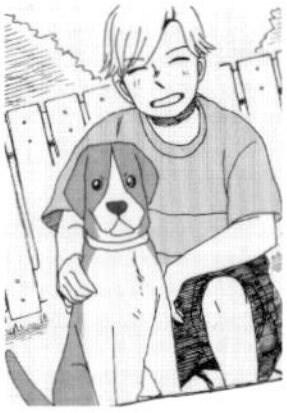

●クローン羊ドリー誕生と「クローン人間誕生」の報道

1997年の初頭、英国で1頭のクローン羊が生まれたことが報道されました[1]。**ドリー**と名づけられたこの羊の誕生は、世界中を驚かせました。

ドリーは哺乳類で初の**体細胞クローン**でした。体細胞クローンは、次のようにつくられます（下図参照）。

(1) ある個体の体細胞の核を取り出し[2]、あらかじめ核を除いた未受精卵に移植する。
(2) 電気刺激を与えて分裂を開始させる。
(3) 胚を子宮に着床させ、通常の出産と同様に出産する。

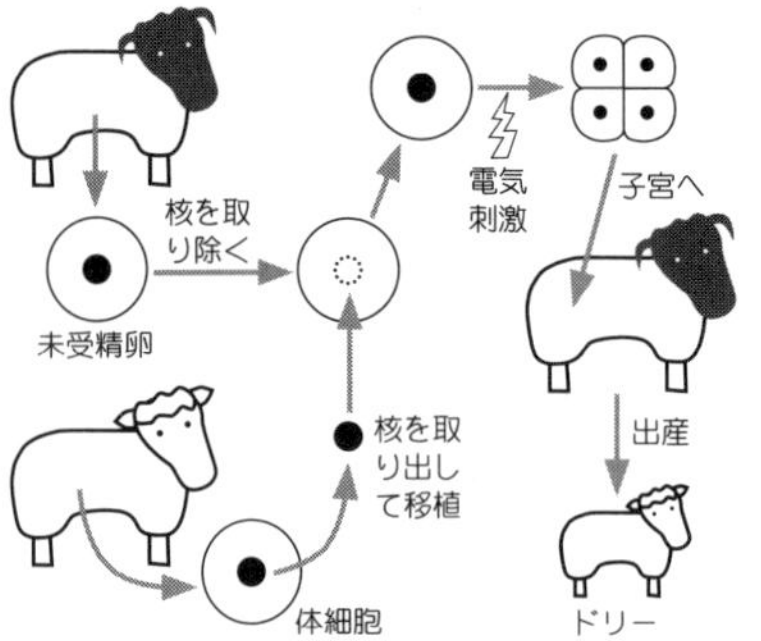

〔1〕ドリーが実際に誕生したのは1996年7月。1998年にはドリーはメス羊を通常のしかたで出産した。
〔2〕ドリーの場合は、成長したメス羊の乳腺細胞を用いた。

こうすると、遺伝的には元の個体と同一の**クローン個体**ができます。このようなクローン技術と**遺伝子組換え技術**とを組み合わせれば、人に役立つ薬やタンパク質を産出する動物や、人間への移植に使える臓器をもった動物を大量につくることが可能となります。

クローンはもともと「小枝」を意味するギリシャ語で、挿し木で新しい木を育てるなど、植物では古くからある技術です。また、1960年代には両生類のカエルでも、オタマジャクシの体細胞を用いたクローン作製が成功していました[3]。さらに、畜産分野ではいわゆる**受精卵クローン**[4]を用いた個体の作製が1990年ごろから行われていました。しかし、哺乳類での体細胞クローニングが成功したことで、ヒトのクローン、いわゆる「**クローン人間**」が生まれる可能性が飛躍的に高まりました。その後、マウス、牛、豚、馬などの（体細胞）クローニングが成功し、2001年にはクローン猫、2005年にはクローン犬が誕生し[5]、さらに2018年にはクローン猿が誕生しています。

ドリーの誕生が世界的な注目を浴びた背景には、このような懸念がありました。実際に、ドリー誕生以降、クローン人間が誕生したという報道が何度かなされました[6]。2000年前後から、クローン人間をつくる用意があるという研究者や宗教団体が現れ、2002年には相次いで「クローン人間誕生」が報告されました。しかし、確実な証拠をもってクローン人間が生まれたという事実は、まだ確認されていません[7]。

●クローニングの二つの目的

クローニングの目的には、生殖目的と研究目的（治療目的）があるといわれます。**生殖目的のクローニング**とは、ケヴィンの愛犬の場合のように、この技術を用いてクローン個体をつくることです。ほかにも、たとえば病気で精子のない男性が、不妊治療とし

---

(3) この実験を成功させたジョン・ガードン博士は、2012年にノーベル生理学・医学賞を日本の山中伸弥教授とともに受賞した。

(4) 体細胞の核ではなく、受精卵から取り出した核を、除核した未受精卵に移植するもの。体細胞クローンの場合と違って、生まれてくる個体は（受精卵の遺伝子であるため）父母両方の遺伝子を受け継ぐことになる。

(5) 猫クローンの名前はCc、犬クローンの名前はスナッピー、猿クローンの名前はチョンチョンとフアフア。それぞれ米国、韓国、中国で生まれた。

(6) 古くは、米国のジャーナリストが、クローン人間が誕生したという本（ロービック『コピー人間の誕生』）を1978年に出版し、国際的な物議をかもしたが、のちにフィクションであることが明らかになった。

(7) ただし、人クローン胚の作製は、少なくとも2005年には成功している。

て体細胞クローニングを用いるような場合や、絶滅した動物や絶滅が危惧されている動物のクローンをつくるという場合も考えられます。

それに対して、**研究目的のクローニング**は、この技術を用いて移植用の臓器をつくり出したり、難病の研究のために細胞組織をつくり出したりすることを指します。詳しくは8章で扱いますが、クローン胚を子宮に戻すのではなく、胚から胚性幹細胞（ES細胞）を取り出して培養することにより、さまざまな臓器や組織をつくり出せる可能性があります[8]。

●ヒトへのクローニング技術応用に関する倫理的議論

まず、生殖目的のクローニングについての批判を見ましょう。

クローン羊ドリーが生まれたときは、誰かがヒトラーのクローンをつくるとたいへんなことになるという話がありました。しかし、人の個性は遺伝子だけで決まるわけではなく、その後の環境も重要です。たとえば、一卵性双生児は遺伝的には同一ですが、性格も見た目も同じではありません。したがって、クローン個体と元の個体は「年齢の違う一卵性双生児」に過ぎず、たとえ死んだ子どものクローンをつくったとしても、それは同一人物を蘇えらせたことにはなりません[9]。

とはいえ、クローン技術によって遺伝的に同一の個体を人為的に生み出すことは人の尊厳を侵すという批判や、クローン技術を用いた出産はオスとメスが必要な有性生殖ではなく無性生殖（単為生殖）なので、自然の摂理に反するという批判も根強くあります。

もう一つの批判として、成功率の低さや安全性の問題があります。これまでのところ、体細胞クローニングは成功する確率が極めて低く、ドリーの場合も、277個のクローン胚

---

〔8〕たとえば臓器移植が必要な患者のクローン胚から臓器をつくり出すことで、免疫拒絶反応のない移植が可能になるのではないかと考えられている。クローン技術を用いた臓器移植というと、まずクローン個体をつくって成長させ、それをスペアとして用いると考えがちだが、必ずしもそうではない。

〔9〕クローン猫のCcは三毛猫のクローンで、遺伝子は元の猫と同一であることが確認されたが、毛の色が元の猫と違っていた。これは、遺伝子が同一でも、どの遺伝子が発現するかは、環境や偶然に左右されるところもあるためである。

〔10〕ドリーは高齢の羊に見られる関節炎を早くから患っていた。羊は通常11～12歳まで生きるが、ドリーは6歳のときに肺がんを発症したため、2003年に安楽死させられた。ただし、ドリーがクローンだったから早く死んだのかどうかは不明である。

をつくって産まれたのはドリー1頭だけでした。また、死産や奇形などの先天異常の率も極めて高いと考えられており、[10]産まれてくる子どもにとっても、卵子の提供や代理母の役割を担う女性にとっても、現時点ではリスクが高すぎると考えられます。

次に、研究目的のクローニングについては、難病患者や移植が必要な患者を助ける可能性があるという理由から推進を望む人々がいる一方で、いくつか批判もあります。

一つは、**人クローン胚**を用いた研究は、クローン人間をつくる第一歩になりかねないので、全面的に禁止すべきだという批判です。また、人クローン胚も人間であるから、これを破壊して研究に用いることは許されないという批判もあります。さらに、こうした研究は動物で実験を重ねるべきで、人間で行うのは時期尚早だという意見もあります。

●クローン人間と規制

今日、クローン技術を生殖目的で用いてはならないという考えについては国際社会の合意が得られています。しかし、研究目的での利用は、それを容認する英国や日本などの国々と、禁止すべきだとする米国やドイツなどの国々で意見が分かれています。そのため、2005年に国連総会で人クローン作製の禁止宣言が採択されたときも、これが人クローン胚の作製も禁止するものであることから、日本や英国は反対票を投じました。[11]

日本では2001年6月に**クローン技術規制法**が施行され、クローン人間づくりが禁止されました。ただし、研究目的での人クローン胚の作製は、長い議論を経て2009年から厳格な条件の下で可能になりました。[12] 政策的にはいちおう解決されましたが、人間がクローン技術を用いて新しい生命をつくることがどこまで許されるのか、今後も議論が必要です。

---

(11) 宣言は賛成71、反対35、棄権43で採択されたが、国連加盟国に対する法的拘束力はない。

(12) 「ヒトに関するクローン技術等の規制に関する法律施行規則」および「特定胚の取扱いに関する指針」が2009年5月に改正された。

映画・小説から

臓器移植などの目的でつくられたクローン人間を主人公にした最近の映画に、カズオ・イシグロ原作『わたしを離さないで』や、ユアン・マクレガー主演の『アイランド』などがある。『ブラジルから来た少年』(1978)は、ナチスの残党がヒトラーのクローンをつくることをもくろむサスペンスSF映画。

ES 細胞と iPS 細胞

8 ケヴィンの弟

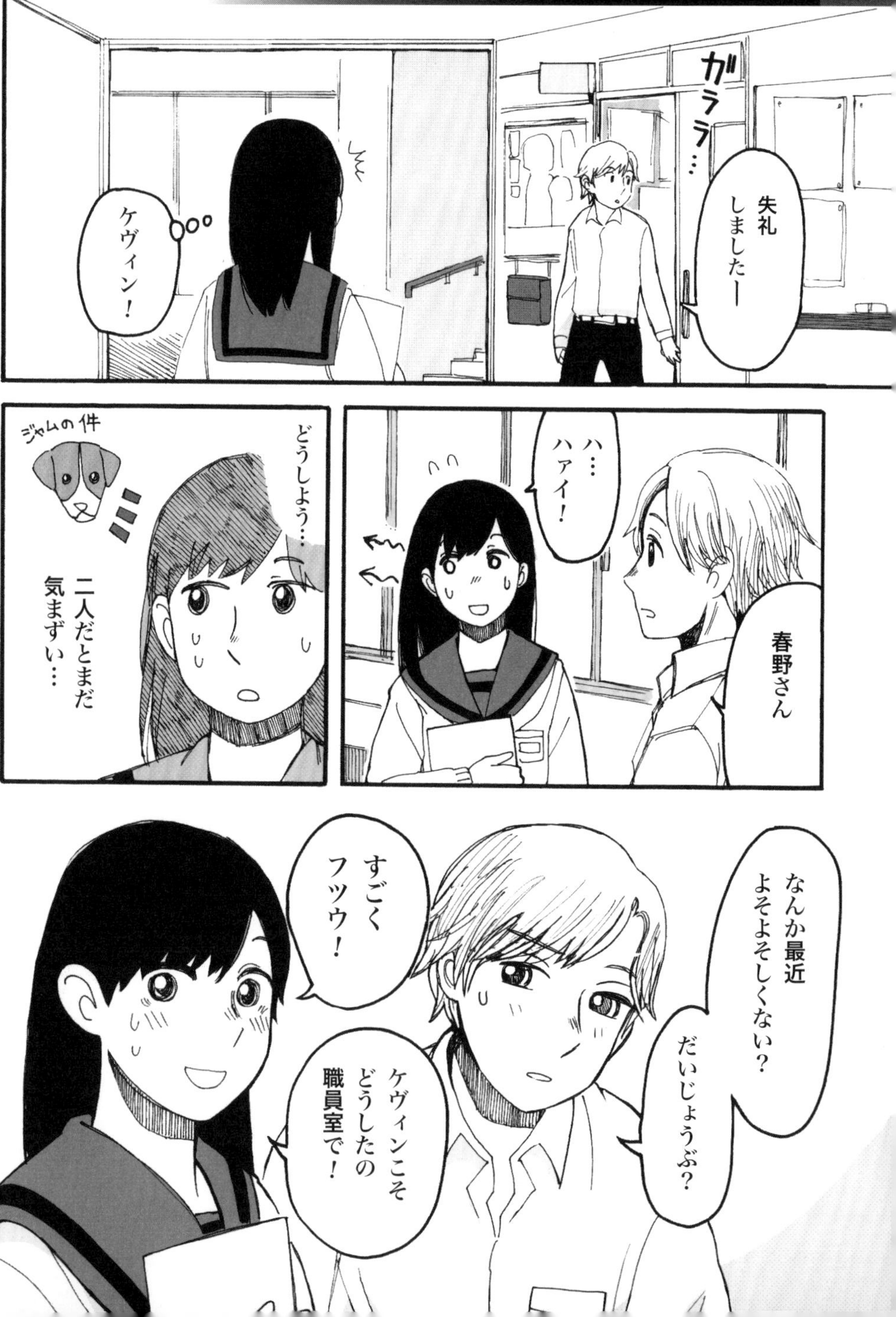

ガララ…
失礼しましたー
ケヴィン！
春野さん
ハ…ハァイ！
どうしよう…
ジャムの件
二人だとまだ気まずい…
なんか最近よそよそしくない？
すごくフツウ！
だいじょうぶ？
ケヴィンこそどうしたの職員室で！

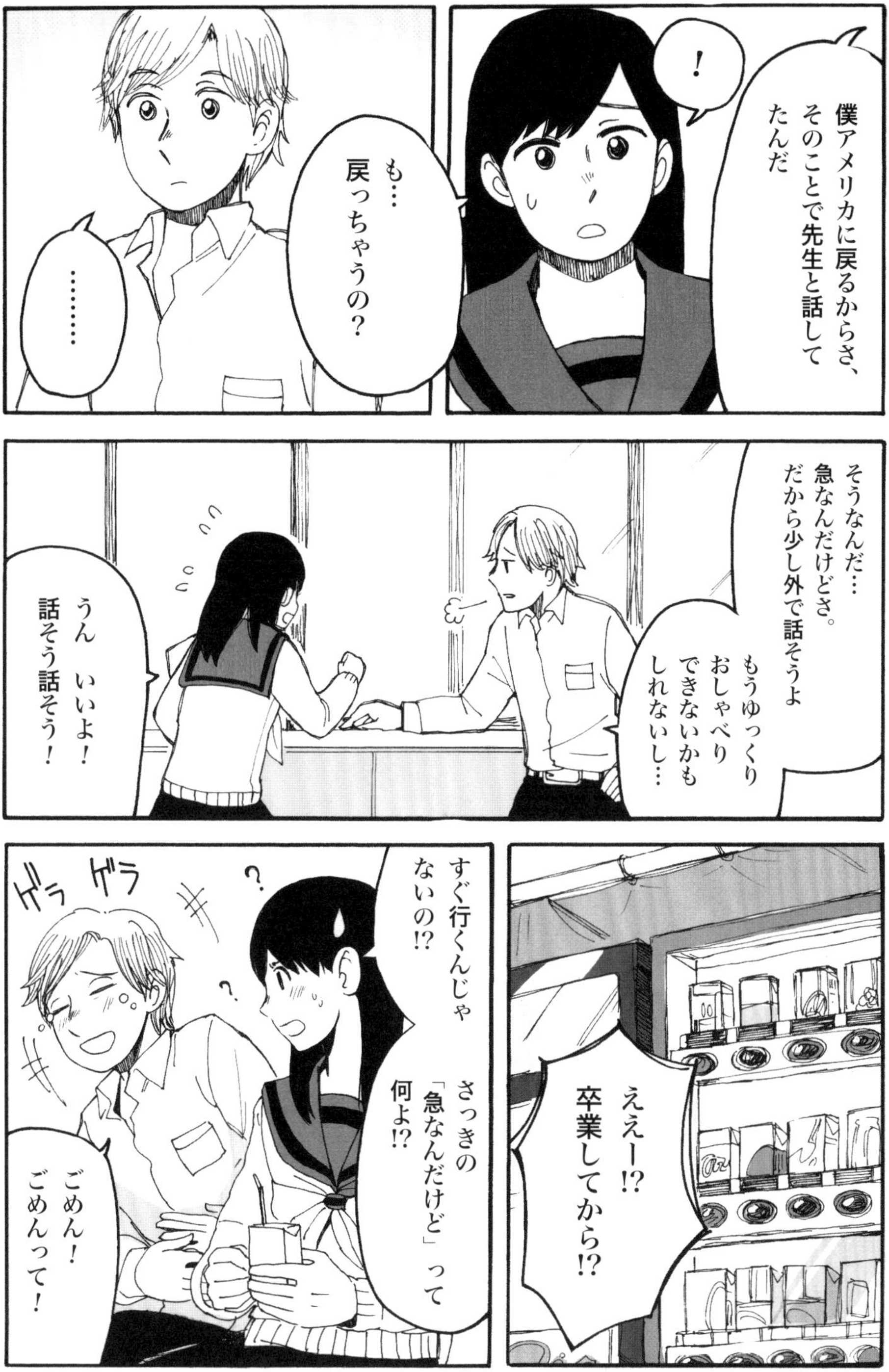
僕アメリカに戻るからさ、そのことで先生と話してたんだ
！
も…戻っちゃうの？
………
そうなんだ…急なんだけどさ。だから少し外で話そうよ
もうゆっくりおしゃべりできないかもしれないし…
うん いいよ！話そう話そう！
ええー!?卒業してから!?
すぐ行くんじゃないの!?
さっきの「急なんだけど」って何よ!?
ゲラゲラ
ごめん！ごめんって！

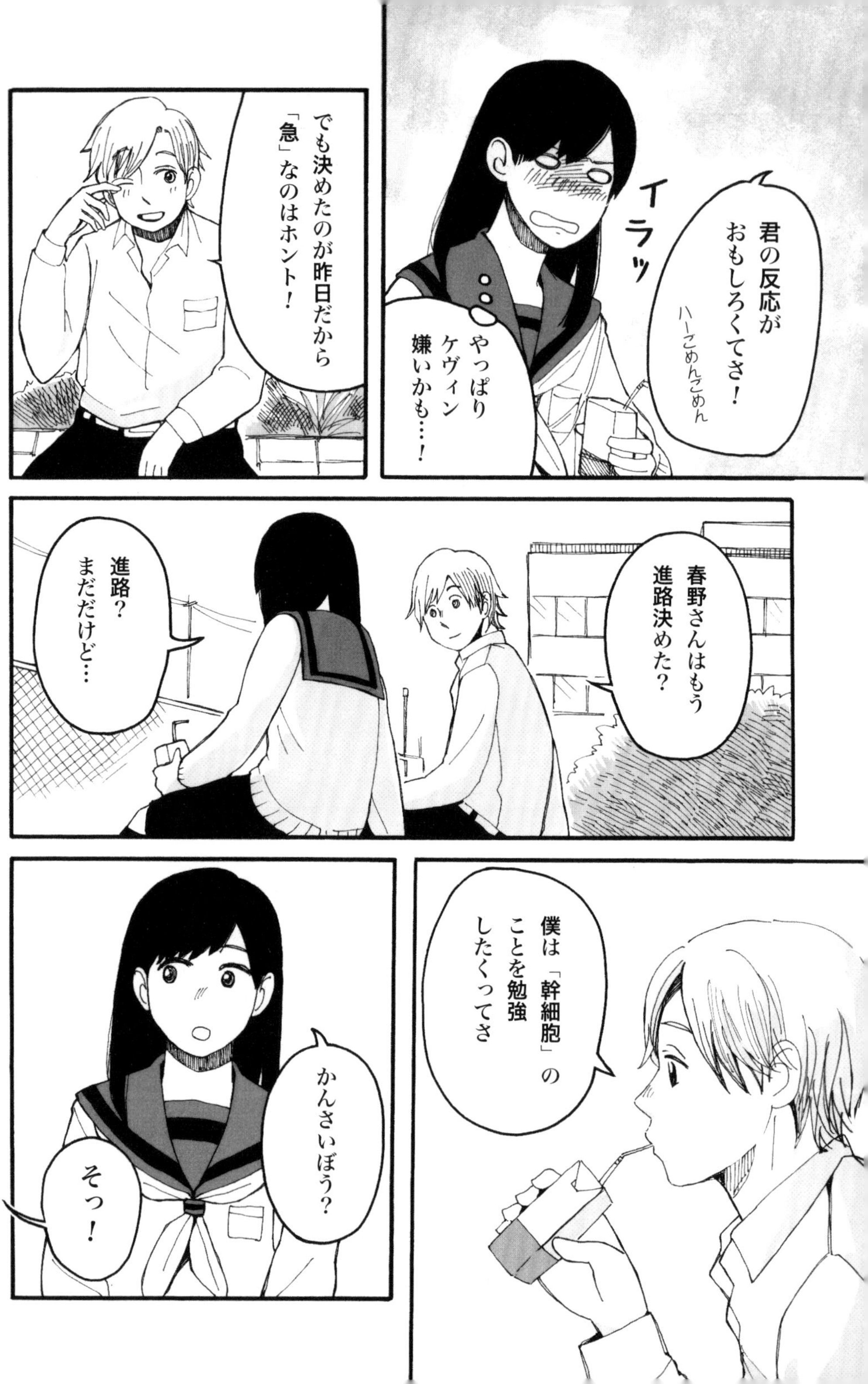
君の反応がおもしろくてさ！
ハーごめんごめん
イラッ
やっぱりケヴィン嫌いかも…！
でも決めたのが昨日だから「急」なのはホント！
春野さんはもう進路決めた？
進路？まだだけど…
僕は「幹細胞」のことを勉強したくってさ
かんさいぼう？
そっ！

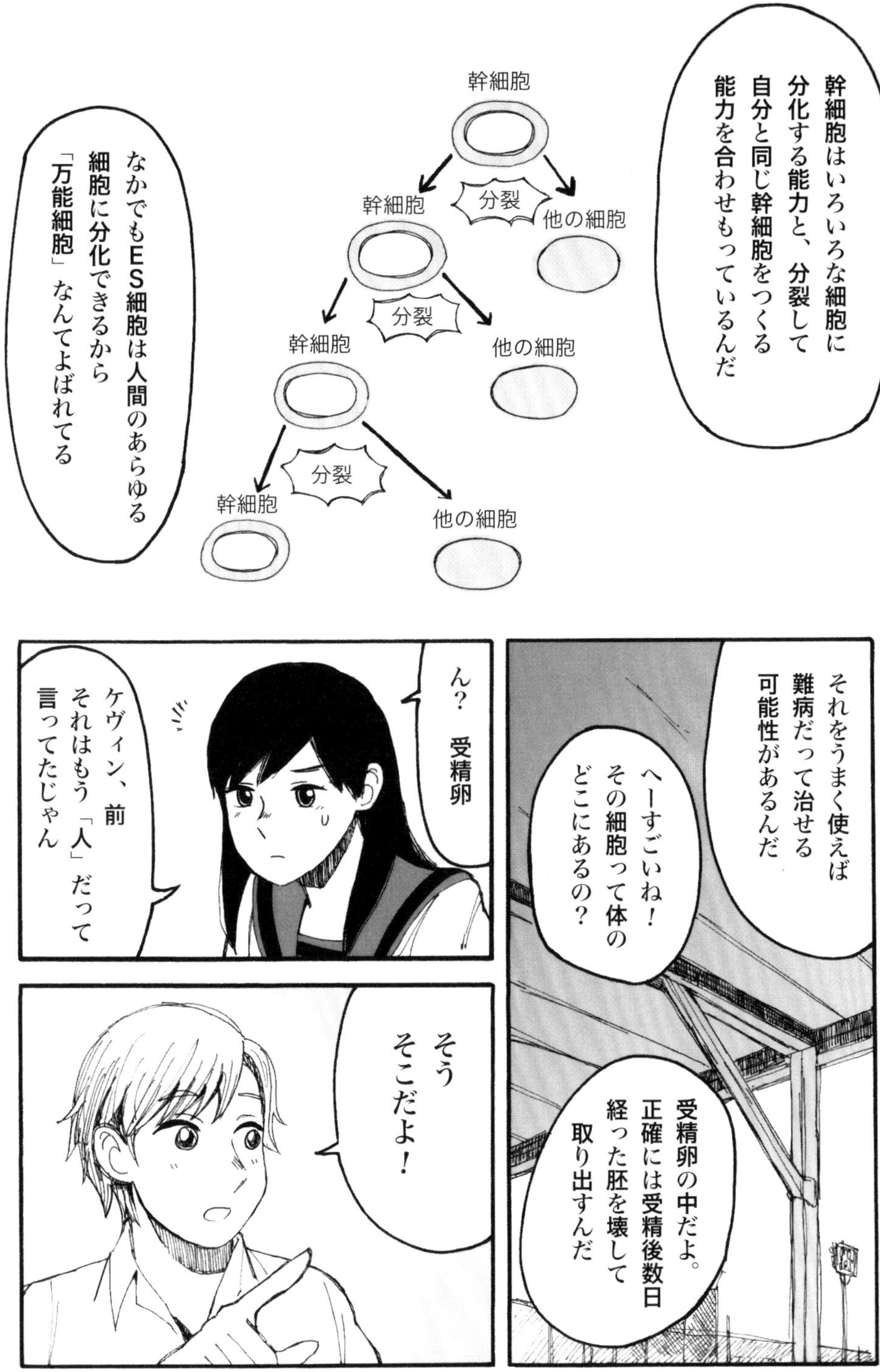
幹細胞はいろいろな細胞に分化する能力と、分裂して自分と同じ幹細胞をつくる能力を合わせもっているんだ
幹細胞
分裂
幹細胞
他の細胞
分裂
幹細胞
他の細胞
分裂
幹細胞
他の細胞
なかでもES細胞は人間のあらゆる細胞に分化できるから「万能細胞」なんてよばれてる
それをうまく使えば難病だって治せる可能性があるんだ
へーすごいね! その細胞って体のどこにあるの?
受精卵の中だよ。正確には受精後数日経った胚を壊して取り出すんだ
ん? 受精卵
ケヴィン、前それはもう「人」だって言ってたじゃん
そう そこだよ!

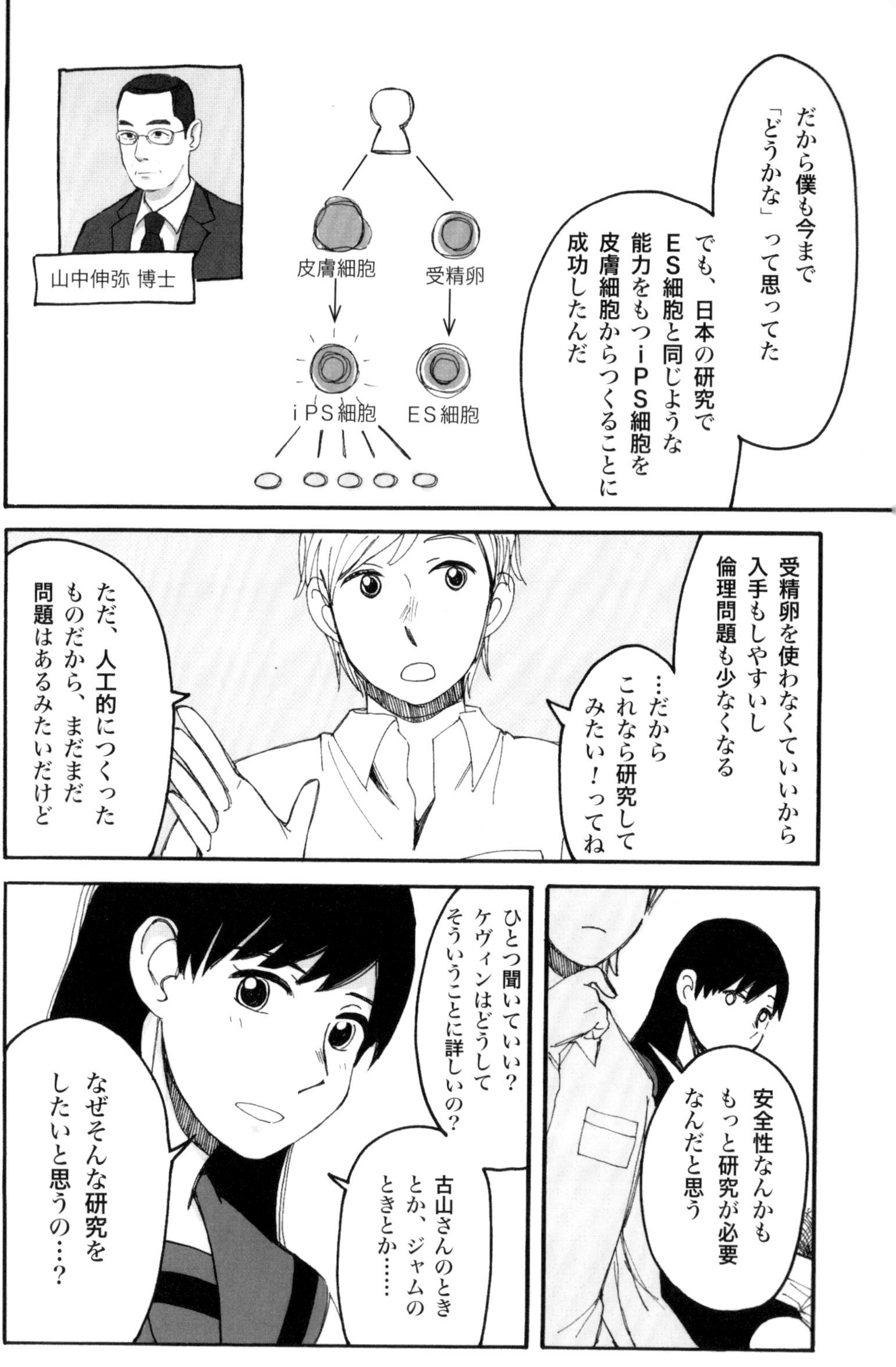
だから僕も今まで「どうかな」って思ってた
でも、日本の研究でES細胞と同じような能力をもつiPS細胞を皮膚細胞からつくることに成功したんだ
受精卵
皮膚細胞
ES細胞
iPS細胞
山中伸弥 博士
受精卵を使わなくていいから入手もしやすいし倫理問題も少なくなる
…だからこれなら研究してみたい！ってね
ただ、人工的につくったものだから、まだまだ問題はあるみたいだけど
安全性なんかももっと研究が必要なんだと思う
ひとつ聞いていい？ケヴィンはどうしてそういうことに詳しいの？
古山さんのときとか、ジャムのときとか……
なぜそんな研究をしたいと思うの…？

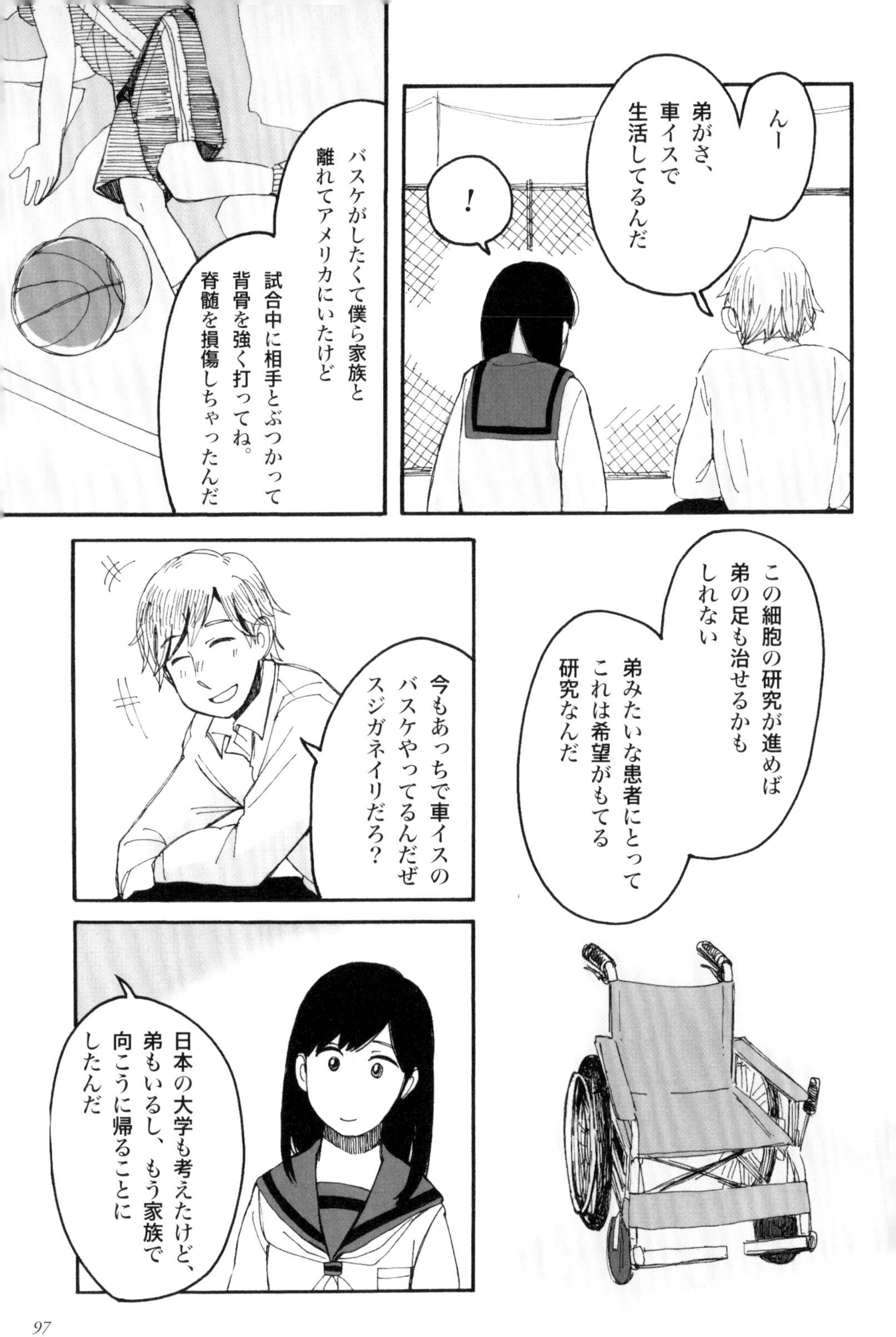
んー
弟がさ、車イスで生活してるんだ
!
バスケがしたくて僕ら家族と離れてアメリカにいたけど
試合中に相手とぶつかって背骨を強く打ってね。脊髄を損傷しちゃったんだ
この細胞の研究が進めば弟の足も治せるかもしれない
弟みたいな患者にとってこれは希望がもてる研究なんだ
今もあっちで車イスのバスケやってるんだぜスジガネイリだろ?
日本の大学も考えたけど、弟もいるし、もう家族で向こうに帰ることにしたんだ

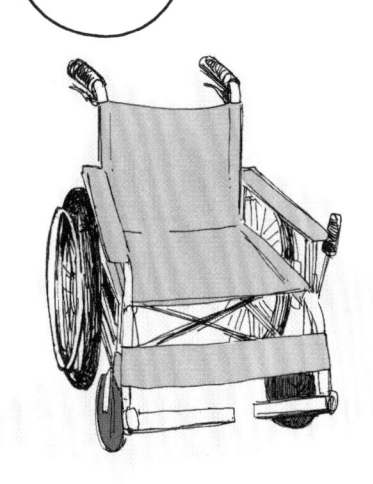

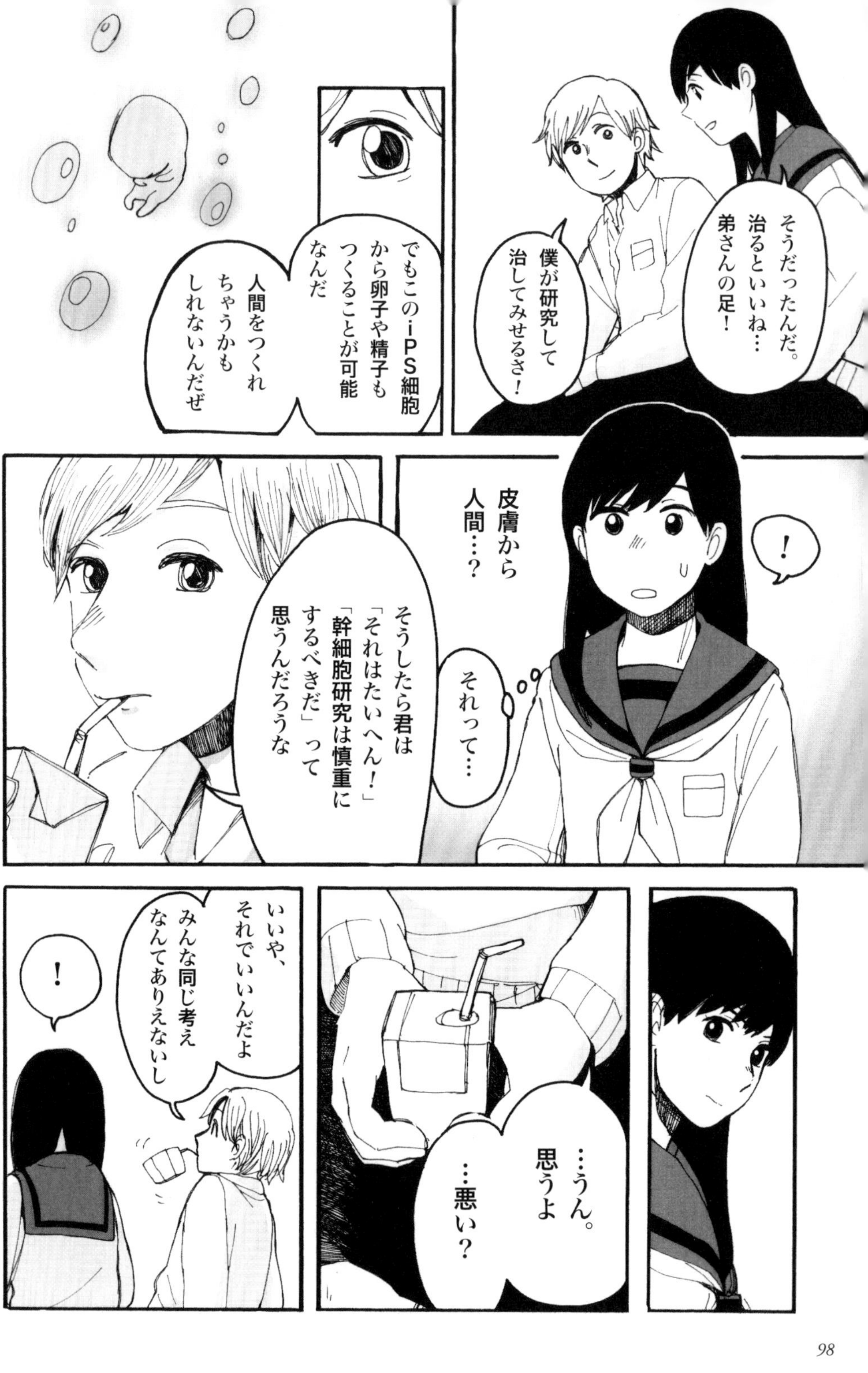

そうだったんだ。
治るといいね…
弟さんの足！
僕が研究して
治してみせるさ！
でもこのiPS細胞
から卵子や精子も
つくることが可能
なんだ
人間をつくれ
ちゃうかも
しれないんだぜ
！
皮膚から
人間…？
それって…
そうしたら君は
「それはたいへん！」
「幹細胞研究は慎重に
するべきだ」って
思うんだろうな
…うん。
思うよ
…悪い？
いいや、
それでいいんだよ
みんな同じ考え
なんてありえないし
！

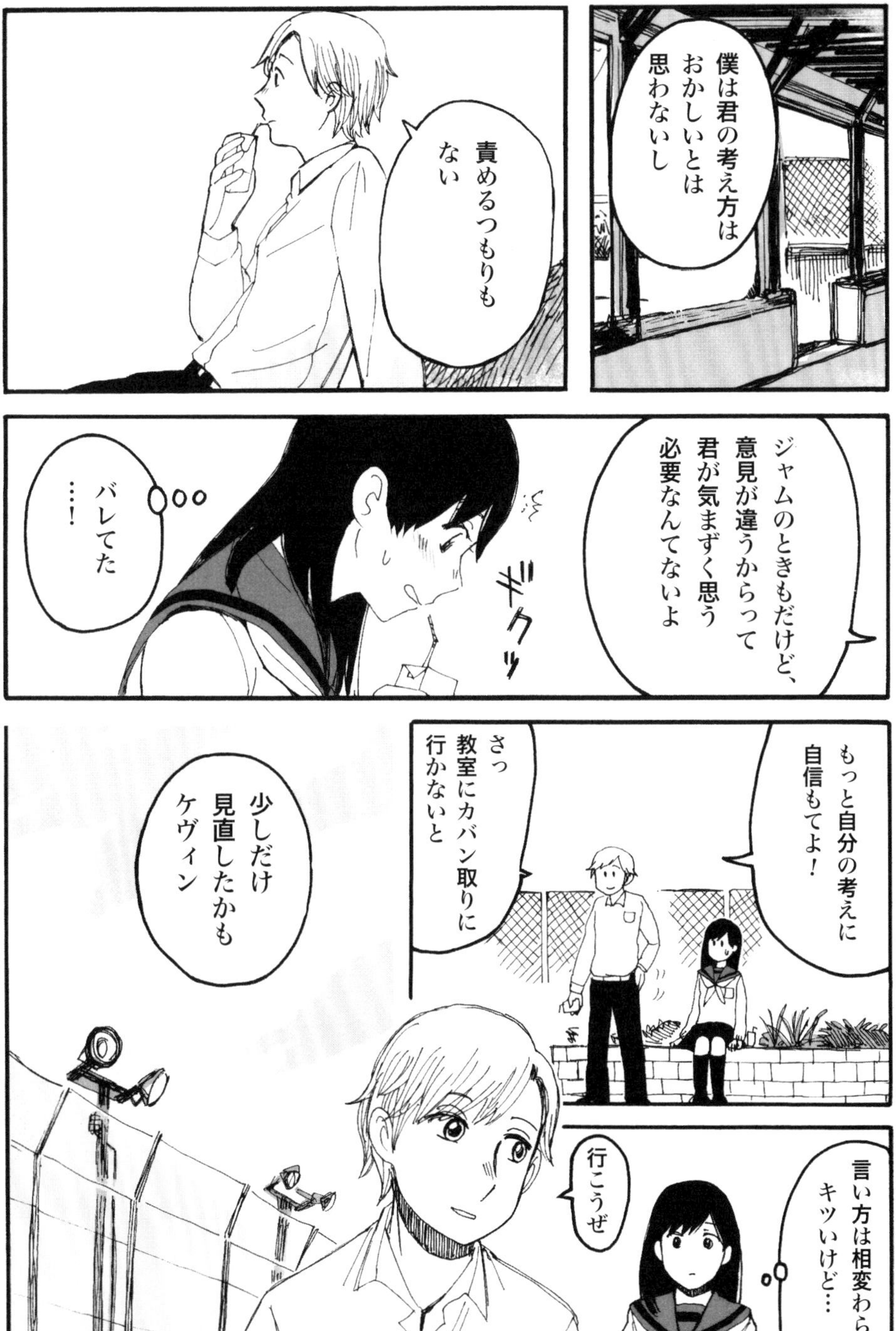
僕は君の考え方はおかしいとは思わないし
責めるつもりもない
ジャムのときもだけど、意見が違うからって君が気まずく思う必要なんてないよ
ギクッ
バレてた…!
もっと自分の考えに自信もてよ!
さっ教室にカバン取りに行かないと
少しだけ見直したかもケヴィン
言い方は相変わらずキツいけど…
行こうぜ

Lecture

幹細胞研究は人間の未来をどう変えるか?

病気やけがをして身体の一部に問題が生じた場合や、老化にともなって臓器の機能が衰えた場合に、新しい組織や臓器を用いて機能を再生することができたらどんなによいでしょうか。現在進んでいる幹細胞研究は、まさにそのような夢を実現する可能性があるものです。しかし、それだけでなく、ケヴィンが述べているように、皮膚の細胞から精子や卵子をつくることも夢ではなくなってきました。あなたは、こうした研究をどこまで進めてよいと思いますか——。

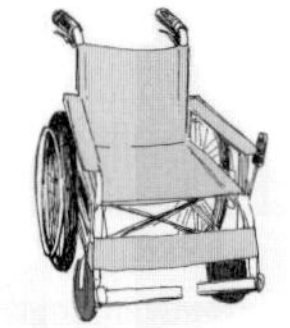

●ES細胞の作製と再生医療

クローン羊のドリーの誕生が報道された翌年、米国の研究者がヒトの**胚性幹細胞**（**ES細胞**）の培養に成功しました[1]。ES細胞は「**万能細胞**」とよばれる魔法のような能力をもつ細胞で、他の細胞と異なり、無限に増やすことができるだけでなく、神経や筋肉などさまざまな細胞に**分化**させることができます[2]。

普通の細胞	細胞分裂を行っても同じ細胞にしかなれない	数十回しか分裂できない	皮膚の細胞、血液の細胞など
体性幹細胞	いくつかの種類の細胞に分化できる（複能性）	必要に応じて分裂を行う	皮膚幹細胞、造血幹細胞、神経幹細胞など
胚性幹細胞（ES細胞）	あらゆる種類の細胞に分化できる（多能性）	無限に分裂できる	受精卵から取り出した細胞（胚盤胞）を人工的に培養して作製
受精卵	一つの完全な個体をつくり出すことができる（全能性）	数回の分裂後、全能性を失う	精子と卵子の結合により発生

普通の細胞，幹細胞，受精卵の違い

〔1〕ES細胞は英語でembryonic stem cell。分割を始めた受精卵（胚）の内側の細胞を取り出し、特殊な条件下で培養することで、つくり出された。最初にヒトES細胞の作製に成功したのは、米ウィスコンシン大学のジェームズ・トムソン博士。

〔2〕ES細胞は、あらゆる細胞に分化できるという意味で**多能性**をもつ（ただし、受精卵とは異なり、完全な個体をつくることはできない）。ES細胞以外にも造血幹細胞や神経幹細胞など、**体性幹細胞**（**成体幹細胞**）とよばれる幹細胞があるが、これらは**複能性**しかもたない。たとえば、骨髄にある造血幹細胞は、赤血球や白血球や血小板といった血液細胞に分化することができるが、それ以外の細胞には分化できない。

７章ではクローン技術について解説しました。体細胞クローニング（p.88の図参照）を用いて**人クローン胚**をつくり出し、そこからＥＳ細胞を取り出せれば、免疫拒絶反応のない組織や臓器をつくり出すことができます。これが可能になれば、ケヴィンの弟のような脊髄損傷の患者の治療を行ったり、臓器移植が必要な人に移植を行ったりすることができる見込みがあります。これが**再生医療**とよばれるもので、この技術が発展すると、他人からの臓器移植や献血の必要性がなくなるかもしれません[3]。

●ＥＳ細胞の前に立ちはだかる壁

しかし、クローン技術を用いたヒトＥＳ細胞作製には、二つの大きな壁がありました。

一つは、技術的な壁です。２００４年に、韓国・米国の合同研究チームが人クローン胚からＥＳ細胞をつくることに成功したという報道があり、大きな話題となりました。同チームは、２００５年には脊髄損傷の患者からＥＳ細胞をつくることにも成功したと発表し、免疫拒絶反応のない再生医療実現の可能性が一気に高まったように思われました。

しかし、２００５年末に研究データの捏造《ねつぞう》疑惑が報道され[4]、２００６年初頭には、人クローン胚由来のＥＳ細胞の作製には成功していなかったという報告書が出されました。その結果、研究の中心人物であったソウル大学のファン・ウソク教授は大学を辞職することとなり、一大スキャンダルとなりました。その後、人クローン胚からＥＳ細胞をつくり出す試みは下火になりました[5]。

もう一つは、倫理的な壁です。人クローン胚からＥＳ細胞をつくり出す際には、ヒト胚（受精卵）を破壊することになります。そのため、研究のために胚を意図的に壊して

---

〔3〕ほかにも、ＥＳ細胞を用いて、難病の疾患メカニズムの解明に役立てたり、新薬の有効性や副作用をテストしたりすることが考えられている。

〔4〕また、クローン胚作製に利用した卵子の提供のしかたについても、金銭の授受や心理的圧力の問題などがあったとされる。

〔5〕次ページで説明するｉＰＳ細胞が開発されたこともあり、人クローン胚からＥＳ細胞をつくり出す試みは下火になっていたが、２０１３年５月に米国のチームが作製に成功したことが発表された。http://www.natureasia.com/ja-jp/ndigest/specials/45144（２０２３年１月17日最終アクセス）

よいのかという、人工妊娠中絶とよく似た倫理的問題（3章参照）が指摘され、各国で論争が起きました。

米国では、難病の治療に役立つという理由でES細胞研究を推進しようとする人々もいましたが[6]、ジョージ・W・ブッシュ大統領（当時）は、連邦政府の研究資金を用いてES細胞を作製することを禁じ、ES細胞研究は後退を余儀なくされました。日本でもES細胞研究の是非については大きな議論があり、内閣府や文部科学省での長い議論の末、2009年に研究目的でのクローンES細胞の作製が厳しい条件下でのみ許されることになりました[7]。

● iPS細胞の誕生

このように、クローンES細胞研究は技術的にも倫理的にも問題があったため、何か別のしかたでES細胞のような万能細胞をつくれないかと研究が行われました。そして、日本の山中伸弥・京大教授が、2006年にはマウスで、2007年にはヒトでiPS細胞をつくることに成功し、世界的に大きな注目を集めました[8]。

iPS細胞[9]とは、ES細胞と同等

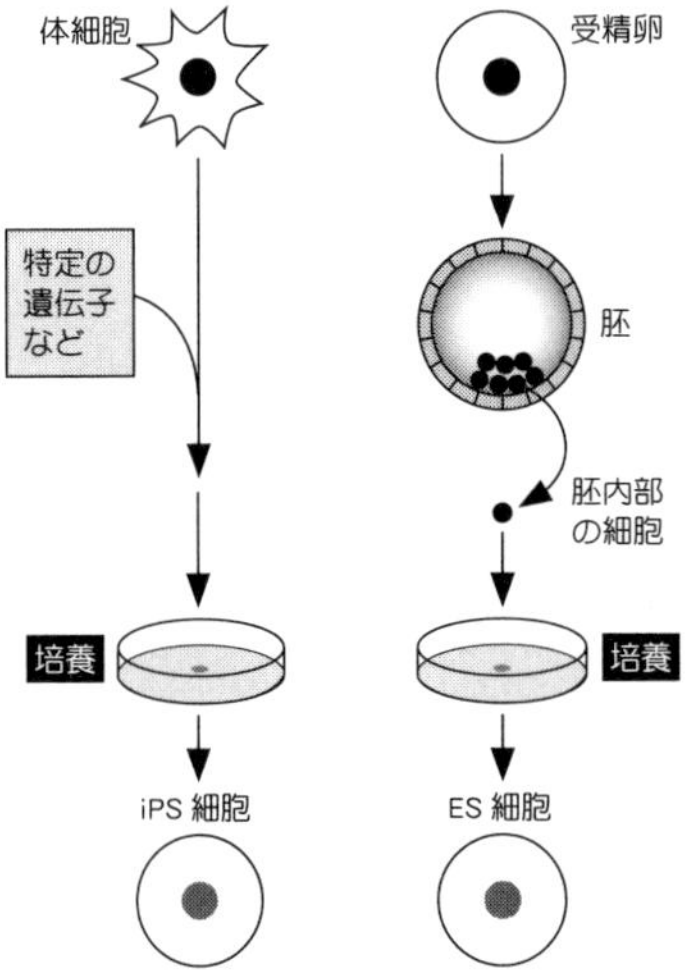

ES 細胞と iPS 細胞

〔6〕映画『スーパーマン』の主人公を務めたことで知られるクリストファー・リーブが有名。彼は1995年の落馬事故で全身麻痺になったあと、再生医療研究推進のために財団をつくった。2004年に52歳で死去。

〔7〕人クローン胚作製が認められるのは、再生医療など難病治療に役立つ基礎研究のためにES細胞をつくる場合のみで、クローン胚を人や動物の子宮に戻すことは許されない。また、不妊治療で余った未受精卵などを十分な説明と同意のうえで無償で譲り受けることとした。人クローン胚研究は、英国や韓国では法律で限定的に容認されており、フランスやドイツでは法律で禁止されている。なお、日本では、（クローン技術を用いない）ES細胞の樹立と使用は、2001年から厳格な規制の下で認められている。

〔8〕山中教授は、iPS細胞の作製を通じて体細胞を初期化できることを発見したことにより、2012年にノーベル生理学・医学賞を受賞した（p.89脚注〔3〕参照）。

の多能性をもつとされる幹細胞ですが、右図のように、受精卵からではなく体細胞から人工的につくられたものです。通常、皮膚の細胞や血液の細胞などの体細胞は、幹細胞と異なり、細胞分裂を行っても同一の細胞にしかなれず、また数十回分裂すると分裂できなくなります。

しかし、山中教授の研究チームは、皮膚の細胞にいくつかの特定の遺伝子を組み込むことにより、体細胞の核を**初期化**させることに成功しました。分化を終えた細胞をいわばリセットすることで、ES細胞のような幹細胞をつくったのです[10]。

● iPS細胞の問題点

体細胞からつくることのできるiPS細胞は、ES細胞と異なり、作製過程でヒト胚を破壊することはありません。その点では、倫理的な問題を回避しています[11]。しかし、現時点では、iPS細胞ががん化する危険があるため、患者の治療に用いる前に安全性の問題を克服する必要があります。

もう一つの問題として、マンガでケヴィンが指摘している生殖目的でのiPS細胞の利用があります。iPS細胞から直接に個体を生み出すことはできませんが、理論的には精子や卵子などの生殖細胞をつくることができます。これは、皮膚のような体細胞から精子と卵子をつくり出し、子どもをつくることができるということです。実際に、マウスではすでにiPS細胞由来の精子や卵子を用いた体外受精に成功しています。

今後、iPS細胞が再生医療だけでなく、「生命創造」にも利用される可能性がありますが、社会としてどこまでこのような研究や利用を認めるか、十分な議論が必要と考えられます[12]。

---

〔9〕iPS細胞は、induced pluripotent stem cell（人工多能性幹細胞）の略。

〔10〕分化を終えた体細胞の核が初期化できることは、羊のドリーのような体細胞クローニングの成功でわかっていたが、受精卵の状態を経ることなく体細胞を直接初期化して幹細胞をつくったことが画期的だった。

〔11〕iPS細胞ができればES細胞はもう不要であるとも思えるが、iPS細胞がES細胞と同等の能力をもっているかどうかを確かめるためにも、ES細胞研究は必要だと考えられている。

〔12〕日本では、2010年に文部科学省の指針改正・策定により、ヒトのES細胞やiPS細胞などから生殖細胞を作製する研究が一定の条件下で認められることになった。ただし、受精卵をつくったり、子宮に戻したりすることは認められていない。

加奈美の不安と願い

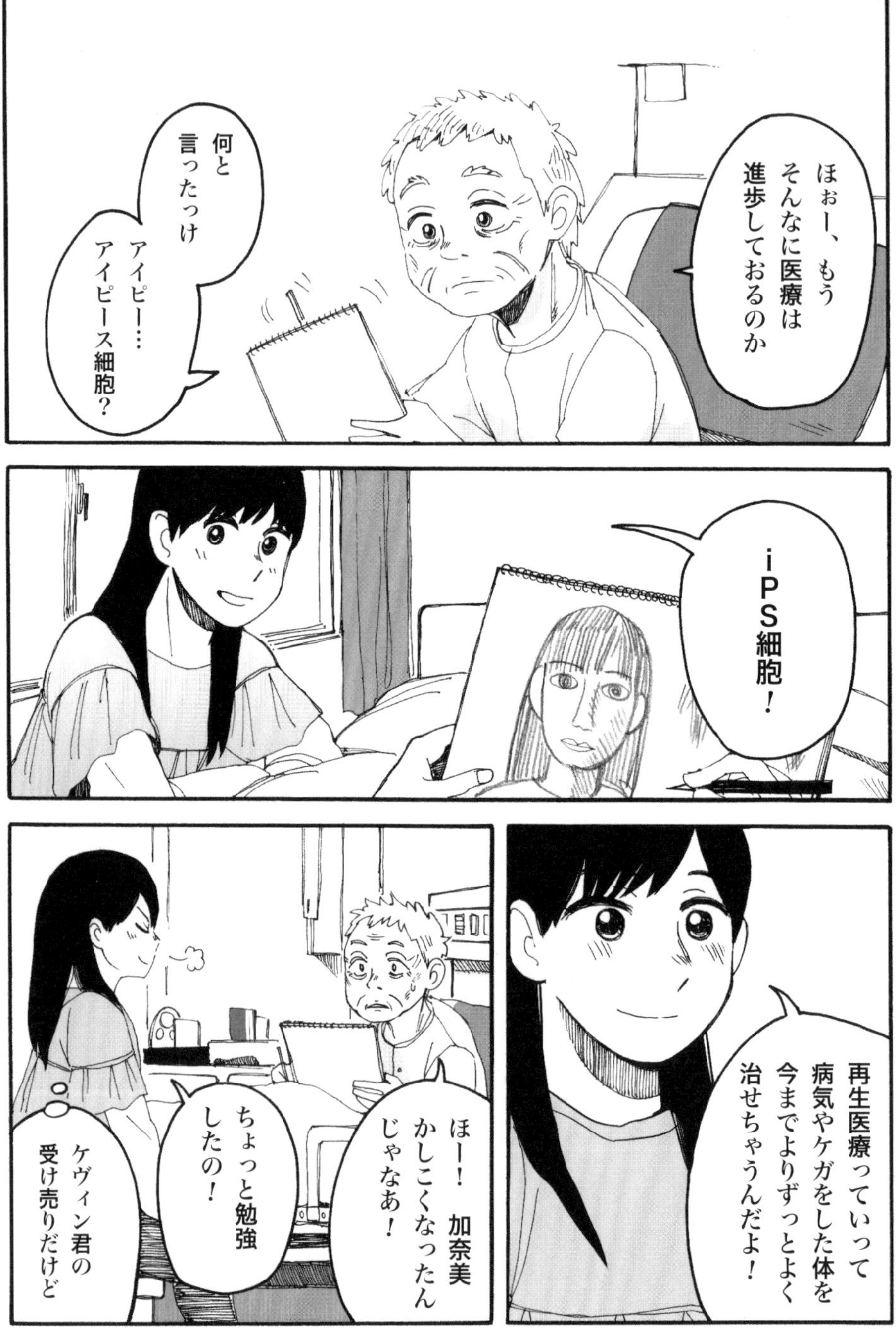
ほぉー、もう そんなに医療は 進歩しておるのか
何と 言ったっけ アイピー… アイピース細胞？
iPS細胞！
再生医療っていって 病気やケガをした体を 今までよりずっとよく 治せちゃうんだよ！
ほー！ 加奈美 かしこくなったん じゃなあ！
ちょっと勉強 したの！
ケヴィン君の 受け売りだけど

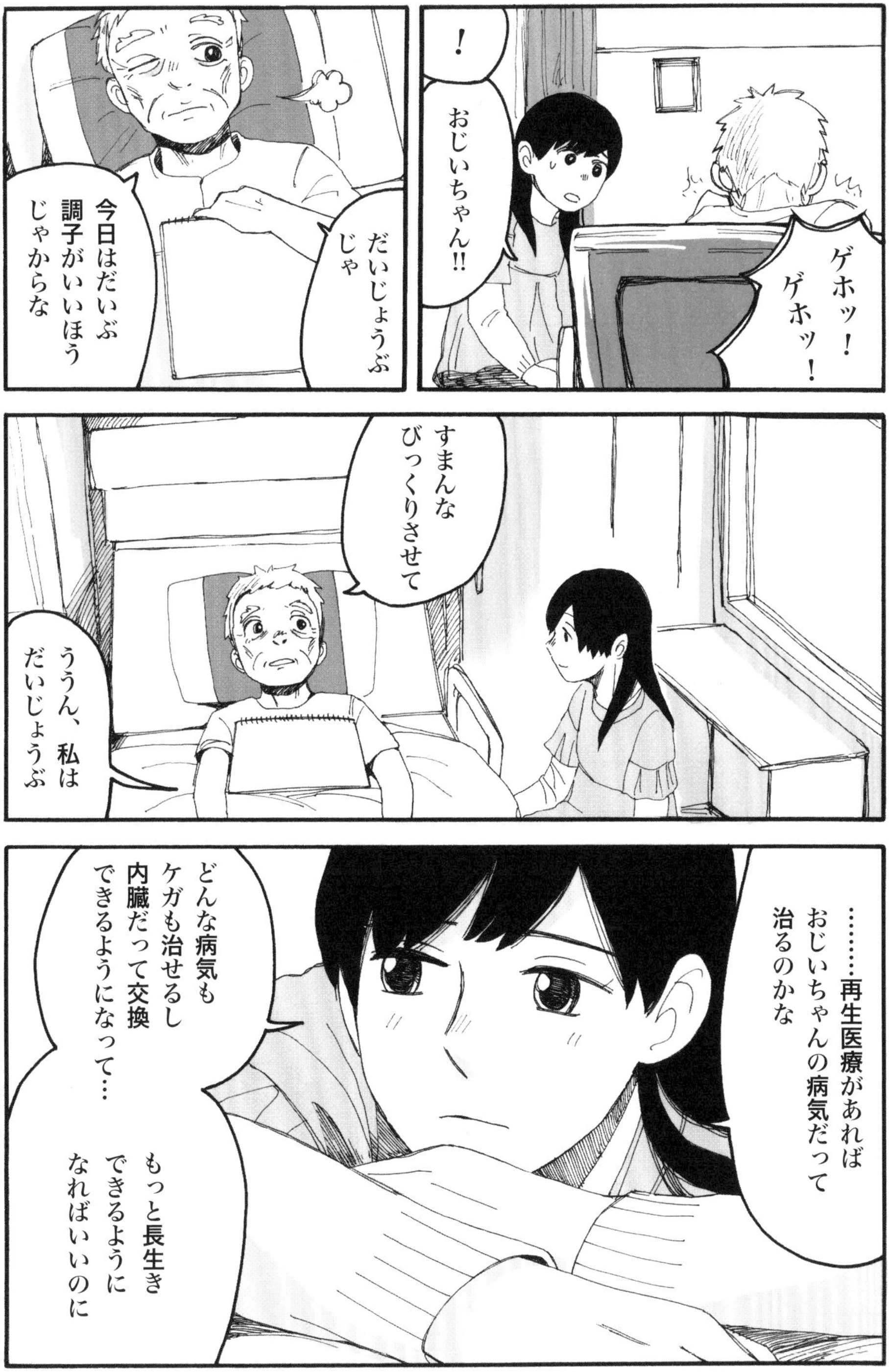
ゲホッ！ゲホッ！
！
おじいちゃん!!
だいじょうぶじゃ
今日はだいぶ調子がいいほうじゃからな
すまんな びっくりさせて
ううん、私は だいじょうぶ
……再生医療があれば おじいちゃんの病気だって治るのかな
どんな病気も ケガも治せるし 内臓だって交換 できるようになって…
もっと長生き できるように なればいいのに

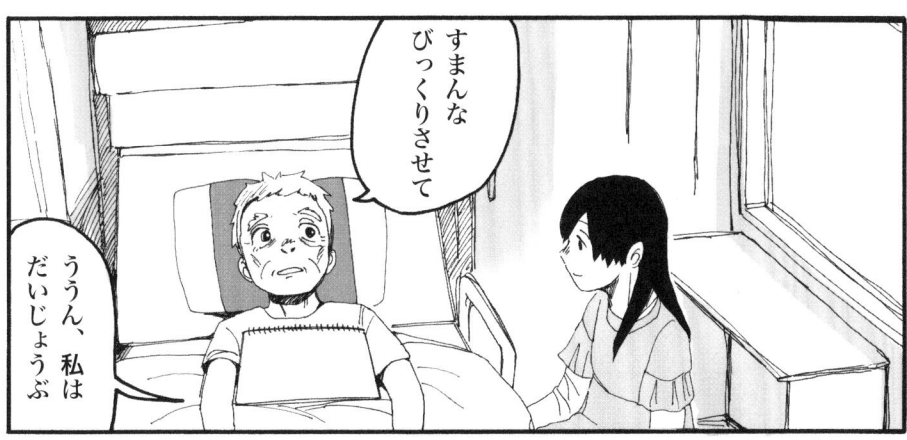

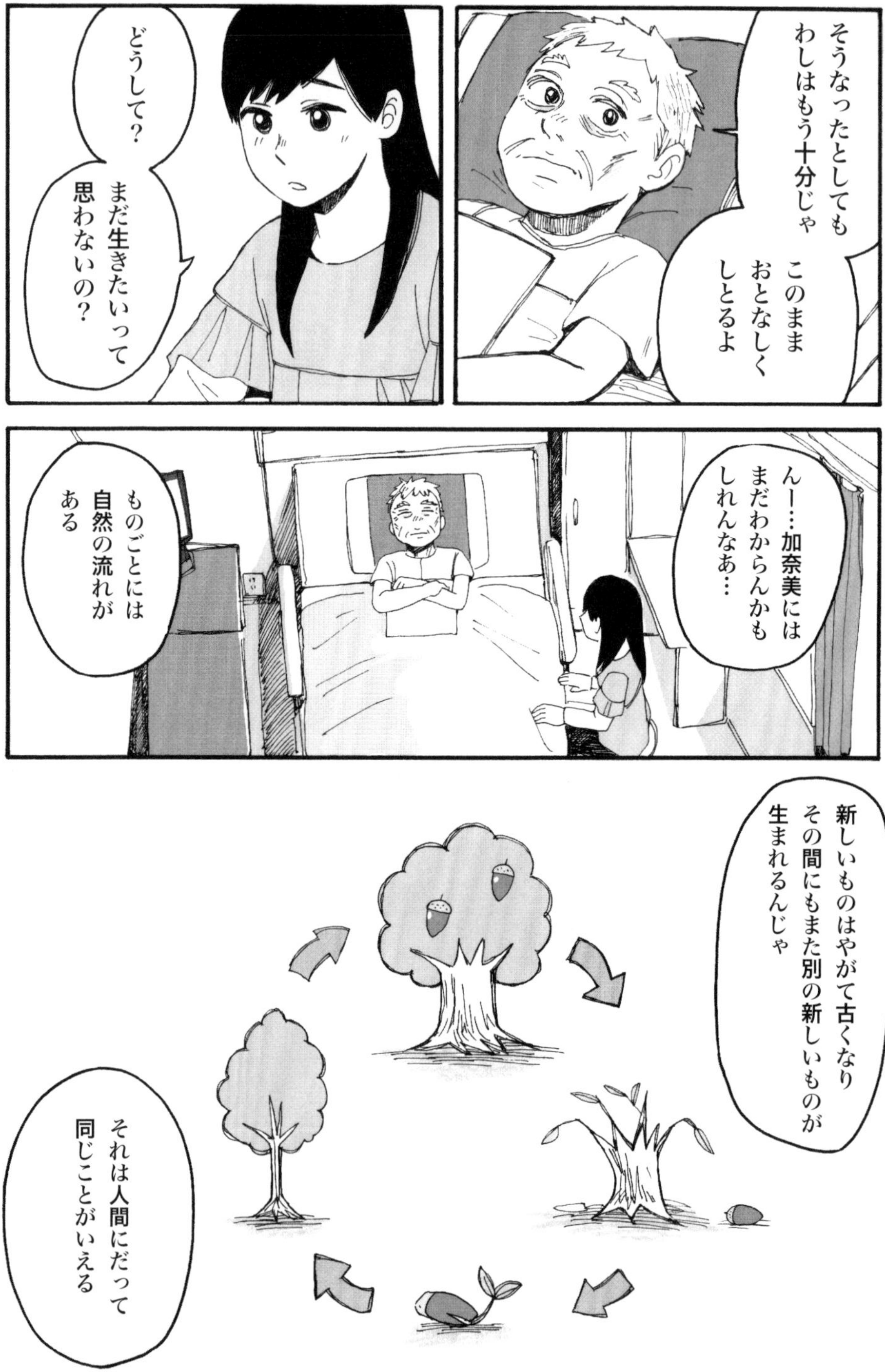
そうなったとしても
わしはもう十分じゃ
このまま
おとなしく
しとるよ
どうして？
まだ生きたいって
思わないの？
んー…加奈美には
まだわからんかも
しれんなあ…
ものごとには
自然の流れが
ある
新しいものはやがて古くなり
その間にもまた別の新しいものが
生まれるんじゃ
それは人間にだって
同じことがいえる

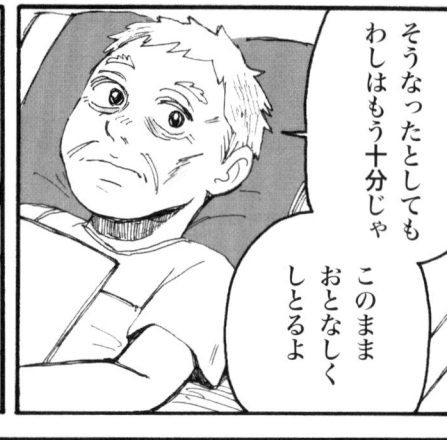

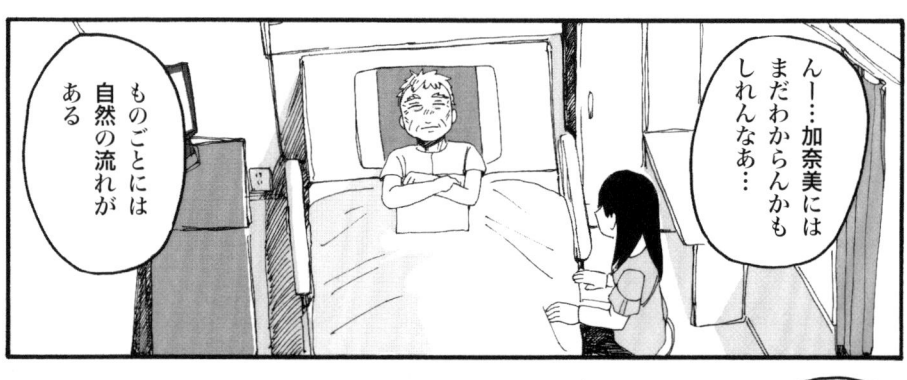

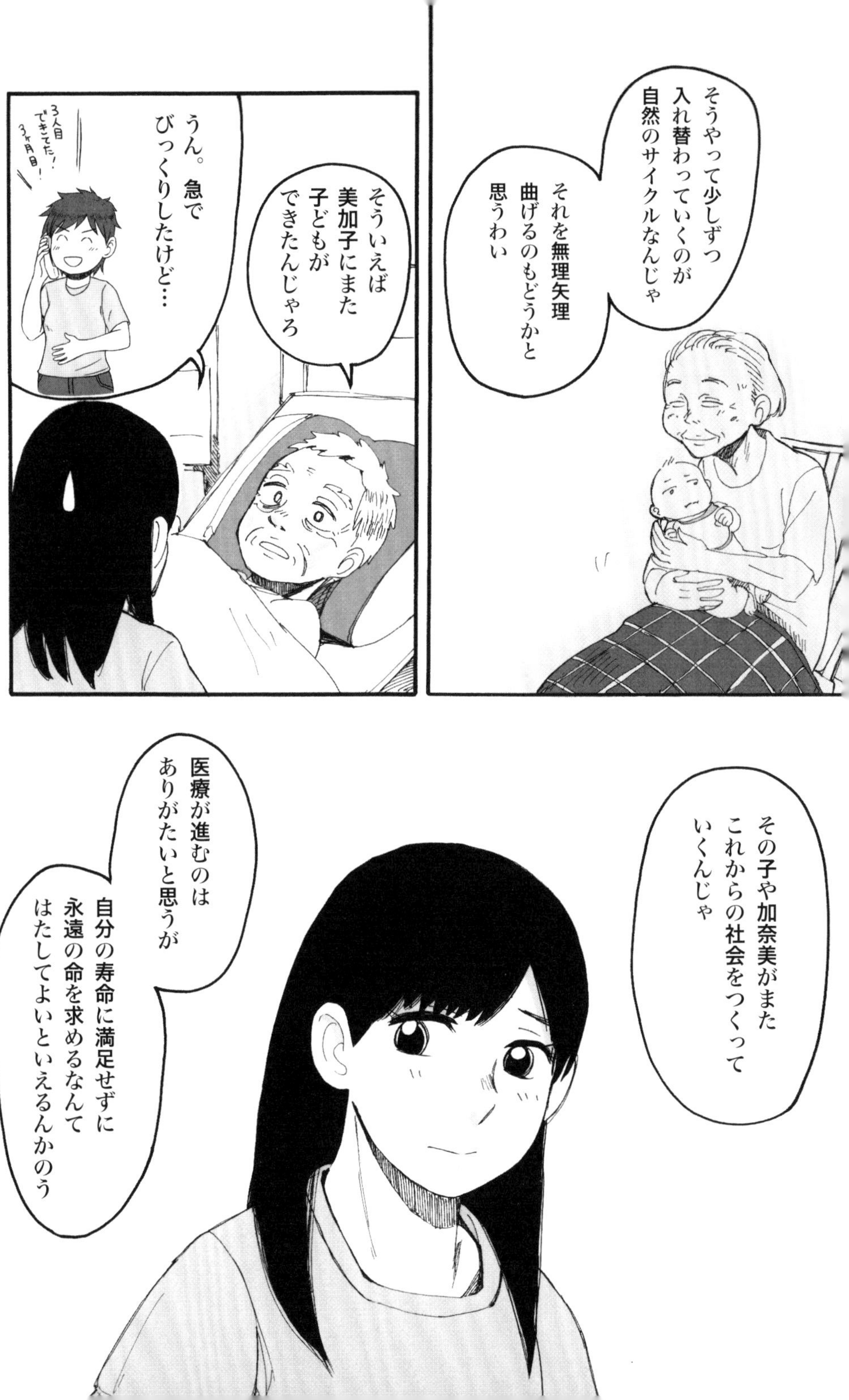
そうやって少しずつ入れ替わっていくのが自然のサイクルなんじゃ
それを無理矢理曲げるのもどうかと思うわい
そういえば美加子にまた子どもができたんじゃろ
うん。急でびっくりしたけど…
3人目できてた! 3ヶ月目!
その子や加奈美がまたこれからの社会をつくっていくんじゃ
医療が進むのはありがたいと思うが
自分の寿命に満足せずに永遠の命を求めるなんてはたしてよいといえるんかのう

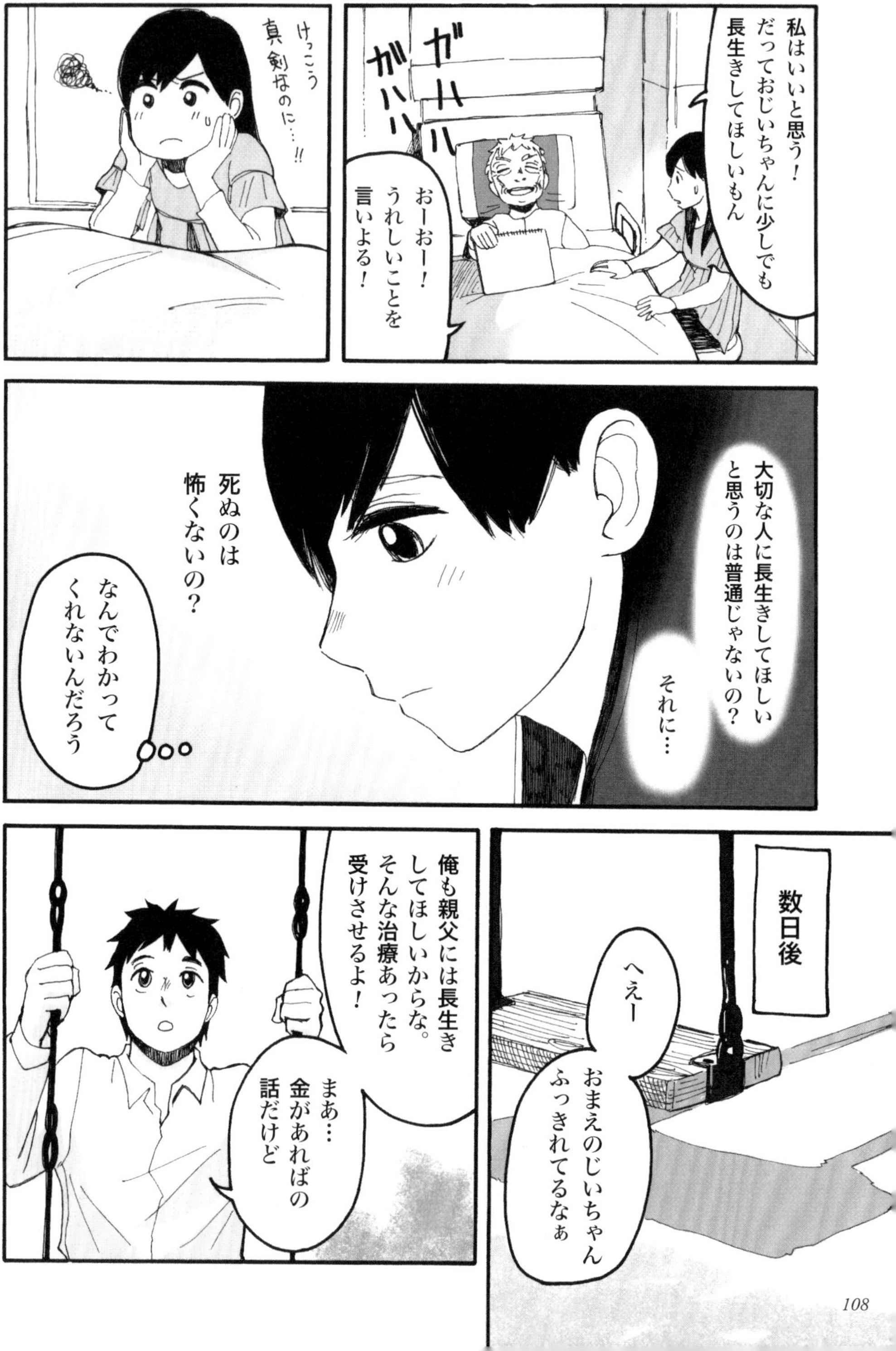
私はいいと思う！
だっておじいちゃんに少しでも長生きしてほしいもん
ガハハハ
おーおー！うれしいことを言いよる！
けっこう真剣なのに…!!
大切な人に長生きしてほしいと思うのは普通じゃないの？
それに…
死ぬのは怖くないの？
なんでわかってくれないんだろう
数日後
へぇー
おまえのじいちゃんふっきれてるなぁ
俺も親父には長生きしてほしいからな。そんな治療あったら受けさせるよ！
まあ…金があればの話だけど

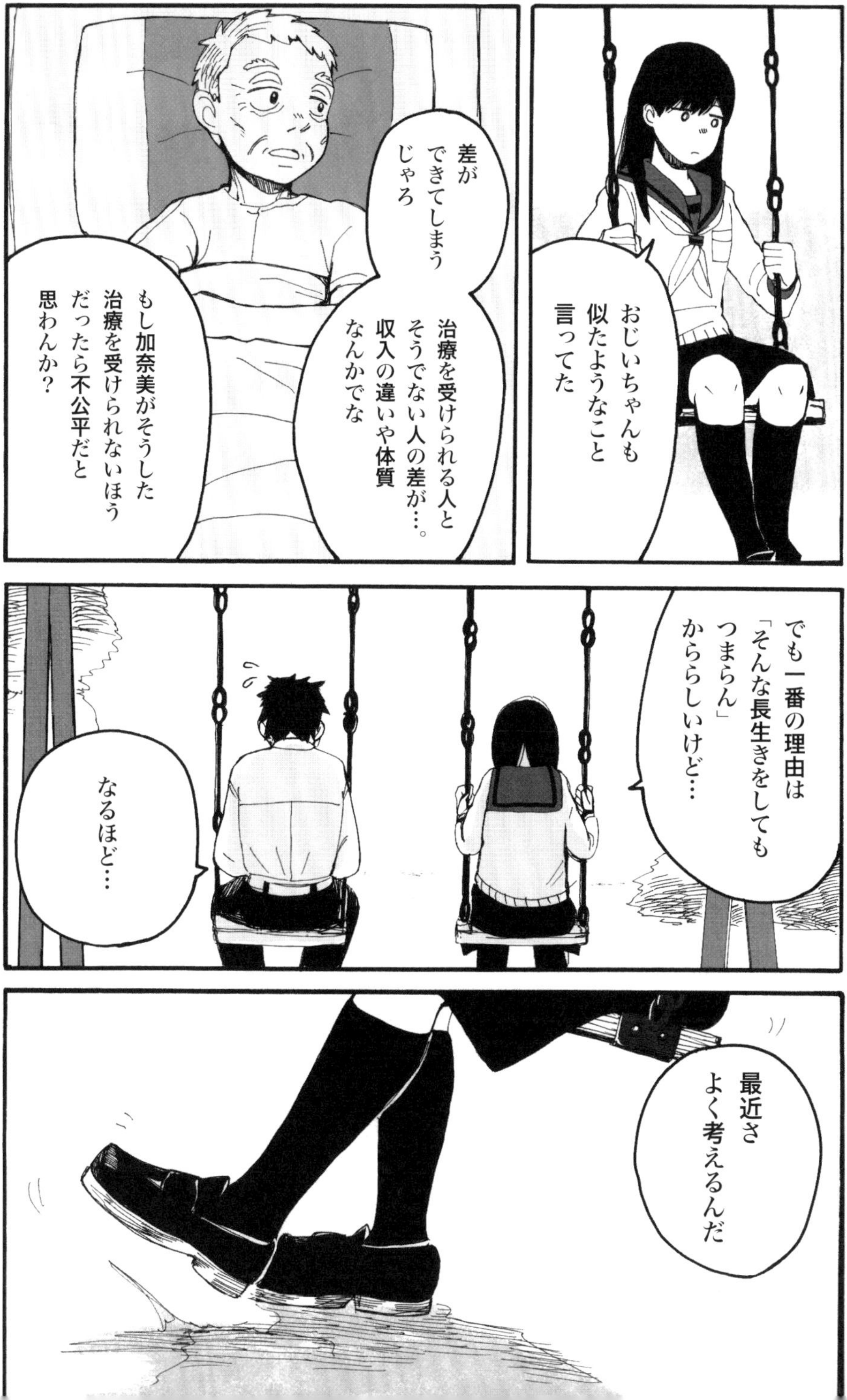
おじいちゃんも
似たようなこと
言ってた
差が
できてしまう
じゃろ
治療を受けられる人と
そうでない人の差が…。
収入の違いや体質
なんかでな
もし加奈美がそうした
治療を受けられないほう
だったら不公平だと
思わんか？
でも一番の理由は
「そんな長生きをしても
つまらん」
かららしいけど…
なるほど…
最近さ
よく考えるんだ

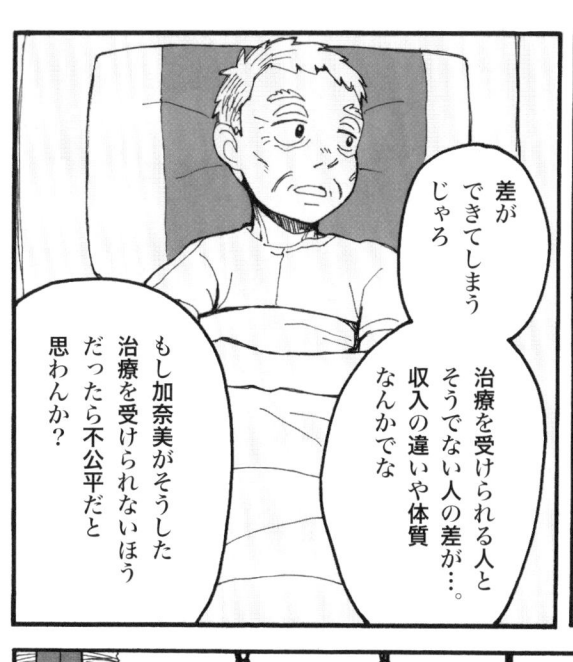

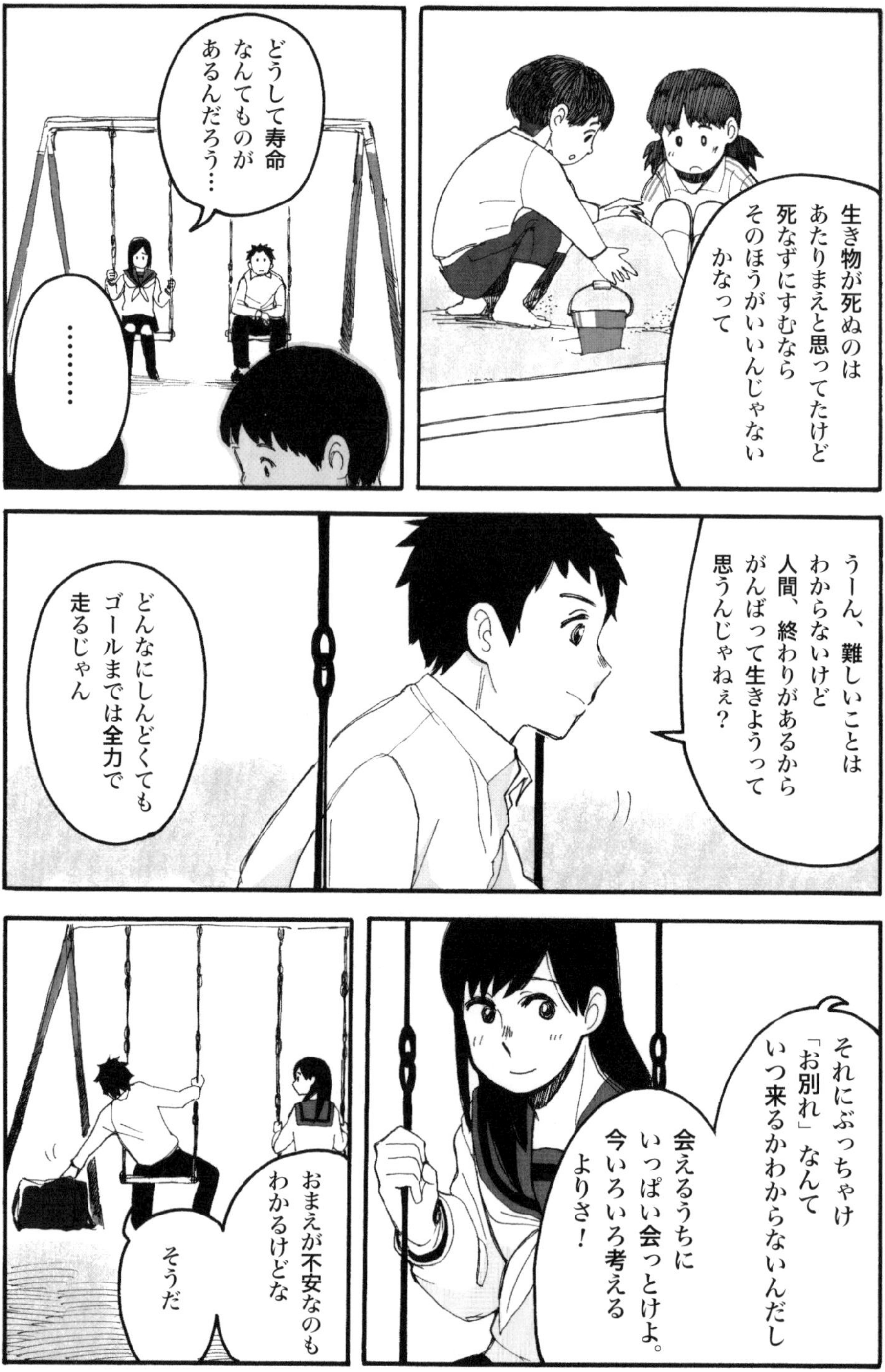
生き物が死ぬのは あたりまえと思ってたけど 死なずにすむなら そのほうがいいんじゃない かなって
どうして寿命 なんてものが あるんだろう…
………
うーん、難しいことは わからないけど 人間、終わりがあるから がんばって生きようって 思うんじゃねぇ？
どんなにしんどくても ゴールまでは全力で 走るじゃん
それにぶっちゃけ「お別れ」なんて いつ来るかわからないんだし
会えるうちに いっぱい会っとけよ。 今いろいろ考える よりさ！
おまえが不安なのも わかるけどな
そうだ

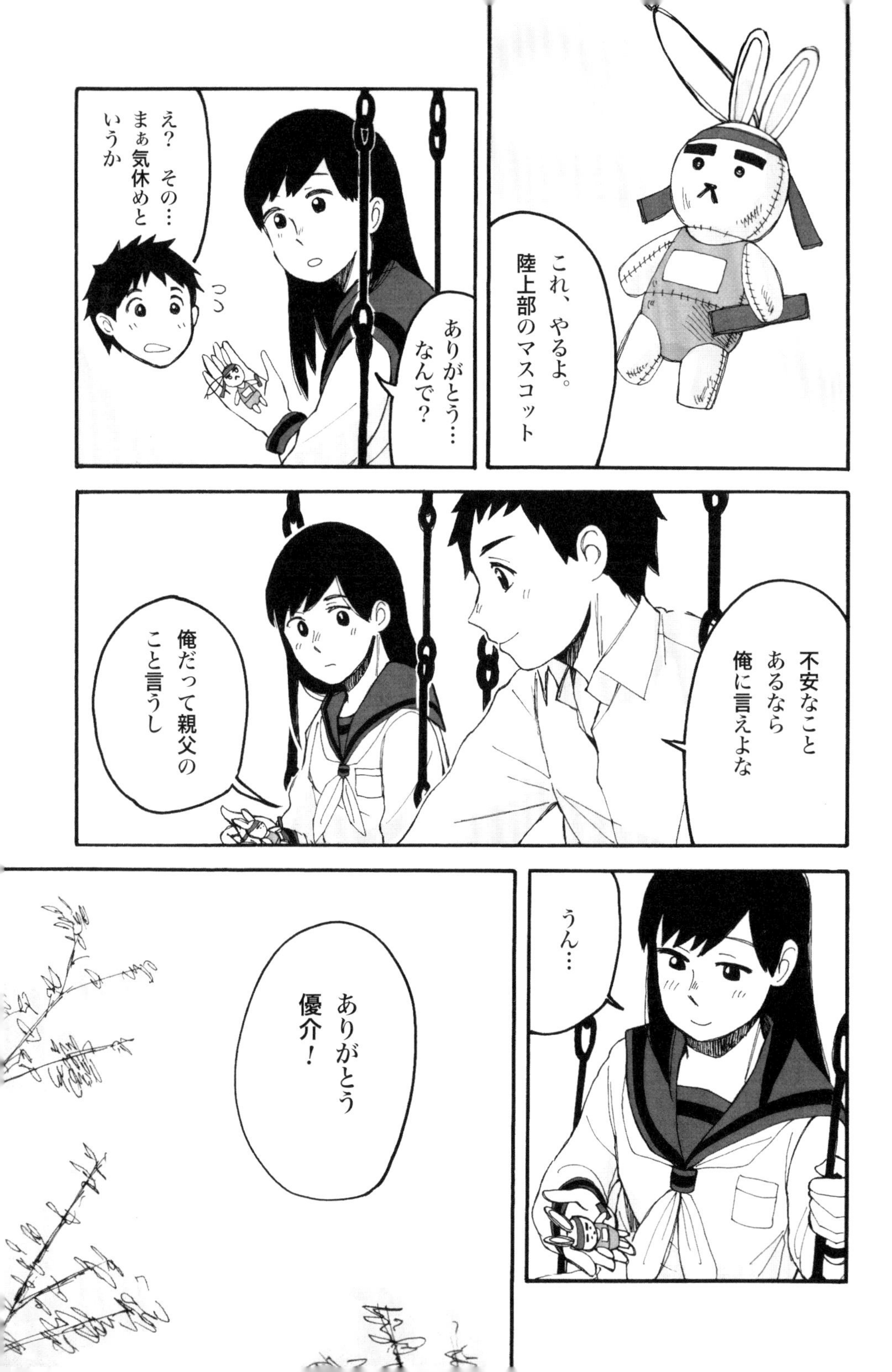
これ、やるよ。
陸上部のマスコット
ありがとう…
なんで？
え？ その…
まぁ気休めと
いうか
不安なこと
あるなら
俺に言えよな
俺だって親父の
こと言うし
うん…
ありがとう
優介！

Lecture

永遠に生きられるのは望ましいことか？

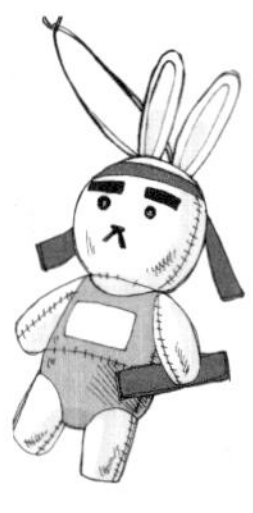

二十世紀における医学の進歩や公衆衛生の向上により、現代のわれわれはかつてないほどの長寿を享受しています。ところが今日、ES細胞やiPS細胞などの幹細胞研究の発展や、その他の医学的研究の進展により、寿命をさらに延ばせる可能性がでてきました。もしいつまでも生きられるなら、あなたはそうしたいと思いますか——。

●平均寿命の過去・現在・未来

現在の日本人の**平均寿命**は女性で88歳、男性で81歳です[1]。日本人の平均寿命が50歳を超えたのは１９４７年のことですので、ここ半世紀あまりの間に平均寿命が30歳以上延びたことになります[2]。また、100歳以上の高齢者は１９８１年には１０００人でしたが、現在は約４万８千人に上ります。今日、すでに**超高齢社会**[3]といわれており、少子化とあいまって社会保障制度などの見直しが求められているのはご存じのとおりです。

この調子でいくと２０５０年には日本人の平均寿命は120歳を超えるかというと、そのようには考えられていません。ここ数十年の平均寿命の伸びは鈍化しており、内閣府の高齢社会白書（令和４年版）によれば、平均寿命は２０６５年には女性約91歳、男性約85歳になると見込まれています。

しかし、医学のさらなる進歩によって、もっと大きな変化が生じる可能性もあります。マンガのなかで加奈美が述べているように、幹細胞研究が進んで体の組織や臓器が自由

---

〔1〕平均寿命は、その年に生まれた0歳の子供が統計的に何年生きられるかを示すもの。正確には女性が87・57歳、男性が81・47歳（２０２１年の厚生労働省の統計より）。女性は世界第1位。男性は第3位。一般的に平均寿命が高い国ほど男女差が大きくなる傾向があり、これは遺伝的要因だけでなく文化的要因（男女の喫煙率や飲酒率の違い、職業の種類など）も関係していると考えられている。

〔2〕その背景には、抗生剤の開発により結核などの感染症による死亡率が下がったこと、公衆衛生の改善により乳児死亡率が下がったこと、国民の栄養状態が改善したことなどが挙げられる。

〔3〕65歳以上の人口が総人口に占める割合が7%を超えると「**高齢化社会**」、14%を超えると「**高齢社会**」、21%を超えると「超高齢社会」とよばれる。日本は２００７年に超高齢社会となった。

につくれるようになれば、老化や病気により悪くなった臓器を交換することができます。また、老化に関連する遺伝子の研究や、老化による機能減退を緩和するホルモン療法の研究なども進んでいます。ここでは、これら寿命の延伸に役立つと考えられる技術を「**長寿化技術**」とよぶことにしましょう[4]。

こうした研究が実用化されると、不老不死とはいかないまでも、いっそうの長寿社会が到来するかもしれません。現在の人間の寿命は長くても120歳前後が限界だとされていますが、人々がその限界まで生きられるようになり、さらにはその壁を超えられる日もやがて来るかもしれないと考える人もいます。多くの人々が120歳あるいはそれ以上になるまで生きられる社会とは、どのようなものになるのでしょうか。

この問いはまだ空想的な要素が大きいものの、米国の**大統領生命倫理諮問委員会**[5]をはじめとして、このような社会の到来に向けた真剣な議論がすでに始まっています。

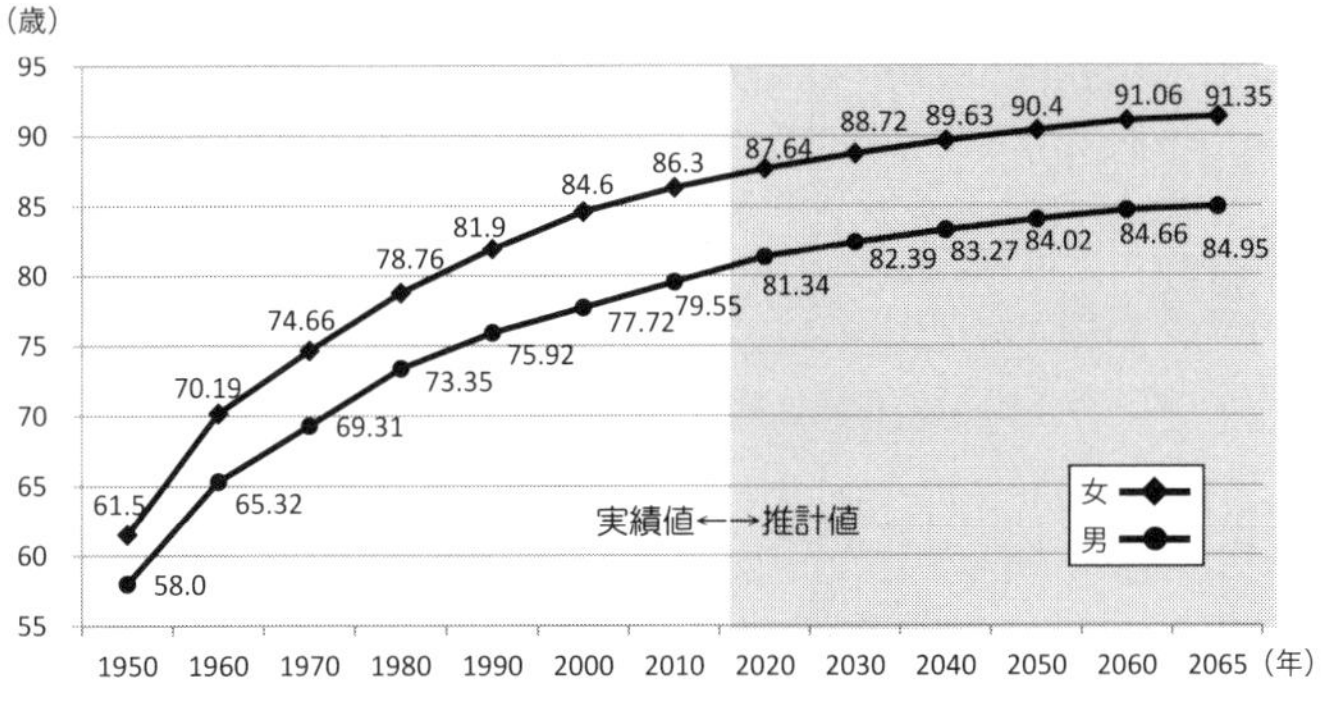

平均寿命の推移と将来推計
「令和４年版 高齢社会白書」より

●長寿化技術がもたらす個人への影響

長寿化技術を用いることに対する批判の一つに、仮に長寿化技術が利用可能になった

---

〔4〕今日、「アンチエイジング」という言葉がよく用いられているが、これは加齢にともなう老化を遅らせることを目的とする医療や美容術の総称である。

〔5〕大統領の諮問機関で、2003年には『治療を超えて』（原題 Beyond Therapy）という報告書を公表した。本章の以下の議論でも参考にしている。

としても、認知症など高齢にともなう病気によって苦しむ期間が長引くだけであれば、長寿は望ましいとはいえないというものがあります。

これに対しては、長寿化技術がめざすのは、単に寿命を延ばすことではなく、「健康寿命」の延伸だといわれます。**健康寿命**とは、介護などを必要とせずに自立的に生活できる生存期間のことです。「寿命を延ばす」といわれるときには、老いた期間を延ばすのではなく、若いころの健康な期間を長くすることが考えられているといえます。

仮に若い期間が今よりずっと長くなるとすると、われわれの人生観は大きく変わるかもしれません。すでに、「人生50年」という時代から「人生80年」という時代になり、人生観が大きく変わってきたと思われます。仮に「人生120年」というのが普通になると、子どもや結婚や仕事に対するわれわれの見方はいっそう変わることでしょう。120歳まで生きられて、しかもその大半の期間は若いままでいられるとしたら、さまざまな可能性が開ける一方で、いつ結婚し、いつ子どもを生むか、また何度結婚するか、何度転職するかなど、人生プランがこれまでとは大きく異なってくることが予想されます[6]。

また、死や老化に対する態度も影響を受けるかもしれません。心理学者の**エリク・エリクソン**は人生（**ライフサイクル**）を8つの段階に分け、それぞれの段階に応じた発達課題があると指摘しました[7]。このうち、成人期や成熟期（老年期）における後進の育成や死の受容といった発達課題が、長寿化技術を用いた寿命の延伸によってどのように影響を受けるかは現時点では予想が困難といえます。しかし、長寿化技術が一般化すると、マンガで加奈美のおじいさんが言っていたように、永遠の命を求めるあまり、死や老いを受け容れることができない人々が増えるという懸念もあります。

---

〔6〕たとえば、日本人女性の平均閉経年齢は約50歳で、遅くとも50代半ばには子どもを産めなくなるが、仮に閉経の時期が10年あるいは20年延び、60代や70代でも子どもを産むのが普通になったとすると、家族や世代についての考え方も変わってくると考えられる。

〔7〕乳児期、幼児期、児童期、学童期、思春期・青年期、成人期、壮年期、老年期の8つ。乳児期には基本的信頼の獲得、思春期・青年期にはアイデンティティの確立などの発達課題があり、ある段階の発達課題の達成は次の段階の発達課題の遂行の前提になるとされる。

●長寿化技術がもたらす社会への影響

長寿化技術が進歩し、「人生120年」あるいはそれ以上の長寿が通常になると、個々人の生き方だけでなく、社会にも大きな影響が出てくることが予想されます。まず、社会の高齢化がいっそう進むことになります。この場合、長寿化技術によって若年期が延びるのか、老年期が延びるのかでシナリオが変わるでしょう。

若年期が延びた場合、多くの「高齢者」も健康で働くことになり、生産年齢人口[8]が増えます。そうすると、定年による引退が遅れるため、世代交替がこれまでより遅くなることになります。たとえば国会議員の多くは100歳を超えることになるかもしれません。

逆に老年期が延びた場合、労働できない人口である被扶養人口[9]が増加します。そうすると、年金や健康保険など社会保障費が増大して、若い世代の負担がいっそう重くなる可能性があります。高齢者の増加により相対的に若者の影響力が下がり、世代間格差の問題が大きくなったり、社会変化や革新が起きにくくなったりすることも考えられます。

また、仮に長寿化技術を使えるのが富裕層など一部の人に限られる場合は、マンガでも指摘されていたように、長寿を享受できる者とできない者の二層に社会が分かれる可能性があります。これは、南北格差の拡大など、世界的な問題にもなりえます。

長寿化技術の多くはまだ実用化されるまでに時間がかかることが予想されており、懸念は杞憂に終わる可能性もあります。また、若い世代の読者には自分とあまり関係のなさそうな話題に見えるかもしれません。しかし、長寿化技術について考えることは、マンガのなかで優介が述べていたように、自分の寿命や死の問題を意識することや、どう生きていくかを考えることにつながります。また、こうした科学技術が社会にもたらす影響を考えることで、今後の社会のあり方についても考えるきっかけとなるでしょう。

---

〔8〕年齢別人口のうち、労働力の中核をなす人口層のこと。現在は15歳以上65歳未満とされている。

〔9〕15歳未満の年少人口と、老年人口（現在は65歳以上）を合わせたもの。

映画・小説から

『メトセラの子ら』は寿命が200歳以上の「長命族」と通常の寿命の「短命族」の確執を描いたSF小説。

『永遠に美しく』は、若さを保つために不老不死の薬を飲んだ女性たちの騒動を描いたコメディ映画。

10 あいつが来ない日

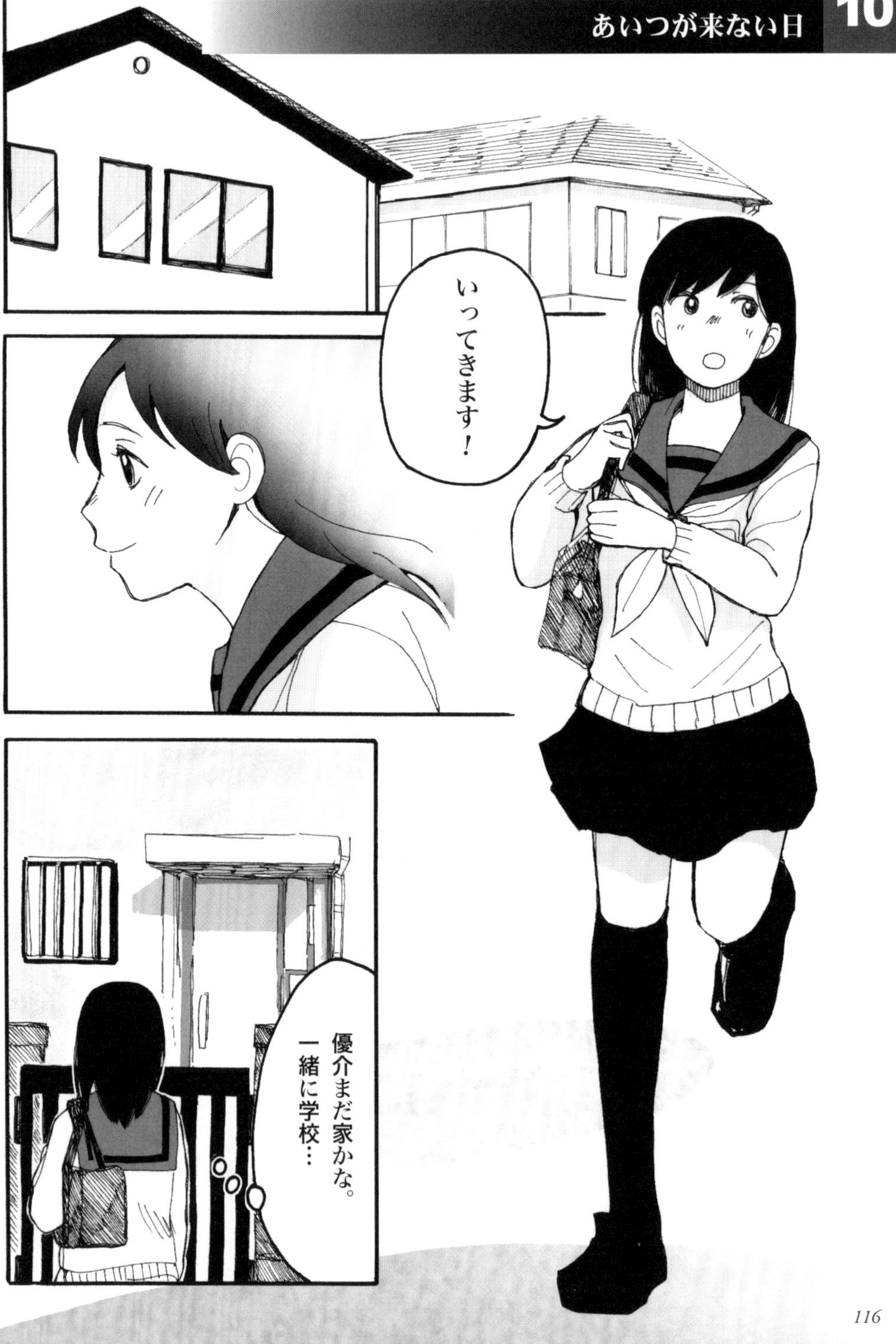

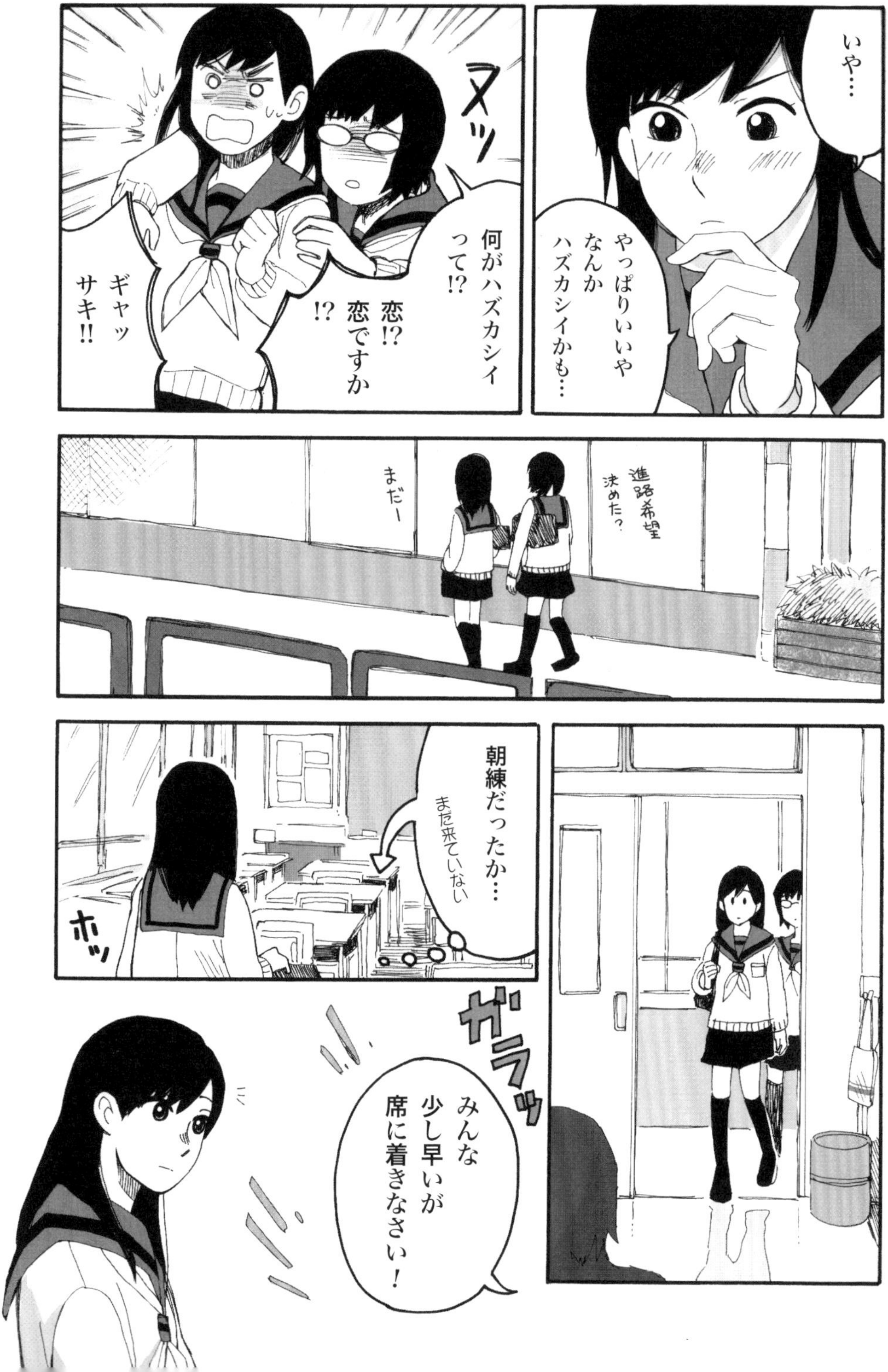
いや…
やっぱりいいや
なんか
ハズカシイかも…
ヌッ
何がハズカシイって!?
恋!? 恋ですか!?
ギャッ
サキ!!
進路希望決めた?
まだー
朝練だったか…
まだ来ていない
ホッ
ガラッ
みんな
少し早いが
席に着きなさい!

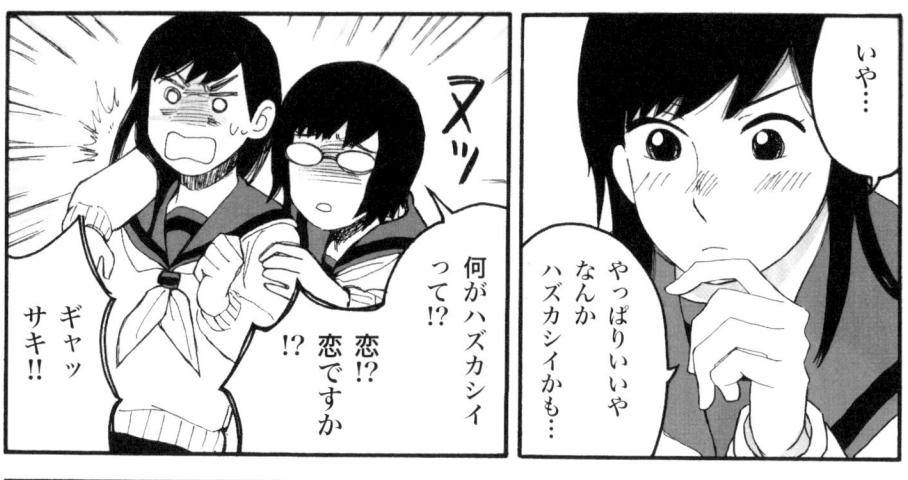

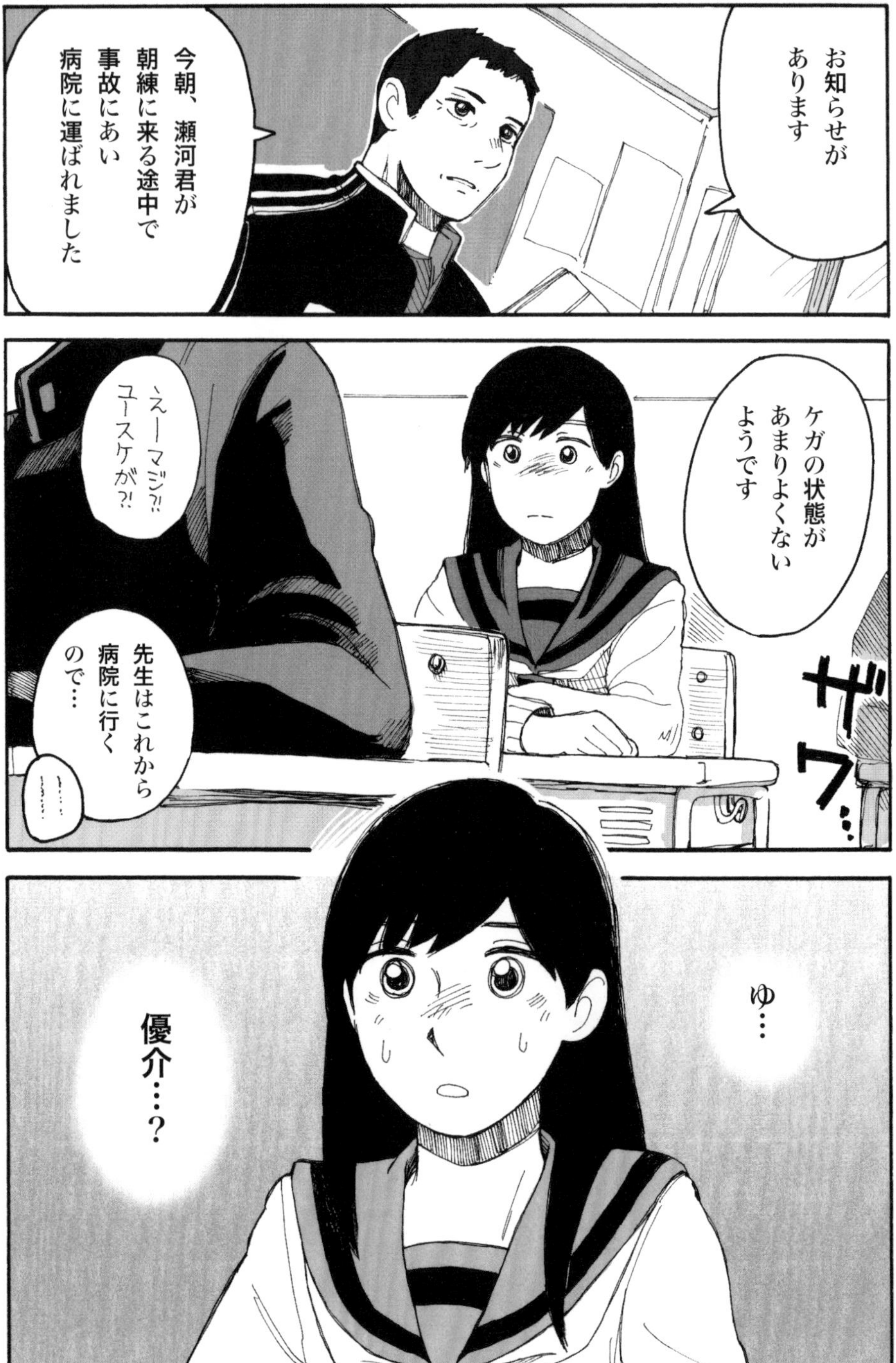
お知らせがあります
今朝、瀬河君が朝練に来る途中で事故にあい病院に運ばれました
ケガの状態があまりよくないようです
えーマジ?!ユースケが?!
先生はこれから病院に行くので…
……
ザワ…
ゆ…
優介…?

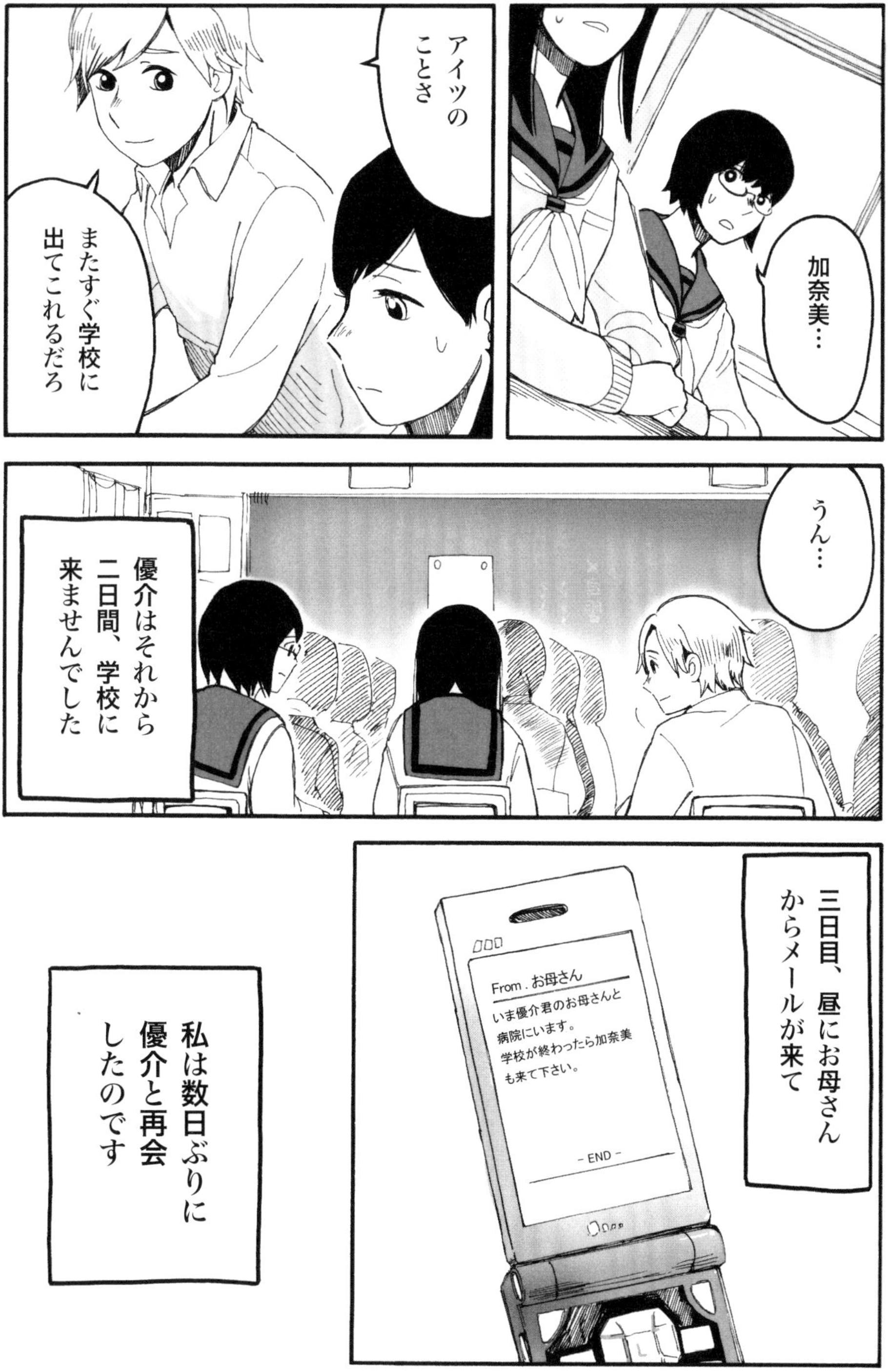
加奈美…
アイツのことさ
またすぐ学校に出てこれるだろ
うん…
優介はそれから二日間、学校に来ませんでした
三日目、昼にお母さんからメールが来て
From . お母さん
いま優介君のお母さんと病院にいます。学校が終わったら加奈美も来て下さい。
- END -
私は数日ぶりに優介と再会したのです

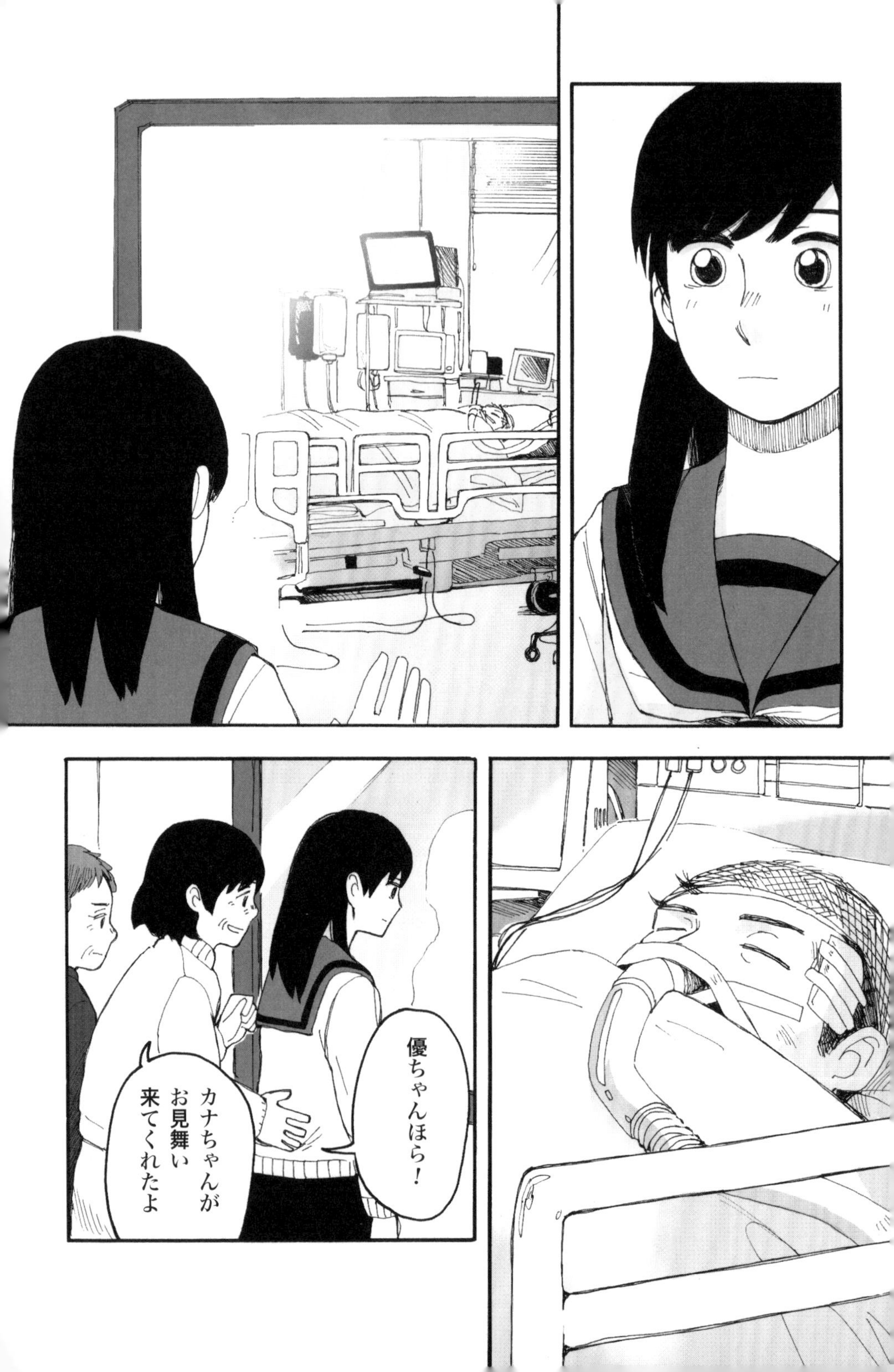
優ちゃんほら!
カナちゃんがお見舞い来てくれたよ

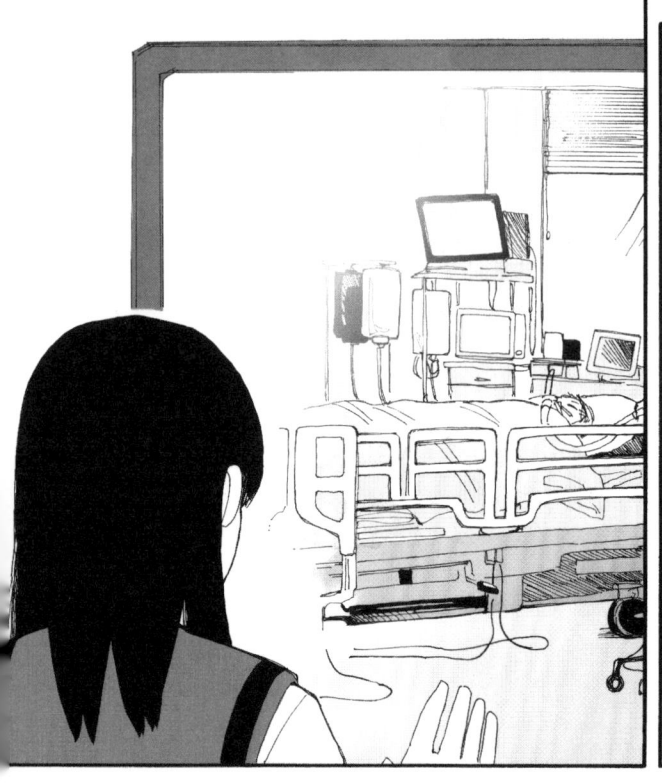

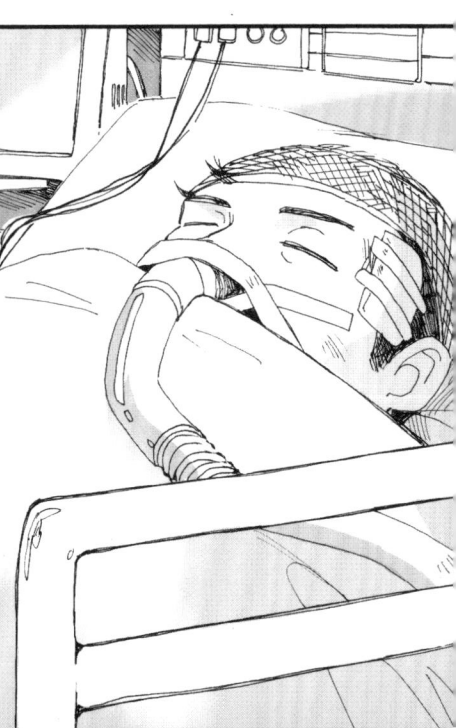

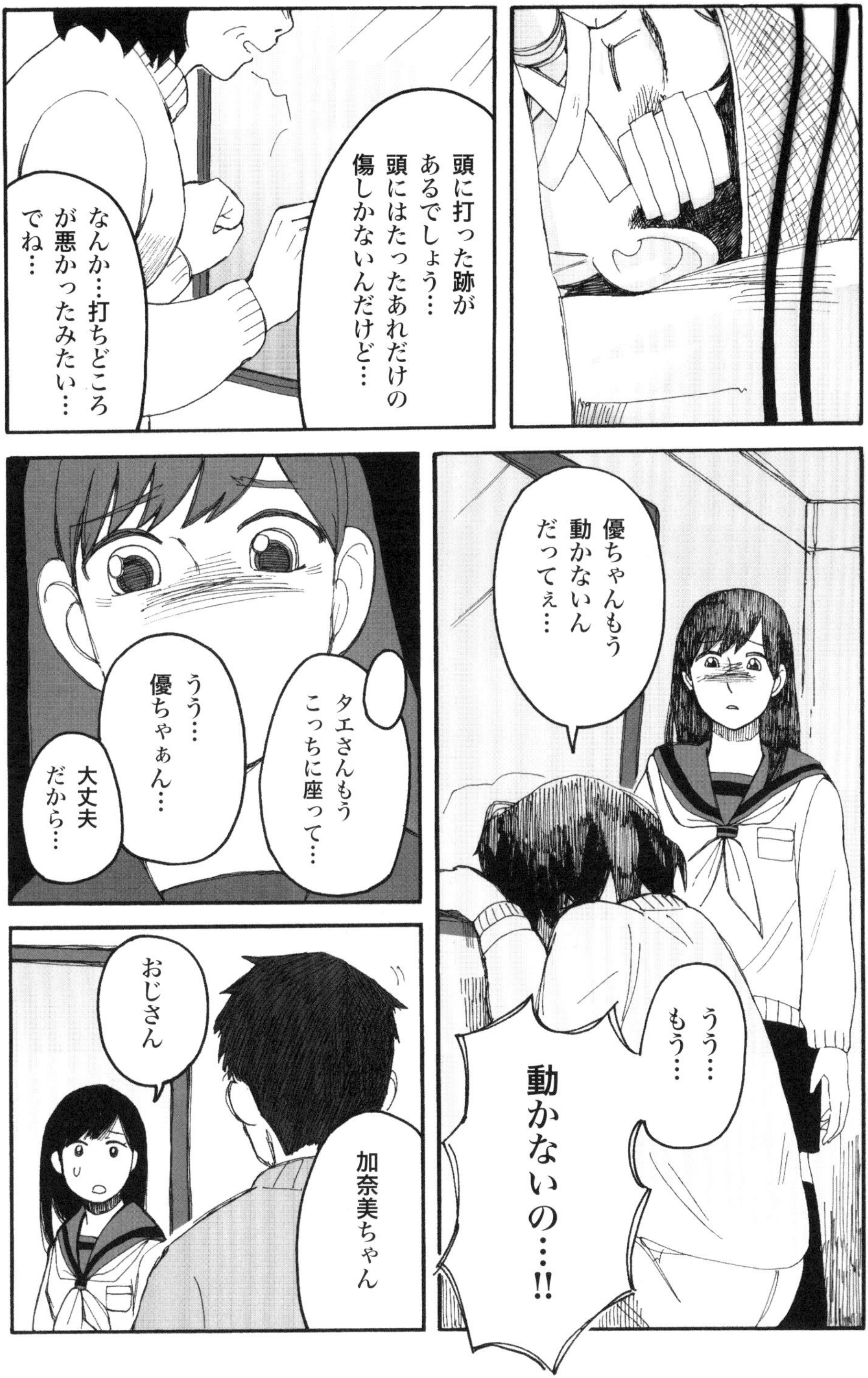
頭に打った跡が あるでしょう… 頭にはたったあれだけの 傷しかないんだけど…
なんか…打ちどころ が悪かったみたい… でね…
優ちゃんもう 動かないん だってぇ…
タエさんもう こっちに座って…
うう… 優ちゃぁん…
大丈夫 だから…
うう… もう…
動かないの…!!
おじさん
加奈美ちゃん

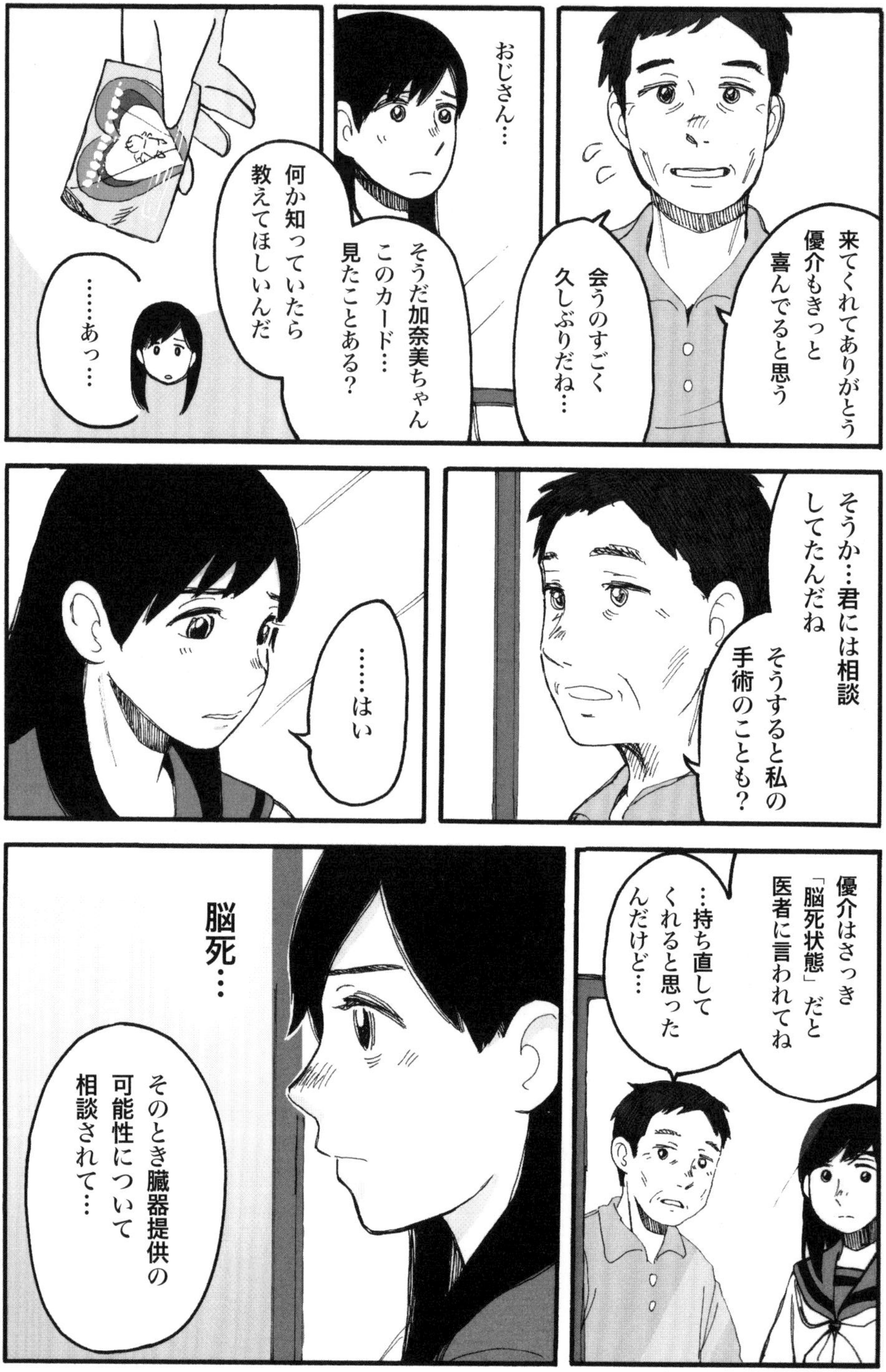

来てくれてありがとう
優介もきっと
喜んでると思う
会うのすごく
久しぶりだね…
おじさん…
そうだ加奈美ちゃん
このカード…
見たことある？
何か知っていたら
教えてほしいんだ
……あっ…
そうか…君には相談
してたんだね
そうすると私の
手術のことも？
……はい
優介はさっき
「脳死状態」だと
医者に言われてね
…持ち直して
くれると思った
んだけど…
脳死…
そのとき臓器提供の
可能性について
相談されて…

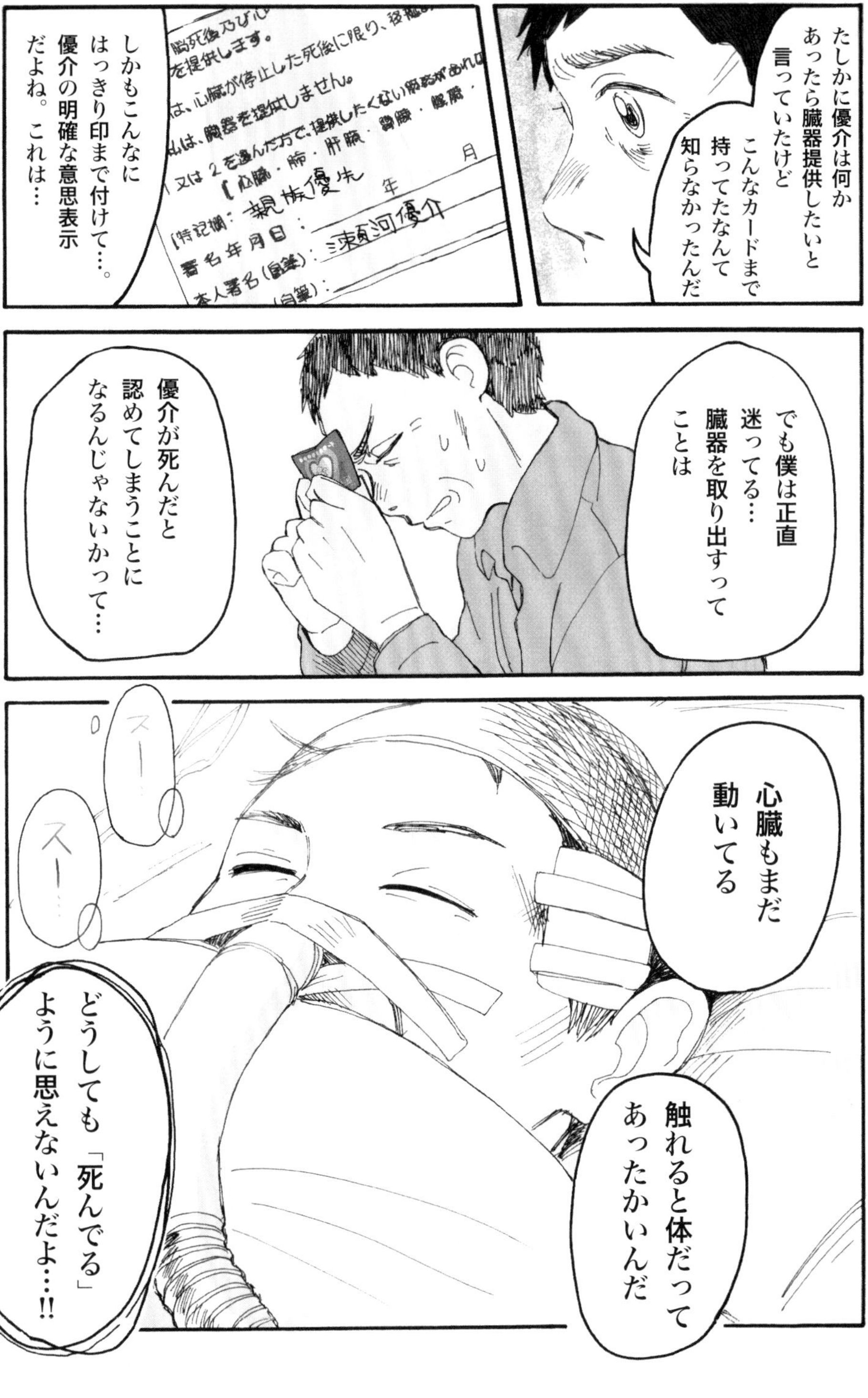
たしかに優介は何かあったら臓器提供したいと言っていたけど
こんなカードまで持ってたなんて知らなかったんだ
しかもこんなにはっきり印まで付けて…。優介の明確な意思表示だよね。これは…
でも僕は正直迷ってる…臓器を取り出すってことは
優介が死んだと認めてしまうことになるんじゃないかって…
心臓もまだ動いてる
スー
スー…
触れると体だってあったかいんだ
どうしても「死んでる」ように思えないんだよ…!!

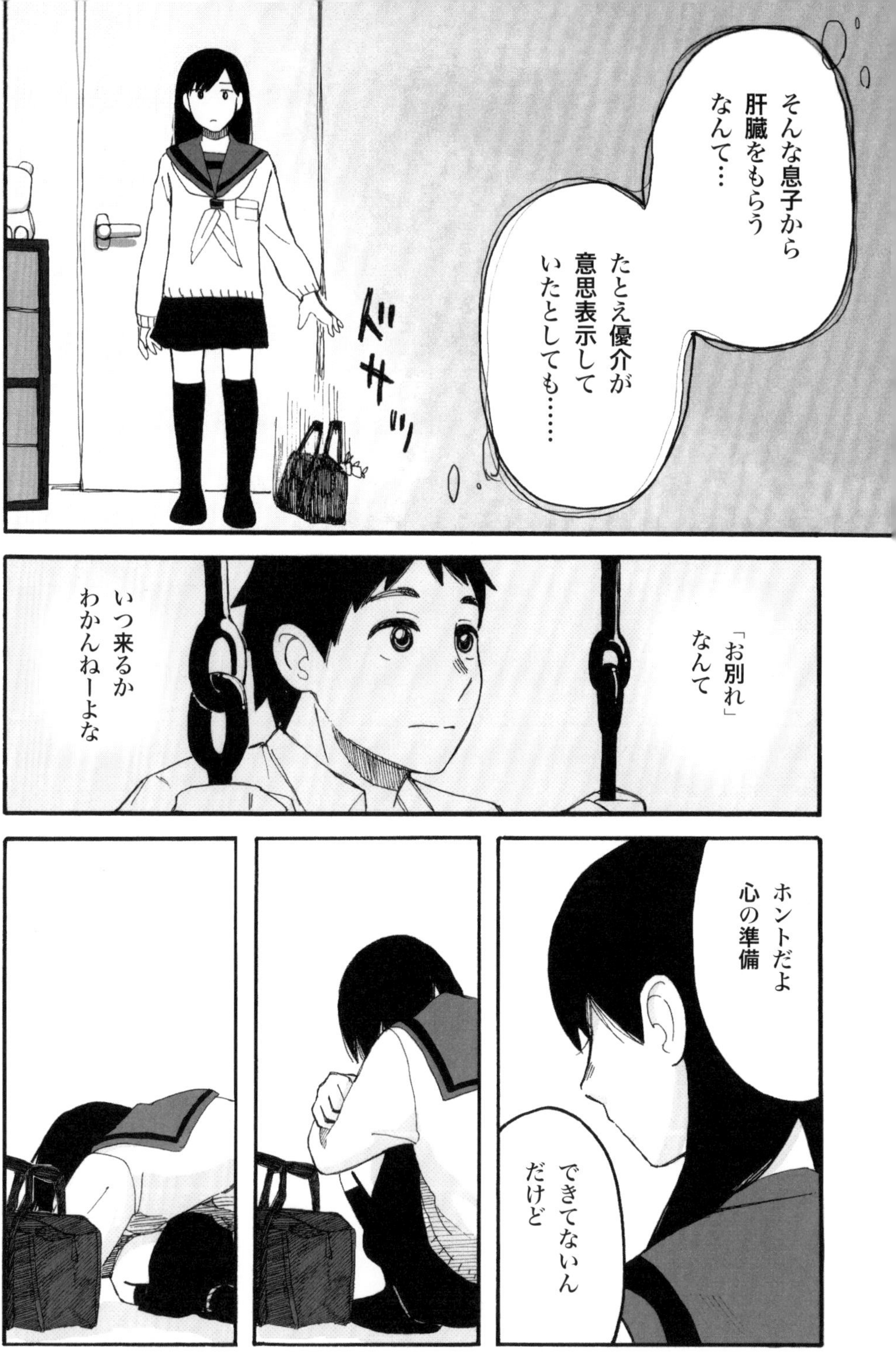
そんな息子から
肝臓をもらう
なんて…
たとえ優介が
意思表示して
いたとしても……
ドサッ
「お別れ」
なんて
いつ来るか
わかんねーよな
ホントだよ
心の準備
できてないん
だけど

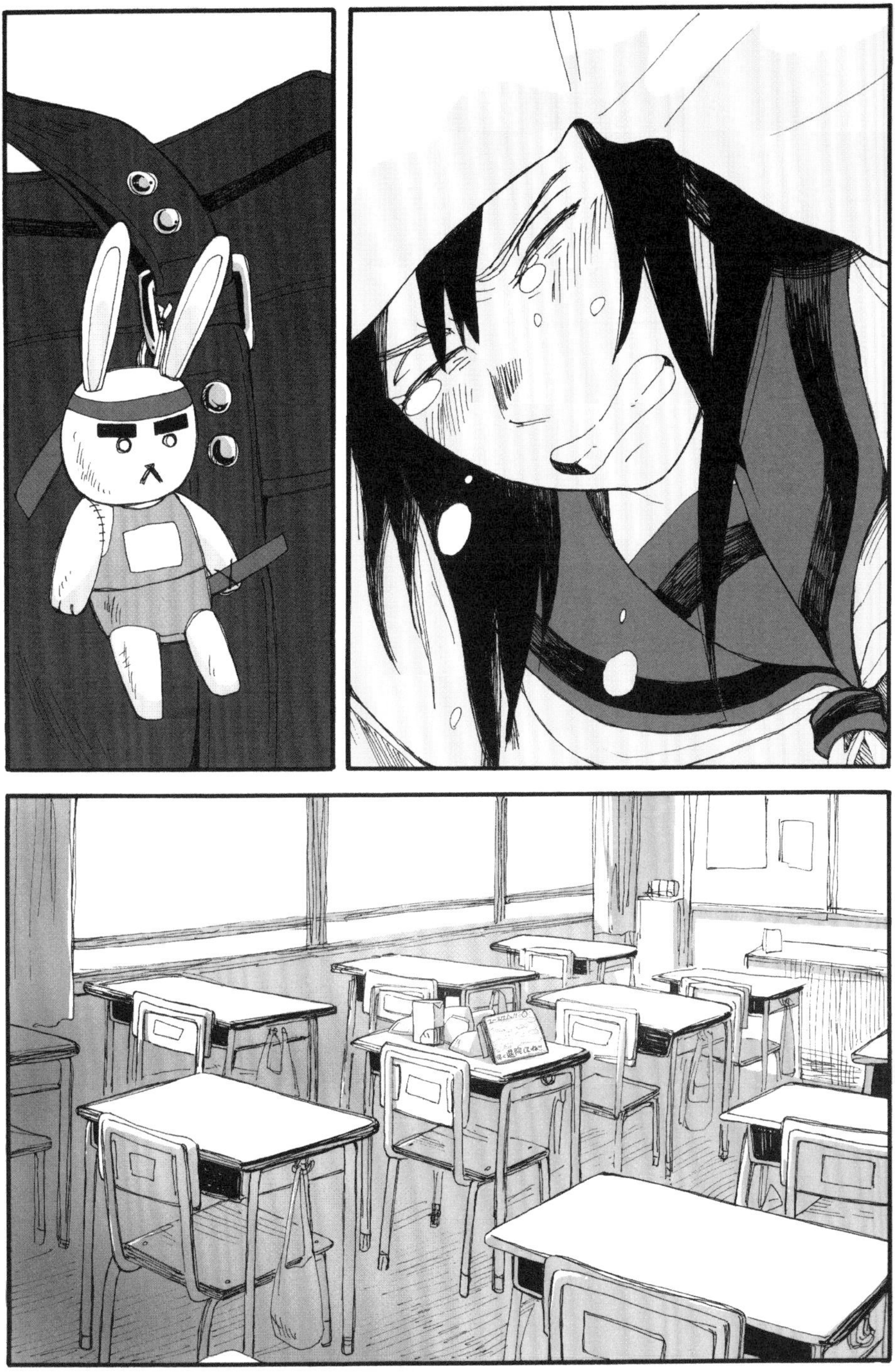
早く退院してね!!

脳死は人の死なのか？

マンガのなかで、優介は交通事故に遭い、脳死状態になってしまいます。突然のことで、優介の家族も加奈美も動揺してその事実をどう受け止めてよいのかわからずにいます。そのようななかで、優介の家族は医療者側から臓器提供の可能性を尋ねられます。優介は脳死になった場合には臓器を提供するとドナー・カードに記していました。もしあなたが優介の家族だったとしたら、どうしたらよいと思いますか——。

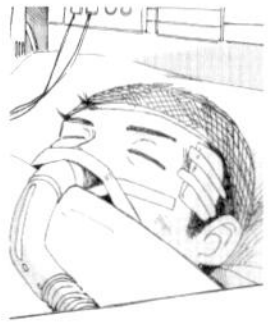

●臓器移植法とその改正

1997年、移植医療の適正な実施を目的とする**臓器移植法**が成立しました〔1〕。生体からの移植に関しては臓器売買の禁止以外に規定はなく、この法律は基本的に脳死および心停止下のドナー（p.76参照）からの臓器移植について定めたものです。

この法律の規定では、ドナーになるには、**ドナー・カード**〔2〕等による本人の生前の明示的な意思表示と、家族による承諾の両方が必要でした。臓器提供については脳死後と心停止後のいずれかを選択することができますが〔3〕、ドナーとその家族が脳死下の提供を希望する場合に限り、法的な**脳死判定**が行われます。また、臓器の売買は禁止されており、**日本臓器移植ネットワーク**という政府の許可を受けた臓器あっせん機関を通じて、公平かつ適正にレシピエントが選択されなければなりません。

97年の臓器移植法には大きな問題が指摘されていました。それは、

---

〔1〕正式名は「臓器の移植に関する法律」。

〔2〕より正確には、「臓器提供意思表示カード」とよばれる。これは、通常のドナー・カードには、臓器提供を拒否する意思（「私は、臓器を提供しません」）を表示する欄もあるためである。

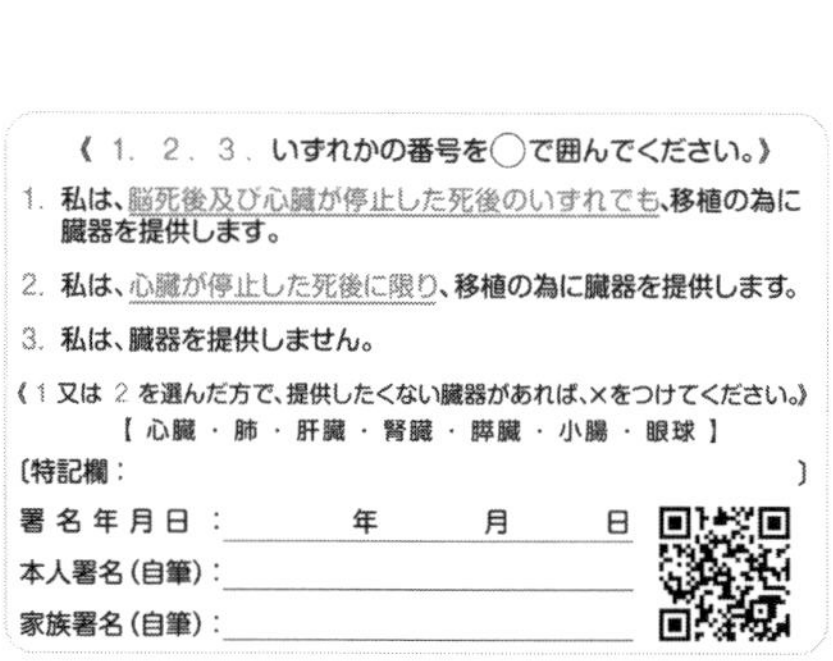

《 1、2、3、いずれかの番号を◯で囲んでください。》

1. 私は、脳死後及び心臓が停止した死後のいずれでも、移植の為に臓器を提供します。
2. 私は、心臓が停止した死後に限り、移植の為に臓器を提供します。
3. 私は、臓器を提供しません。

《 1 又は 2 を選んだ方で、提供したくない臓器があれば、×をつけてください。》
【 心臓 ・ 肺 ・ 肝臓 ・ 腎臓 ・ 膵臓 ・ 小腸 ・ 眼球 】
〔特記欄：　　　　〕
署名年月日：　　年　　月　　日
本人署名（自筆）：
家族署名（自筆）：

ドナーカードの記入欄

〔3〕心停止下で提供可能な臓器は腎臓と角膜のみであるため、心臓や肺、肝臓などは、脳死下のドナーからしか臓器提供できない。

(1) 本人の明示的な意思表示がない限り、法的脳死判定も臓器提供も行えない
(2) 15歳未満の小児は意思表示能力がないとみなされるため、臓器提供を行えない

というように、ドナーになるための条件が非常に厳しい点です。ドナーの意思が不明確な場合には家族の同意で足りるという制度をもつ米国や英国などの国々では、年間数百件から数千件の脳死臓器移植が行われているのに対して、日本では脳死臓器移植数が年間10件程度にとどまり、臓器移植法は「臓器移植禁止法」と揶揄されたりもしました。

そのため、6章でも述べたように、日本では親族からの生体移植が盛んに行われました。また、海外へ渡航して移植を受ける人々もいます（**渡航移植**）。しかし、渡航移植は、臓器売買の可能性や、他国でも臓器提供者数に限りがあることなどから、国際的に問題になりました。このような状況を背景に、２００９年、15歳未満の未成年者も含め、年齢にかかわらず本人の事前の拒否がないときには家族の承諾で臓器提供を可能にする改正案が国会で成立し、２０１０年7月に**改正臓器移植法**が施行されたのです。[4]

● 臓器提供のプロセス

脳死下での臓器提供は、一般に次のようなプロセスを経て行われます。まず、脳死が疑われる患者に対して**脳死とされうる状態**かどうかの診断が行われます。[5] これは、後に述べる**法的な脳死判定**に比べて簡便なものです。そこで脳死とされうる状態と判断されると、医師が家族に病状を話し、臓器提供というオプションがあることを伝えます。家族が詳しい説明を希望した場合、移植コーディネーター[6]が呼ばれて、家族に詳しい説明が行われます。ドナー・カードの有無など、本人の意

治療
↓
脳死とされうる状態の診断
↓
臓器提供の説明（医師→移植コーディネーター），本人意思確認
↓
家族の承諾
↓
法的脳死判定（1回目）
↓
法的脳死判定（2回目）死亡宣告
↓
臓器摘出手術
↓
移植手術

脳死下での臓器提供プロセス

〔4〕親族への優先提供も可能になったが、これに関しては、同年1月に施行された。p.79脚注〔10〕参照。

〔5〕２０１０年度に出された法的脳死判定マニュアルによれば、改正臓器移植法施行以前に用いられていた「臨床的脳死」という表現は混乱と誤解を招いたため、改正法施行以後は「脳死とされうる状態」という表現を用いることになった。

〔6〕日本臓器移植ネットワークや各都道府県に所属し、死後の臓器提供を考えている人やその家族に臓器提供について説明する役割を担う人のこと。看護師や臨床検査技師の資格をもつ者が多い。

思もこの時点で確認されます。家族が脳死判定および臓器摘出を承諾すると、死亡を確定するための正式な（法的な）脳死判定が行われます。[7] 2回にわたる脳死判定を経て、脳死であることが確定すると、死亡宣告がなされ、患者から臓器が摘出されます。摘出された臓器はレシピエントの待つ別の医療機関に運ばれた後、移植が行われます。

●脳死についての倫理的議論

和田移植（6章参照）の影響もあり、日本では80年代から97年の臓器移植法成立までの間に「脳死は人の死か」をめぐって大きな論争がありました。この議論は法律制定後も続いています。まず、脳死の医学的側面について簡単に説明しましょう。

脳死は、脳全体の機能が不可逆的に失われること、つまり二度と回復しないことです。[8] 意識を司る大脳の機能のみが失われた**植物状態**[9]とは異なり、運動や姿勢を調節する小脳、呼吸や循環機能を司る脳幹などの機能も含め、脳全体の機能が不可逆的に失われた状態を指します。脳死になると、通常は数日から数週間で心臓が停止し死に至るとされます。

脳死をめぐる議論は大きく二つに分かれます。一つは、脳死の判定はまちがいなくできるのかという議論です。上で述べたような検査を行っても、数週間以上心臓が停止しないケース（いわゆる「長期脳死」）も報告されており、とくに回復力の高い小児に関しては脳死判定基準が不十分なのではないかという批判があります。

これに対しては、判定基準は十分信頼でき、判定を行う医師がきちんとすれば問題がないとする応答があります。また、日本では、6歳未満の小児の場合、二回目の脳死判定までに24時間以上間隔を空けるなど、成人に比べて厳格なものになっています。

もう一つは「脳死は人の死」という考えを問題視する議論です。脳死になると自発呼

---

〔7〕法的な脳死判定は、以下の5項目を移植と無関係の2名以上の医師が判定する。①深い昏睡、②瞳孔散大・固定、③脳幹反射の消失、④平坦な脳波、⑤自発呼吸の停止。二度目の脳死判定は、間隔を6時間以上空けて以上の項目を再度判定する。ただし、6歳未満は24時間以上の間隔を空ける。

〔8〕たとえば、交通事故で頭部にケガをしたり、窒息して一時的に心肺機能が停止することにより脳に十分な酸素が供給されなかったりした場合に生じる。

〔9〕p.65脚注〔6〕を参照。

吸はなくなるものの、しばらくの間、心臓は機能します。そのため、マンガの優介のように、人工呼吸器をつけていればしばらくは意識がないだけで寝ているのと同じように見えます。また、妊娠している女性が脳死状態になった後に出産するケースも報告されています。こうした事実を考えると、たとえ本人が望んだとしても、脳死状態になったからといって死亡宣告をして臓器を摘出するのはまちがいではないかというのです。

これに対しては、二つの答えがあります。一つは、脳死（とくに脳幹機能の消失）によって生物としての「統合性」が失われるため、脳死は生物としての死を意味するというものです。もう一つは、人間の生にとって重要なのは意識があることであり、脳死によって意識が不可逆的に失われると、かりに生物として生きていたとしても、人間としては死んでいるのだという考えです。「脳死は人の死」という考え方が支持される場合、この二つの考え方が組み合わさっていることが多いといえます。

最後に、脳死の議論は、**医療不信**とも密接にかかわっています。患者の生命を助けるはずの医師が、脳死を判定して臓器を他の人に移植するという発想に不安を抱く人は少なくありません。今日の移植医療では、法的脳死判定をする医師と、臓器移植にかかわる医師は別であり、透明性を高くするよう努力がなされていますが、このような不信感を取り除かなければ、移植医療の定着は難しいといえます。

２０１０年7月の改正臓器移植法施行以来、脳死臓器移植の実施件数が増えています[10]。しかし、適切な情報開示がなされていない、脳死判定と臓器提供の決断を迫られるドナー家族に対するケアが不十分、依然としてドナー数が足りないなど、問題点も指摘されています。今後も引き続き、よりよい移植医療のために、法制度の整備や脳死判定技術の向上、市民への啓発活動などの取り組みが必要とされるでしょう。

---

(10) １９９７年の臓器移植法施行後、改正臓器移植法が２０１０年に施行されるまで、約13年の間に86例の脳死臓器移植が行われた。改正法の施行後は、２０２１年12月末までの約11年の間に、約７００例の脳死臓器移植が行われた。

エピローグ

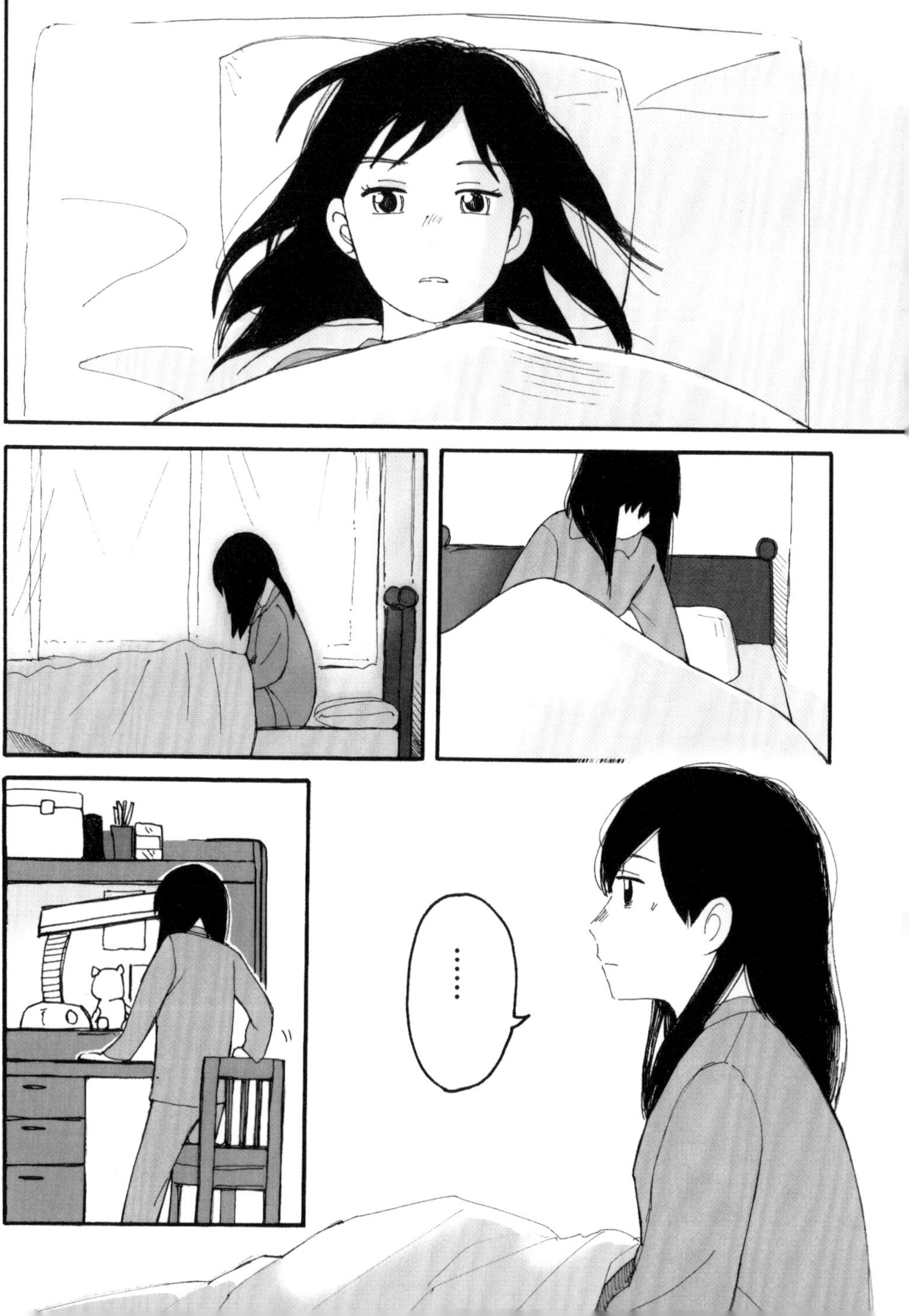

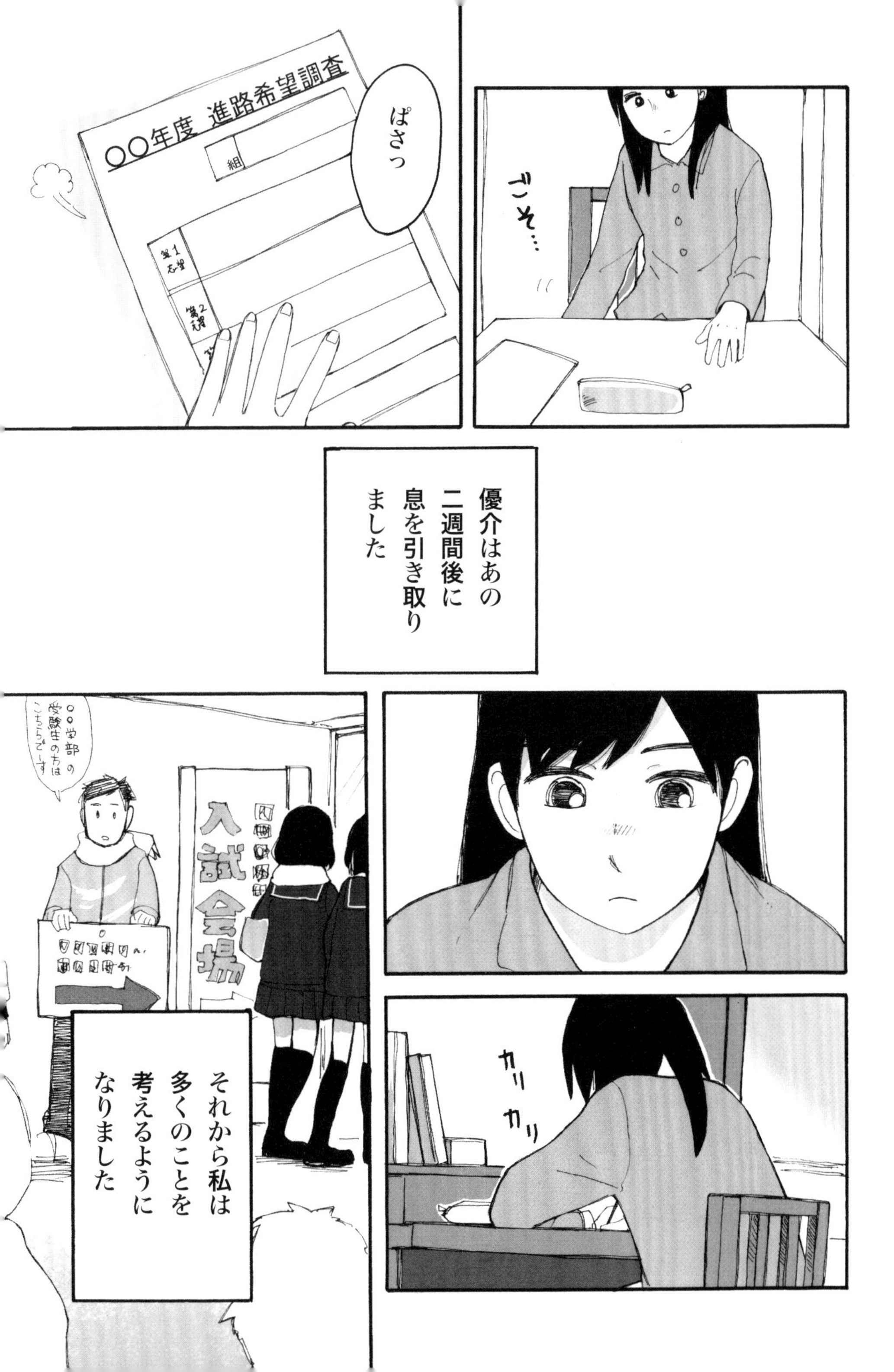

ごそ…
〇〇年度　進路希望調査
組
第1志望
第2志望
ぱさっ
優介はあの
二週間後に
息を引き取り
ました
カリカリ
〇〇学部の受験生の方はこちらでーす
入試会場
それから私は
多くのことを
考えるように
なりました

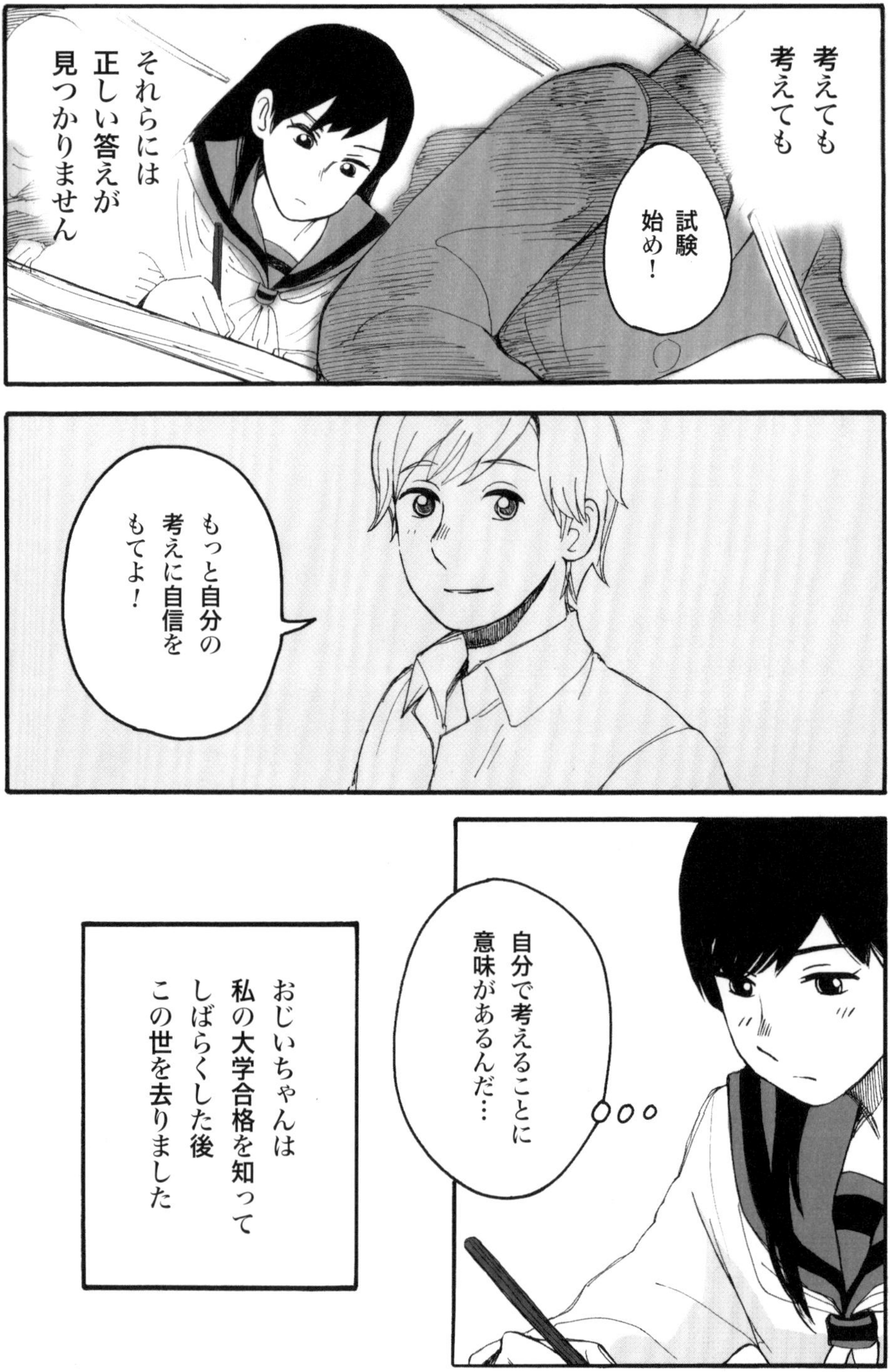
考えても考えても
試験始め！
それらには正しい答えが見つかりません
もっと自分の考えに自信をもてよ！
自分で考えることに意味があるんだ…
おじいちゃんは私の大学合格を知ってしばらくした後この世を去りました

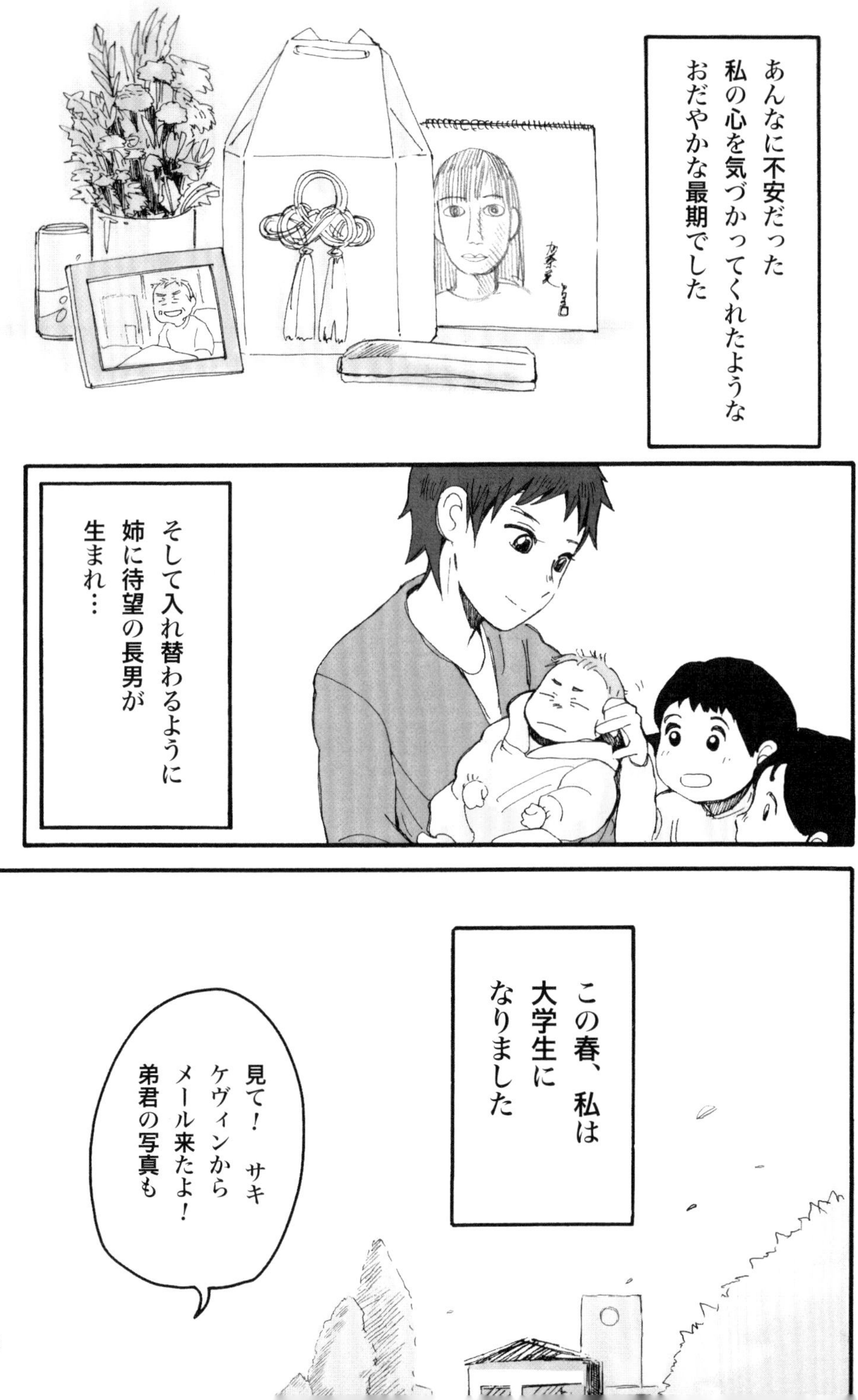
あんなに不安だった
私の心を気づかってくれたような
おだやかな最期でした
そして入れ替わるように
姉に待望の長男が
生まれ…
この春、私は
大学生に
なりました
見て！ サキ
ケヴィンから
メール来たよ！
弟君の写真も

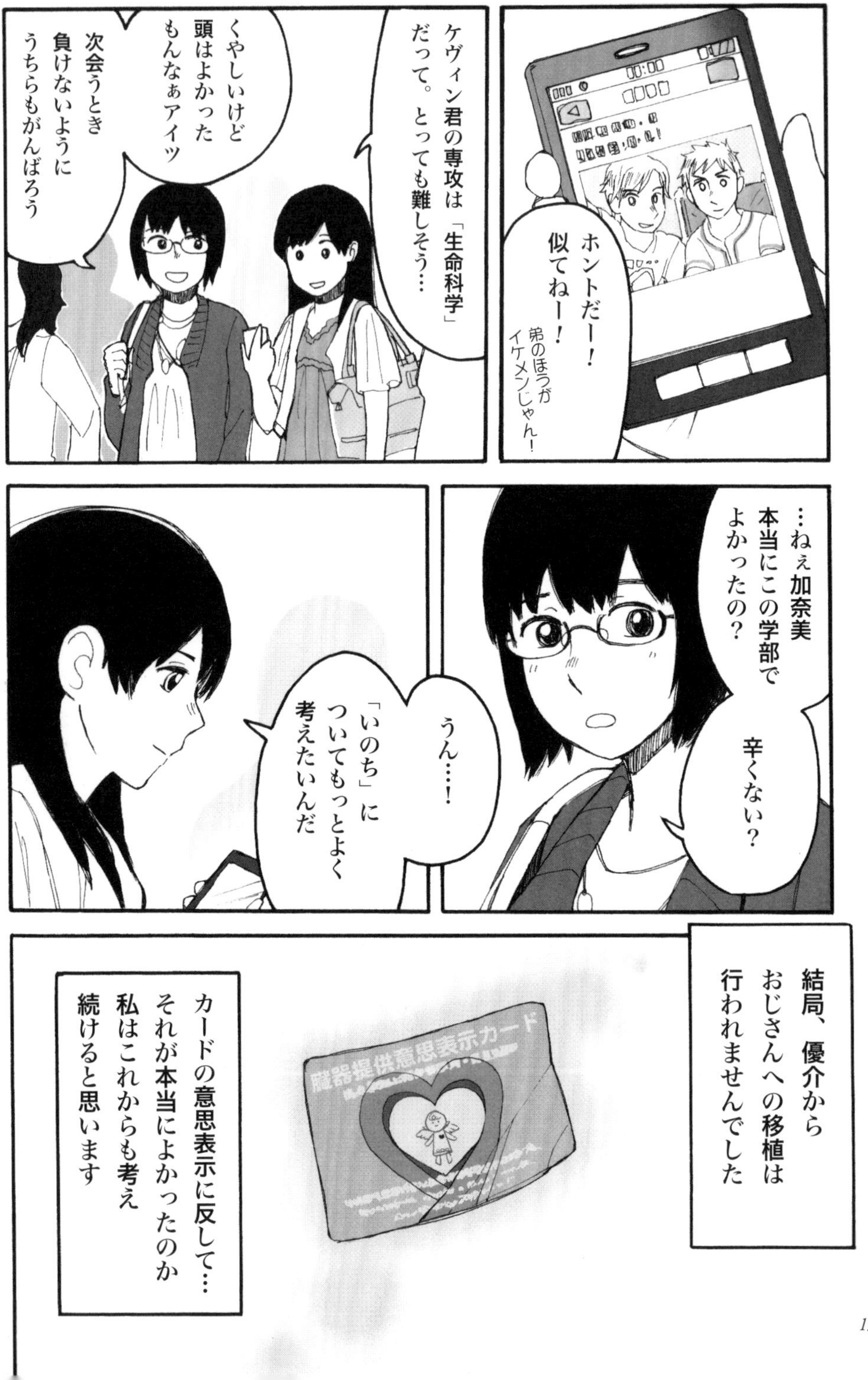
ホントだー！
似てねー！
弟のほうがイケメンじゃん！
ケヴィン君の専攻は「生命科学」だって。とっても難しそう…
くやしいけど頭はよかったもんなぁアイツ
次会うとき負けないようにうちらもがんばろう
…ねぇ加奈美 本当にこの学部でよかったの？
辛くない？
うん…！
「いのち」についてもっとよく考えたいんだ
結局、優介からおじさんへの移植は行われませんでした
臓器提供意思表示カード
カードの意思表示に反して…
それが本当によかったのか
私はこれからも考え続けると思います

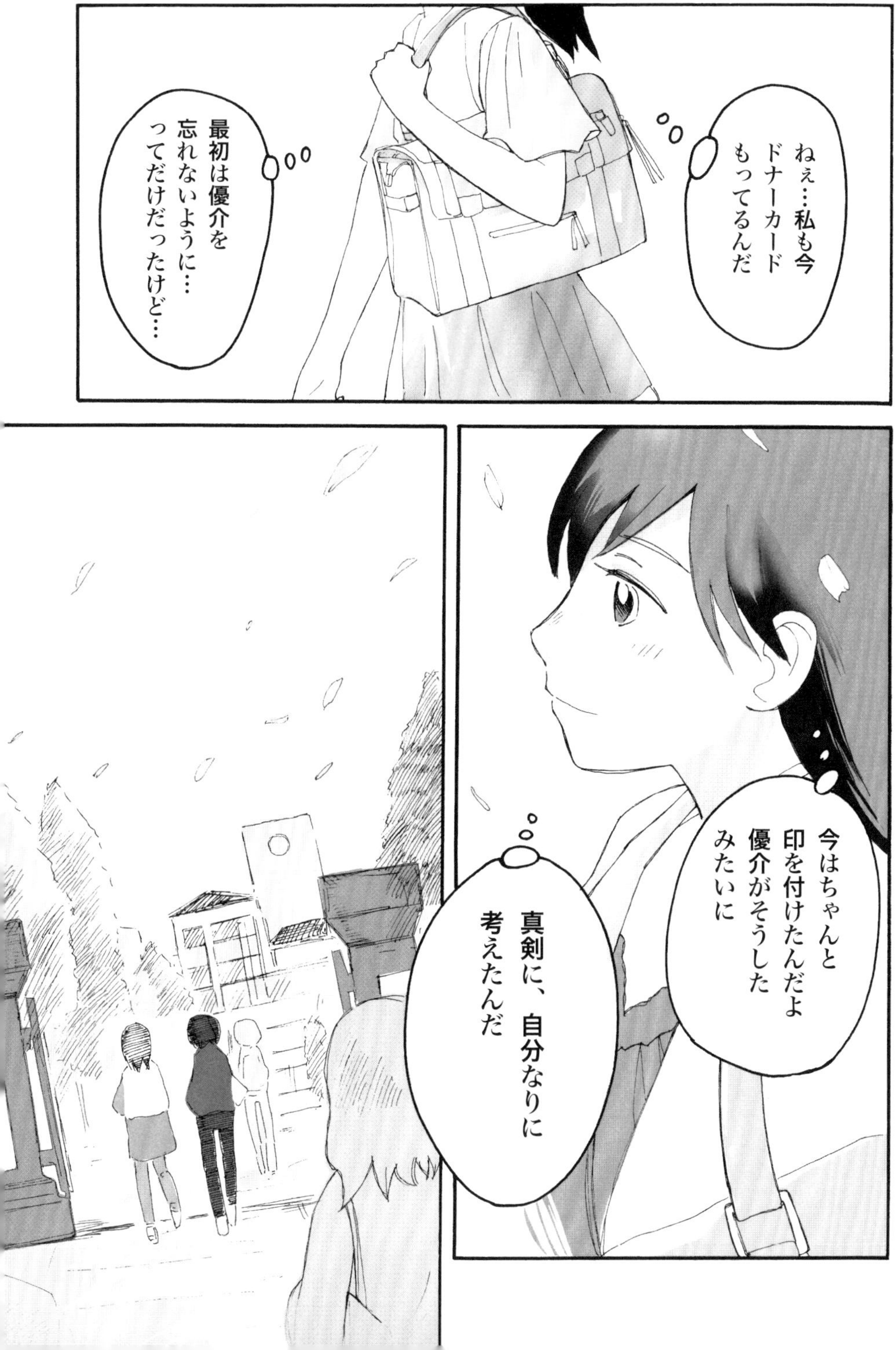
ねぇ…私も今ドナーカードもってるんだ
最初は優介を忘れないように…ってだけだったけど…
今はちゃんと印を付けたんだよ優介がそうしたみたいに
真剣に、自分なりに考えたんだ

おわりに

これで加奈美の物語は終わりです。命の終わりと始まりを経験した加奈美は、大学で「いのち」についてもっとよく考えてみたいと言っていました。「はじめに」でも述べたとおり、本書で扱ったいろいろな問題は、今日、「生命倫理」の問題として知られています。そこで最後になりますが、「生命倫理」とは何かについて、改めて少し詳しく説明してみたいと思います。

●「生命倫理」とは

生命倫理あるいは生命倫理学は、バイオエシックス（bioethics）の訳語です。bioethicsのbioは「生命」を、ethicsは「倫理（学）」を意味します。生命倫理学は、１９７０年代にアメリカで確立された学問です。『生命倫理百科事典』によると、生命倫理学は、次のように定義されます。「ライフサイエンス（生命科学）と医療の道徳的諸側面の体系的研究であり、学際的環境においてさまざまな倫理学的方法論を用いるもの」。

この定義には大事な点が二点あります。第一に、生命倫理学は射程が広いということです。従来の「医の倫理」とよばれるものは、あるべき医師・患者関係について論じるものでした。「医の倫理」の代表は、古代ギリシア時代から伝わる「ヒポクラテスの誓い」です。ヒポクラテスは医学の祖として知られる人物です。「誓い」は、医師の心得を述べたもので、「致死薬は、誰に頼まれてもけっして投与しません」（安楽死の禁止）とか、「治療の機会に見聞きしたことや、治療と関係なくても他人の私生活についての洩らすべきでないことは、他言してはならないとの信念をもって、沈黙を守ります」（守秘義務の徹底）などの事柄が記されています。これに対して、生命倫理学では、従来の医師・患者関係の問題だけにとどまらず、ライフサイエンスにおける研究者と被験者（研究参加者）の関係や、クローン技術や幹細胞研究など新しい医療技術が社会一般にもたらす倫理的・法的問題も検討の対象となります。このことは本書で見たとおりです。

第二に、生命倫理学は視点が多様だということです。従来の「医の倫理」は主に医師あるいは医療者の視点から考えるものであったのに対し、生命倫理学では、医療者だけでなく、患者や社会の視点も大切になります。歴史的に見てとりわけ重要だったのは、2章でも扱ったインフォームド・コンセントの問題です。かつてはアメリカでも、医療者がしばしば患者の十分な同意を得ることなく治療を行っていたのに対して、1970年以降、患者の権利の視点から、インフォームド・コンセントの重要性が社会的に認識されてきました。このことが生命倫理学の一つの出発点だといえます。また、生命倫理学は人文科学・社会科学・自然科学の研究者や、ときには患者や一般市民が知識を持ち寄って学際的に議論する場ともなります。

日本でも1980年代初頭から生命倫理（バイオエシックス）という言葉がしだいに用いられるようになります。とりわけ80年代から90年代にかけて活発に行われた脳死の是非をめぐる議論と、90年代に行われたインフォームド・コンセントの議論を通じて、「生命倫理」という言葉が市民にも知られるようになっていきました。また90年代以降、生命倫理の本も多く著され、大学の医学部や人文社会科学系の学部などで「生命倫理」の講義が行われるようになっています。筆者が本書執筆当時に勤めていた東京大学においても、2003年に医療倫理学の講座が新設され、生命・医療倫理教育研究センター（UT-CBEL）がつくられました。ここでは、生命倫理を臨床倫理（病院で起きる倫理的問題）、研究倫理（研究で生じる倫理的問題）、公共政策（生命倫理に関する法や制度の問題）の三つの分野に分け、学際的かつ国際的な研究が行われています。

●生命倫理と市民のかかわり

ここまで述べてきたのは、主に学問としての生命倫理、つまり生命倫理学についてです。では、市民にとって、実生活と「生命倫理」はどうかかわるのでしょうか。これには、大きくわけて二つのかかわり方があると考えられます。

一つは、医療を受ける患者やその家族としてのかかわりです。本書で見たように、出産にまつわる問題（着床前診断や人工妊娠中絶など）や、終末期医療の問題（がん告知や安楽死）、臓器移植などは、自分や家族、あるいは友人が直接かかわる可能性のある事柄です。こうした事柄に直面した場合、どのような選択をすべきか、またどのような選択が法的あるいは倫理的に許されているのかを知り、日ごろから家族や友人と話し合っておくことは、よい医療を受けるためにとても大切なことです。

もう一つは社会の一員、つまり市民としてのかかわりです。クローニングの話や、幹細胞などを用いた再生医療の話は、読者の一人一人が自ら経験する事柄ではないかもしれません。しかし、新しい科学技術は、人類に恩恵をもたらすと同時に、人類存亡の危機をもたらす可能性もあります。わたしたちはこのことを、核物理学の発展および原子力利用の問題においてすでに経験しています。医学と医療技術の発展に関しても、わたしたちは同じことを考える必要があります。医学の進歩にともなって生じる倫理的問題を検討し、社会としてコントロールする有効な枠組みをつくることができるかどうかは、今後の人類の福祉に大きな影響を与えることになるでしょう。この意味でも、市民の一人一人が生命倫理を学んでおくことは大切なことといえます。

生命倫理の問題は、その是非の判断が難しいものが多く、しかも各人のおかれた立場や社会の価値観に影響を受けやすいため、みなが納得する答えは簡単には出ません。しかし、ヒトのクローニングの是非や脳死臓器移植の是非などの問題は、社会的に重要なものであるため、最初から答えがないとあきらめたり、各人にまかせたりもできないことも事実です。マンガのなかで加奈美が「自分で考えることに意味があるんだ」と言うように、一人一人が生命倫理について考え、これからの医学や医療技術の方向性を社会的に決めていく必要があるでしょう。読者のみなさんが本書をきっかけに生命倫理について考えを深めてくれることを期待しています。

●謝辞

最後に、本書ができるまでにお世話になった方々に謝意を表したいと思います。

まず、本書の企画段階で筆者を推薦してくれた京都大学の水谷雅彦教授に感謝いたします。次に、草稿段階のマンガや解説を読んで貴重なコメントをくれた以下の方々に感謝します。筆者が所属していた東京大学大学院医学系研究科の医療倫理学分野の大学院生・学部生および教員のみなさま。一人一人の名前を挙げるのは控えますが、何度も付き合っていただき、本当に感謝しています。また、京都女子大学の江口聡教授、南山大学の奥田太郎准教授には多くの有益な示唆をいただきました。さらに、主な読者層として想定していた高校生や大学生からフィードバックをもらうために、開成中学・高等学校の森大徳教諭、同高等学校二年生の北浦康勢君に協力していただいたほか、京都大学大学院文学研究科倫理学研究室の大学院生・学部生、東京大学教養学部文科一類の杉本健輔君、筆者の親戚の近藤家のみなさまにも読んでいただきました。マンガを何度も読んでコメントをくれた早稲田大学の石川涼子講師にも感謝します。

そして、マンガを描いてくれたなつたかさんと編集者の後藤南さんに深く感謝します。なつたかさんには筆者がつくった簡単なストーリー案を膨らませて充実した物語に仕上げていただきました。また、後藤さんには、マンガのストーリーや解説について、多くの貴重な助言やコメントをいただきました。この御二方と一緒に仕事をできたことは筆者にとって貴重な経験となりました。

最後に、東京大学大学院医学系研究科の保健管理学教室の赤林朗教授（医療倫理学分野）と李廷秀准教授（健康増進科学分野）に心より感謝します。筆者は、このお二人の先生方の下で教育・研究をしていた9年の間に、とても多くのことを学びました。ささやかながら、本書はその成果のひとつといえます。そのことを記して、ここに筆を擱きたいと思います。

もっと知りたい人のためのブックガイド

●生命倫理の入門書・教科書

『医療倫理超入門』マイケル・ダン、トニー・ホープ（児玉聡・赤林朗 訳、岩波書店、2020年）
生命倫理の入門書としてお薦め。詳しい文献案内もある。なお、人によっては生命倫理ではなく「医療倫理」という言葉を使う人もいるが、両者はほぼ同じ意味で用いられることが多い。

『はじめて学ぶ生命倫理　「いのち」は誰が決めるのか』小林亜津子（ちくまプリマー新書、2011年）
映画や漫画なども題材に用いて生殖医療や終末期医療の問題、子どもの治療をめぐる問題などを取り上げたわかりやすい入門書。

『シネマの中の人間と医療　エシックス・シアターへの招待』浅井篤 編著（医療文化社、2006年）
生命倫理に関係するさまざまな映画の解説を通じて生命倫理を学ぶ入門書。映画の好きな人向け。

『入門・医療倫理Ⅰ（改訂版）』赤林朗 編（勁草書房、2017年）
倫理と法の基礎理論を論じた基礎編と、生殖医療や終末期医療などについて論じた各論に分かれており、この学問の全体像を知るのに役立つ大学生向けの教科書。

『生命倫理学を学ぶ人のために』加藤尚武・加茂直樹 編（世界思想社、1998年）
インフォームド・コンセント、パターナリズムなど生命倫理学の基本概念を中心に論点を網羅した論文集。

『バイオエシックスの基礎　欧米の「生命倫理」論』加藤尚武・飯田亘之 編（東海大学出版会、1988年）
人工妊娠中絶や安楽死や脳死といった問題に関して、欧米の生命倫理学の古典を集めた論文集。

『生命医学倫理（第五版）』T・L・ビーチャム、J・F・チルドレス（立木教夫・足立智孝 監訳、麗澤大学出版会、2009年）
米国の生命倫理学の代表的教科書。ビーチャムとチルドレスはこの本で患者の自律尊重原則、善行原則、無危害原則、正義原則からなる四原則アプローチを提唱したことで知られる。

●哲学的な生命倫理

『脳死・クローン・遺伝子治療　バイオエシックスの練習問題』加藤尚武（PHP新書、1999年）
脳死と臓器移植、性転換手術、クローン人間、遺伝子治療といったバイオエシックス（生命倫理学）の問題について明快な論点整理を行っている。

『実践の倫理（新版）』ピーター・シンガー（山内友三郎・塚崎智 監訳、昭和堂、1999年）

生命倫理の根底にある哲学的問題を検討した著作。哲学書としては比較的読みやすいほうだが内容を理解するためには熟読が必要。

『生と死の倫理　伝統的倫理の崩壊』ピーター・シンガー（樫則章 訳、昭和堂、1998年）

同じ著者によるもので、人工妊娠中絶や脳死や安楽死の問題を包括的に論じた著作。

『妊娠中絶の生命倫理　哲学者たちは何を議論したか』江口聡 編・監訳（勁草書房、2011年）

本書3章で取り上げた人工妊娠中絶に関して、これまでに英米でなされてきた議論を紹介する論文集。少し難しいが、この問題について深く検討するためには重要な文献。

『完全な人間を目指さなくてもよい理由　遺伝子操作とエンハンスメントの倫理』マイケル・J・サンデル（林芳紀・伊吹友秀 訳、ナカニシヤ出版、2010年）

本書4章で取り上げたエンハンスメントの問題の検討を通じて人間や社会のあり方を考えさせる著作。短い内容なので、生命倫理の入門書としてもよい。

●事典など

『生命倫理百科事典（全五巻）』生命倫理百科事典翻訳刊行委員会 編（丸善、2007年）

米国の代表的な生命倫理学の事典を翻訳したもの。

『（新版）医療倫理Q＆A』関東医学哲学・倫理学会 編（太陽出版、2013年）

参考書としても入門書としても読むことのできる良書。

●生命倫理と法

『医療と法を考える　救急車と正義』樋口範雄（有斐閣、2007年）

医療に関連する法律のことは「医事法」とよばれるが、この医事法について、わかりやすく解説されている。

『日本の医療と法　インフォームドコンセント・ルネッサンス』ロバート・B・レフラー（長澤道行 訳、勁草書房、2002年）

日本の医療においてインフォームド・コンセントがどのように導入されてきたかが詳細に説明されている重要な文献。

『私事と自己決定』山田卓夫（日本評論社、1987年）

生命倫理における自己決定とその問題について考えるうえでの必読書。

『法と道徳　その現代的展開』サイモン・リー（加茂直樹 訳、世界思想社、1993年）

イギリスの避妊、生殖医療、同性愛の法的規制の是非といった事例の検討を通じて、自由主義社会における法と道徳の関係について論じる良書。

●臨床医療における生命倫理

『臨床倫理学　臨床医学における倫理的決定のための実践的なアプローチ』アルバート・ジョンセンほか（赤林朗ほか 監訳、新興医学出版社、2006年）

病院での診療における倫理のことを指して「医療倫理」あるいは「臨床倫理」とよぶことがあるが、本書はその臨床倫理の代表的著作。実践的な方法論を用いて臨床事例の検討を行っているため、医療従事者が手にしやすい入門書となっている。

『医療の倫理ジレンマ解決への手引き　患者の心を理解するために』 バーナード・ロウ（北野喜良ほか 監訳、西村書店、2003年）

こちらも医療従事者向けの実践的な臨床倫理の本。

『医療倫理学のABC（第4版）』 服部健司・伊東隆雄 編著（メヂカルフレンド社、2018年）

臨床医療の倫理問題をさまざまな角度から論じている好著。臨床医の生《なま》のコメントがあり、教科書としてだけでなく読み物としてもおもしろい。

『ケースブック医療倫理』 赤林朗・大林雅之 編著（医学書院、2002年）

臨床倫理の代表的な事例集。医療従事者向け。

『医療現場に臨む哲学』 清水哲郎（勁草書房、1997年）

医療現場で生じる倫理問題を哲学的に考察した著作。

『古い医術について　他八篇』 ヒポクラテス（小川政恭 訳、岩波文庫、1963年）

古代ギリシアの医師ヒポクラテスの著作の一部をまとめたもの。本書で言及した「（ヒポクラテスの）誓い」が収録されている。

●ライフサイエンス（生命科学）と生命倫理

『ライフサイエンス政策の現在　科学と社会をつなぐ』 菱山豊（勁草書房、2010年）

iPS細胞研究などの最先端の医学研究に関して、国がどのような方針で規制を行っているかを俯瞰した著作。科学と社会のあり方についても論じている。

『研究倫理とは何か　臨床医学研究と生命倫理』 田代志門（勁草書房、2011年）

被験者保護や「研究と診療の区別」といった医学研究の主要なテーマについて論じている著作。

●生命倫理関連のウェブサイト

東京大学生命倫理連携研究機構
https://bicro.u-tokyo.ac.jp
ホームページやTwitter（@UT_CBEL）などで、医療倫理に関する最近の新聞記事や論文などが紹介されている。

arsvi.com
http://www.arsvi.com/
生命倫理に関する文献情報が網羅的に収集されているサイト。

文部科学省 ライフサイエンスの広場 生命倫理・安全に対する取組
http://www.lifescience.mext.go.jp/bioethics/
ヒトES細胞研究やヒトゲノム研究など、ライフサイエンス（生命科学）に関するさまざまな倫理指針などが解説付きで読める。

日本看護協会
http://www.nurse.or.jp/
看護倫理のページ（ホーム↓看護実践情報↓看護倫理）で、看護師や助産師の倫理綱領や看護職のための看護倫理の自己学習テキストを読むことができる。

京都大学大学院文学研究科 応用哲学・倫理学教育研究センター(CAPE)
http://www.cape.bun.kyoto-u.ac.jp/
生命倫理プロジェクトのページで教育・研究情報が提供されている。

映画・小説で考える生命倫理

優生思想

ガタカ（GATAKA） p.19
1997年・アメリカ
監督：アンドリュー・ニコル
主演：イーサン・ホーク，ユマ・サーマン

すばらしい新世界
オルダス・ハクスリー 著
1932年・イギリス
p.19 p.55

エンハンスメント

リミットレス p.55
2011年・アメリカ
監督：ニール・バーガー
主演：ブラッドリー・クーパー，ロバート・デ・ニーロ

アルジャーノンに花束を
ダニエル・キイス 著
1966年・アメリカ
p.55

メトセラの子ら
ロバート・A・ハインライン 著
1958年・アメリカ
p.55 p.115

寿命

永遠に美しく p.115
1992年・アメリカ
監督：ロバート・ゼメキス
主演：メリル・ストリープ，ゴールディ・ホーン

中絶

サイダーハウス・ルール
1999年・アメリカ
監督：ラッセ・ハルストレム
主演：トビー・マグワイア，マイケル・ケイン p.43

安楽死

海を飛ぶ夢 p.67
2004年・スペイン
監督：アレハンドロ・アメナーバル
主演：ハビエル・バルデム

半落ち p.67
2004年・日本
監督：佐々部 清
主演：寺尾 聰，原田美枝子

高瀬舟
森 鷗外 著
1916年・日本
p.67

ミリオンダラー・ベイビー p.67
2004年・アメリカ
監督：クリント・イーストウッド
主演：クリント・イーストウッド，ヒラリー・スワンク

救世主兄弟

私の中のあなた p.19
2009年・アメリカ
監督：ニック・カサヴェテス
主演：キャメロン・ディアス，アレック・ボールドウィン

クローン人間

アイランド p.91
2005年・アメリカ
監督：マイケル・ベイ
主演：ユアン・マクレガー，スカーレット・ヨハンソン

ブラジルから来た少年 p.91
1978年・アメリカ
監督：フランクリン・J・シャフナー
主演：グレゴリー・ペック，ローレンス・オリヴィエ

わたしを離さないで p.79 p.91
2010年・イギリス
監督：マーク・ロマネク
主演：キャリー・マリガン，アンドリュー・ガーフィールド，キーラ・ナイトレイ

臓器移植

闇の子どもたち p.79
2008年・日本
監督：阪本順治
主演：江口洋介，宮﨑あおい

がんと告知

エンディングノート p.31
2011年・日本
監督：砂田麻美
主演：砂田知昭（ドキュメンタリー）

生きる p.31
1952年・日本
監督：黒澤明
主演：志村喬

た 行

な 行

は 行

ま 行

や 行

ら 行

わ 行

さくいん

人　名

欧　文

あ　行

か　行

さ　行

●著者紹介●

児玉　聡（こだま さとし）

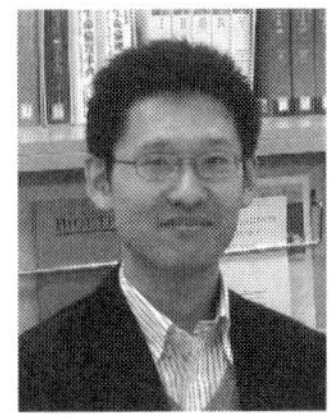

1974年大阪府生まれ．京都大学大学院文学研究科博士課程修了．博士（文学）．東京大学大学院医学系研究科専任講師を経て，現在，京都大学大学院文学研究科教授．専門は，倫理学，生命倫理学，政治哲学．著書に『功利と直観 — 英米思想史入門』（勁草書房），『功利主義入門 — はじめての倫理学』（ちくま新書）など，訳書に『1冊でわかる医療倫理』（岩波書店，共訳）などがある．

<マンガ>　なつたか

関西圏を中心に実用書やパンフレットのマンガを描いている．

マンガで学ぶ生命倫理

わたしたちに課せられた「いのち」の宿題

2013年 2月10日　第1刷　発行
2025年 2月10日　第20刷

著　者　児　玉　　聡
なつたか
発行者　曽　根　良　介
発行所　（株）化学同人

検印廃止

〒600-8074 京都市下京区仏光寺通柳馬場西入ル
編　集　部 TEL 075-352-3711 FAX 075-352-0371
企画販売部 TEL 075-352-3373 FAX 075-351-8301
振　替　01010-7-5702
e-mail　webmaster@kagakudojin.co.jp
URL　https://www.kagakudojin.co.jp

印刷・製本（株）シナノパブリッシングプレス

ISBN978-4-7598-1542-9